高等医学院校护理学专业教材

老 年 护 理 学

主编：姚景鹏

编者：（按姓氏笔画排序）

毛节明　王化虹　白文佩　李　俊

李湘萍　刘新民　李英华　李志光

陈瑞英　肖菊青　沈　力　陈斯同

罗　萍　林景荣　相志杰　姚景鹏

赵友文　高燕明　柴卫兵　童坦君

北京大学医学出版社

LAONIAN HULIXUE

图书在版编目（CIP）数据

老年护理学 / 姚景鹏主编. —北京：北京大学医学出版社，2002.9（2018.4 重印）

高等医学院校护理学专业教材

ISBN 978-7-81071-262-0

Ⅰ. 老… Ⅱ. 姚… Ⅲ. 老年医学：护理学 - 医学院校 - 教材 Ⅳ. R473

中国版本图书馆 CIP 数据核字（2002）第 061961 号

老年护理学

主　　编： 姚景鹏

出版发行： 北京大学医学出版社

地　　址：（100191）北京市海淀区学院路 38 号　北京大学医学部院内

电　　话： 发行部 010-82802230；图书邮购 010-82802495

网　　址： http://www.pumpress.com.cn

E-mail： booksale@bjmu.edu.cn

印　　刷： 莱芜市圣龙印务有限责任公司

经　　销： 新华书店

责任编辑： 靳新强　**责任校对：** 黄晓敏　**责任印制：** 罗德刚

开　　本： 787×1092mm　1/16　**印张：** 12　**字数：** 300 千字

版　　次： 2002 年 9 月第 1 版　2018 年 4 月第 5 次印刷

书　　号： ISBN 978-7-81071-262-0

定　　价： 16.50 元

出 版 说 明

在教育改革不断深入的今天，我国高等医学院校护理学教育获得了大力发展，为适应目前护理教育发展形势的需要，北京大学护理学院和北京大学医学出版社组织医学院校与临床教学医院从事护理专业教学的专家编写了这套《高等医学院校护理专业教材》。本套教材包括护理教育概论、护理伦理学、护理社会学、护理评估、康复护理、临床营养学、精神障碍护理学、老年护理学、中医护理学、五官科护理学、护理美学等，再加上原先出版的现代护理管理等教材，组成了一套完整的护理专业教材。

随着现代医学和护理学科的迅速发展，为达到新世纪人人享受健康的目标，护理专业面临的重要任务是如何为我们的护理对象提供高质量的整体护理，本套教材的编写贯彻了这个宗旨，强调医学模式和护理模式的转变，充分体现了以病人为中心的整体护理理念，内容力求反映护理学基础理论、基本知识和基本技能诸方面的新进展，在注意理论与实践相结合的同时，注重学员能力的培养，体现教材的先进性与实用性。

本套教材适用于全日制本科、成人教育专升本；同时，考虑到各地不同学校使用的需要，我们在编写教材时，照顾到全面性、系统性，各地使用教材时，可根据情况，各有取舍，本套教材也可以作为大专、高职护理学专业的教材；并且又可作为在职护理人员继续教育和岗位培训教材。

前　　言

近十多年来，我国呈现人口老龄化，至2000年我国已进入老年型国家，由于我国老年人口数量是世界上最多的国家，老年群体在生理、心理、社会各方面表现及需求与成年、青年人有所不同，老年护理也有特殊性，故对护理专业提出重要任务，老年护理应列入护理专业课程之中，为满足对老年护理工作客观需求，为此编写本教材。

本书共分3章若干节，第一章老年群体，本章详尽描述该群体生物、心理、社会人口学的特点及相关的保健内容；第二章老年护理，在第一章基础上对老年弱势群体有初步认识后，如何对老年人进行一般护理及评估做了详细说明；第三章老年疾病病人的护理，老年疾病包括内科、骨科、妇科及五官科的一些常见多发疾病。

本教材特点是尽量简明扼要，重点突出，与内科护理学有重叠的老年疾病尽量写出老年特点，另外，学员们在学习内科护理学基础上已掌握了护理程序的操作方法，故本书对老年疾病的护理，重点仅写措施及健康教育，以启发学员自觉应用护理程序对老年病人进行护理。

编写中作者们参阅了国内外有关老年护理的专著和教材，结合国情取之有用部分，以达到实用目的。本教材适合护理专业本科生使用，由于本书编写由浅入深，根据各层次学生学习需求可加以取舍，故也可应用于大专生及临床护理工作者，也供护理专业教师参考使用。

本教材编写时间比较仓促，有不当之处，望同行给予批评指正。

编者

2002年8月

目　录

第一章　老年群体

第一节　人口老龄化现状及年龄划分

一、人口老龄化现状

人口老龄化是近二三百年来的事情。最早出现人口老龄化是西欧的一些国家，其中又以法国为先。大约在1850年法国60岁及以上的老年人口数占总人口数的比例就达到了10%。紧随其后的是瑞典，至20世纪中叶，全世界一半以上的老年人口生活在发达国家。此后，发展中国家的老年人口数量开始上升，并且上升的速度明显超过发达国家。据统计，在20世纪80年代，发展中国家的老年人口数已占到全世界老年人口数的54%。估计，目前全世界老年人口数已超过4亿，其中发展中国家的老年人口数占59%，发达国家的老年人口比例进一步下降。有资料预测，到21世纪中叶，发展中国家65岁及以上的老年人口数将占到全世界老年人口总数的四分之三。如果按60岁统计，发展中国家的老年人口数将占到全世界老年人口数总的五分之四。表1-1列出了1950年至2050年100年间世界范围的老年人口变动情况。

表1-1　1950年～2050年老年人口比例（%）

年份	60岁及以上老年人口比例			65岁及以上老年人口比例		
	全世界	发达国家	发展中国家	全世界	发达国家	发展中国家
1950	8.1	11.7	6.4	5.2	7.9	3.9
1955	8.1	12.1	6.3	5.3	8.3	3.9
1960	8.1	12.6	6.2	5.3	8.6	3.9
1965	8.2	13.4	6.1	5.3	9.0	3.8
1970	8.4	14.5	6.1	5.5	9.9	3.8
1975	8.5	15.4	6.1	5.6	10.7	3.9
1980	8.6	15.5	6.3	5.9	11.6	4.1
1985	8.8	16.4	6.6	5.9	11.6	4.2
1990	9.2	17.6	6.9	6.2	12.5	4.4
1995	9.5	18.3	7.3	6.5	13.5	4.7
2000	9.9	19.3	7.6	6.8	14.2	5.0
2010	10.8	21.4	8.6	7.4	15.5	5.6
2020	13.1	25.1	10.9	8.9	18.4	7.1
2030	16.1	28.3	14.0	11.2	21.8	9.4
2040	18.4	30.0	16.6	13.5	23.7	11.9
2050	20.7	31.2	19.2	15.1	24.7	13.8

资料来源：United Nations World Population Prospect（1996）

根据美国人口普查局上个世纪80年代中期的报告，世界上65岁及以上的老人超过千万的国家有中国（5290万）、印度（3270万）、美国（2860万）、前苏联（2600万）、日本（1220万）。预计到2025年，65岁及以上的老人超过千万的国家将是中国、印度、美国、日本、印尼、巴西、德国、墨西哥、法国、意大利、巴基斯坦和英国。这些国家可以称为世界上老年人数最多的国家。

根据美国人口咨询社1997年对65岁及以上老年人口的统计，世界上老龄化程度最高的20个国家依次是瑞典、挪威、英国、比利时、丹麦、奥地利、意大利、法国、德国、瑞士、希腊、西班牙、芬兰、卢森堡、保加利亚、匈牙利、葡萄牙、荷兰、日本和美国。

中国是世界上老年人口数量最多的国家。1953年60岁及以上的老年人口共有4154万，占总人口的7.3%，到1982年增加到7664万，老年人口比例上升到7.6%，估计2000年为12631万，老年人口比例超过10%，中国进入老年型国家。表1-2列出了我国1953年~2000年老年人口年龄结构的变动情况。

表1-2　我国1953年~2000年老年人口年龄结构变动情况

年份	总人口数（万）	60岁及以上老年人口数（万）	60岁及以上老年人口数占总人口数的比例（%）
1953	56745	4154	7.32
1964	69458	4226	6.08
1982	100391	7664	7.63
1990	113051	9697	8.58
2000	126008	12631	10.02

资料来源：杜鹏：《中国人口老龄化过程研究》(1994)

随着人口年龄结构的进一步变化，我国人口老龄化的程度会持续加重。我国的人口学者对未来50年的人口老龄化趋势进行了预测，结果见表1-3。

表1-3　2000年~2050年我国人口老龄化的趋势预测

年份	总人口数（亿）	60岁及以上		65岁及以上		80岁及以上	
		人数（亿）	占总人口数的比例（%）	人数（亿）	占总人口数的比例（%）	人数（亿）	占60岁及以上人口数的比例（%）
2000	12.60	1.26	10.0	0.86	6.8	0.12	9.56
2005	13.05	1.40	10.7	0.97	7.4	0.15	10.55
2010	13.47	1.63	12.1	1.07	8.0	0.18	10.86
2015	13.89	2.02	14.6	1.27	9.1	0.21	10.52
2020	14.24	2.34	16.4	1.61	11.3	0.24	10.36
2025	14.47	2.79	19.3	1.87	12.9	0.27	9.97
2030	14.58	3.36	23.0	2.25	15.5	0.35	10.44
2035	14.61	3.79	25.9	2.73	18.7	0.49	12.84
2040	14.56	3.93	27.0	3.07	21.1	0.55	13.94
2045	14.44	4.03	27.9	3.14	21.8	0.69	17.18
2050	14.23	4.23	29.8	3.19	22.4	0.88	20.76

资料来源：邬沧萍：《社会老年学》(1999)

在学术界，我国人口老龄化的进程通常被划分为三个阶段：第一阶段为1982年~2000年，称为过渡阶段。在此期间，老年人口比例开始迅速上升，60岁及以上的老年人口从1982年的7664万增加到2000年的12631万，老年人口比例从7.63%上升到10.02%，我国人口结构完成了从成年型向老年型的转变。这一过程大约花去了18年，比欧美国家缩短了约80年。

第二阶段从2000年~2025年，称为发展阶段。在此期间，劳动年龄人口数将达到峰值，并在2020年前后开始下降，导致劳动年龄人口急速老化。60岁及以上的老年人口数将从1.26亿增加到2.79亿，净增1.5亿，其所占总人口的比例也将从10.0%上升到19.3%。高龄老人的比例将进一步加大，致使老龄化的程度加剧。

第三阶段自2025年～2050年，称为高峰阶段。在此期间，60岁及以上的老年人口数量将由2.79亿增加到4.23亿，其所占比重将由19.3%上升到29.8%。这一阶段，总抚养比将达到最高限，每100名劳动年龄人口负担着40名老年人口和30名少儿人口。劳动年龄人口开始进一步老化，高龄劳动力人口占劳动年龄人口的1/3。老年人口中的高龄老人的比例迅速上升，80岁及以上的老年人口将超过8千万，人口高龄化趋势将更加突出。

二、年龄划分

人类年龄一般分为4种：①日历年龄（又称历法年龄），即活一年称一岁，日历年龄相同的老年个体之间身体衰老差异较大；②生物年龄（又称生理年龄），是指维持生命的器官功能状况决定的年龄，例如各器官生理功能指标、生化指标等等，随着社会经济、科学发展，生物年龄越来越小于日历年龄；③心理年龄，指个体适应环境变动的心理能力，包括思维、想象、记忆、智能、情绪等，有的青年人在适应环境变化的心理状态显得保守、迟钝、而有些老年人到八、九十岁仍具有童心，能紧跟环境变化，不断学习新知识新事物；④社会年龄，即个体与其他社会成员关系上承担的角色所表明的年龄，这与个体的社会经验、知识和才能积累有关，有的人日历年龄大，但处理问题简单、生硬、幼稚，这属于社会年龄小，有的青年人办事老练，经验丰富，见多识广，思想深刻，是社会年龄高的标志。

（李俊、姚景鹏）

第二节　老年生物学及保健

一、概念

老年生物学是老年学的重要内容之一，主要研究生命衰老的表现及本质，从解剖学、组织学、生理学、细胞学及分子生物学等方面探索生物机体后期组织形态结构及生理功能逐渐出现老化过程的普遍规律和特殊规律，寻找衰老的原因，进行抗衰老研究的一门科学。老年生物学又是老年医学的理论基础。研究衰老对象从单细胞动物以至人类。

研究任务：

(1) 了解机体器官衰老的解剖学、组织细胞生理功能改变。

(2) 探索衰老的原因。

(3) 进行抗衰老及延长寿命的多种实验。

二、人类寿命及影响因素

（一）人类寿命：研究表明人类寿命与其他哺乳动物寿命有某些共同规律，一般认为最高寿命相当于性成熟期的8～10倍，人类性成熟期按14～15岁计算，则人类寿命至少应为110～150岁。古希腊科学家Aristoteles认为“动物中生长期长的，寿命也长。”法国生物学家蒲丰（Buffon）提出哺乳动物寿命约为生长发育期的5～7倍，人类生长期约为20～22岁之间，人类可能寿命应该是100～150岁。人们进行大量长寿调查资料证明，人类正常寿命应该超过百岁。法国生理学家 Flourens 认为，人最长寿命为 110～120 岁。目前研究者一般认为人类最长寿命大致为 110～115 岁。

（二）影响人类寿命的因素：一般分先天与后天即遗传因素和环境因素。

1. 遗传因素：对健康长寿而言，遗传因素占有重要位置，双亲长寿家系，其子女一般寿命长，短寿家系其子女一般寿命短。我国多省市调查已证明此论点。

2. 性别：人类女性寿命比男性长，已被各国统计寿命所公认，原因可能与遗传因素有关，例如女性有两条 X 染色体，若仅一条 X 染色体带病因子，多不能显示发病，男性只有一条 X 染色体，只要带有遗传病因子即发病，另外，男性工作繁重，体力精力消耗大，损伤机会多，烟酒嗜好多等环境因素也有一定影响。

3. 疾病因素：目前我国老年人群主要死因为恶性肿瘤、心脑血管疾病，如能防治这两种疾病会大大延长老年人寿命。

4. 社会经济因素：经济发展人们收入普遍增加，营养状况大大改善，医疗卫生水平提高，从而增进健康，使老年寿命延长。我国各省市做寿命调查，大多明显延长，过去认为“人生七十古来稀”现在认为“人生七十不稀奇”正说明目前老年人寿命状况。

5. 生活环境生活习惯因素：世界上几个著名长寿地区如高加索山区、克什米尔的罕萨等，其共同点是气温适度、空气新鲜，良好水土资源，无工业污染，主要以素食为主，居民常年登山、劳动。长寿者一般以体力劳动者居多。

三、衰老

衰老或老化是老年期变化简称，衰老或老化是指人体在成熟期后，在正常内外环境条件下，随着年龄增长，机体在结构和生理功能方面呈现退行性改变，并对环境适应能力逐渐减退的过程。不同个体衰老差别较大，同一个体各器官衰老也不同。衰老是自然生理现象，而且是一切生物必然发生的普遍规律。此外，衰老除生理性外，还有病理性衰老，即指在生理变化基础上，由于患某些疾病而加速衰老过程。一般情况下，生理性衰老与病理性衰老很难严格地区分，多是合并存在，相互影响形成复杂的改变。

四、老年期外表形态改变

人类老年期常出现老年外貌，如头发变白、脱发，皮肤皱纹、老年斑、皮肤松弛，眼睑下垂、视力改变，牙齿松动脱落，听力减退，身高变矮，体重改变等。一般老年人均会有以上几项改变，但是个体差异较大。

（一）头发变白、脱发：有人报道 60 岁人约有 50% 以上出现白发，80% 出现秃发，75 岁以上则白发达 70%，秃发达 90% 以上。一般额顶部头发易脱落，头部四周不易脱落，男性比女性多见，70～80 岁后胡须也变白。老年人头发胡须变白原因是机体内黑色素合成障碍，头发中色素减少，脱发是由于皮下血管变细，供血不足，毛根萎缩再生力弱，可使毛发细、易脱落。60 岁以上男性 25%，女性 33% 阴毛明显减少或脱落，与性腺萎缩有关。

（二）皮肤改变：人类老年期常发生皮肤皱纹、皮肤松弛，及老年性白发脱发，人们常将此作为人类老化直观指标。

1. 皮肤皱纹　以面部为著，首先出现部位是前额，依次为外眼角两旁，产生原因是老年人皮肤营养障碍、失水、皮下脂肪减少，皮肤弹性组织减少，皮肤结缔组织收缩则出现皱纹。

2. 皮肤松弛　面部皮肤表现突出，可见眼角、嘴角出现下垂，另外，手背皮肤松弛，这些变化与老年人皮肤水分减少、结缔组织老化等因素有关。

3. 老年斑　多出现在身体暴露皮肤部位如颜面、前臂、手背，颜面部更多见。老年斑的表现是皮肤上稍隆起黑棕色的色素沉着斑，发生原因是由于老年体内自由基增多，脂肪代谢变化，使不饱和脂肪酸被自由基氧化成脂褐素增多，脂褐素存积在皮下，形成褐色素老年斑。

（三）眼外形及视力改变　老年人眼睑皮肤多松弛无弹性，皱纹多，下眼睑可见囊状下垂，少数老年人上眼睑下垂可遮盖部分眼球而影响视野。另外，老年人在角膜周围（即基质层）出现脂肪沉着，表现一个白圈称“老年环”，其发生率在60～69岁为54%，70岁以上为75%。老年环对健康无影响。

老年人晶状体内非水溶性蛋白比例增多，青年时代仅占蛋白总量1%，而70岁时则占50%，非水溶性蛋白增多使晶状体透光度减弱，易发生白内障，还使晶状体硬度增加不易变形，加之肌肉调节变弱，聚焦能力降低，不能看清近物，出现老视眼。

（四）听力改变　老年人听力逐渐减退，且个体不易察觉，听力下降常呈进行性的。60岁以上老人中，听力减退者占27.4%，男性大于女性，听力减退原因与内耳耳蜗听毛细胞减少、变性，鼓膜变薄、混浊，及听神经功能减弱有关。

（五）牙齿松动脱落　老年人由于牙齿长期磨损、牙根吸收、牙龈周围组织退化、萎缩、牙神经末梢易外露，牙周组织病出现均促使牙齿松动易脱落。老年人牙齿脱落、颌骨、颌关节萎缩、唇部颊部失去丰满外貌，常表现出颧骨、下颌骨下缘突出呈典型老年貌。

（六）身高下降及体重改变　老年人身高随年龄增加而下降，有人报导30岁至90岁，男性平均降低2.25%，女性平均降低2.5%，老年人身高下降原因主要与脊柱、下肢弯曲、椎间盘及肌肉组织萎缩有关。

老年期由于细胞组织萎缩、含水成分减少，使老年人体重减轻；部分老年人进食多，消耗少，体内脂肪代谢功能减退而造成大量脂肪堆积可使体重增加。

（七）体形　老年期体形多为腹部腰部脂肪增多，随着衰老全身肌肉，尤为四肢肌肉萎缩，走路颤抖、弯腰驼背的老人体形。

五、老年期组织器官解剖生理功能改变

组织学研究表明，衰老变化基础是细胞数量减少，随着机体老化，各组织脏器中细胞数量减少。人类成熟期以后，各种细胞数目减少，并与老化开始的时间平行。有报导，70岁老年人的脑、肺、肾和肌肉等脏器组织细胞数仅为20岁年轻人的60%。

人类成年后随增龄各脏器功能逐渐减退，但是速度比较慢，而且各器官都有较大贮备能力，可以自我代偿，所以不影响成年中晚期、老年早期人们日常生活，只到70岁以后脏器贮备能力下降，代偿能力不足，遇到意外或处于紧张状态时，身体各器官生理贮备力无法应对情况下，易出现功能不全。

主要器官解剖生理功能的变化：

（一）心血管系统　老年期心肌细胞出现萎缩，心肌内纤维组织浸润，脂褐质沉积并发生纤维化，冠状动脉因粥样硬化而口径变小，供心肌血流量减少，故心肌收缩力随增龄而下降。65岁与25岁相比心搏出量减少40%，老年人各器官血液灌注量均较青年人减少，其中以冠脉、脑动脉及肝、肾血流量减少为著。心脏贮备力70岁时为40岁的50%。老年人一般

心率减慢，其原因是窦房结内起搏细胞数量减少所致。

老年人动脉管壁发生动脉硬化，血管弹性减退，外周阻力增加，又由于静脉壁张力和弹性降低且血管床扩大，故随增龄动脉压升高，静脉压下降。毛细血管壁弹性降低，脆性通透性增加，老年人轻微外伤易出血呈瘀斑。

（二）呼吸系统　老年期肺脏呈灰色，由于不断吸入尘埃所致。肺组织细胞减少、萎缩，肺泡扩大、泡壁变薄、弹性回缩减退，当肺泡过度扩张可使肺泡破裂、融合，使肺泡数及换气面积减少。老年期还可发生老年性肺气肿至胸廓前后径增大，前后径与横径比值成年人为0.69～0.77，65岁以后可升为0.86，少数人大于1。老年人呼吸肌（肋间肌、膈肌、腹肌）细胞减少、萎缩，使之呼吸运动无力。上述肺泡、胸廓及呼吸肌改变最后造成肺功能下降，机体组织获得氧减少。如25岁可输氧到组织每分钟4升，70岁只能输送氧到组织每分钟2升。

老年人肺功能减退平日不会出现症状，当发生肺部感染或应激情况下，呼吸频率增加甚至出现呼吸困难。此外，老年期呼吸道免疫功能低下，细支气管分泌物增多且易发生潴留，有利微生物繁殖，故老年期易患呼吸道感染。

（三）消化系统　老年期唾液腺萎缩、唾液分泌减少，故老年人常感口干，舌上味蕾减少，75岁比30岁少1/3味蕾，致味觉减退。舌肌萎缩，且运动能力减弱，影响食物搅拌均匀，加之牙齿脱落均易使食物消化欠佳。

老年人食道和胃肠粘膜逐渐萎缩，蠕动能力下降，胃蛋白酶、胃酸、小肠各种消化酶分泌均随增龄而减少，60岁以上老人约1/3有胃酸减少或无酸，易致消化不良；小肠平滑肌层变薄，收缩无力吸收功能减退，影响对糖、蛋白质、脂肪和维生素等的吸收，易发生贫血和营养不良。胃肠蠕动减慢，故易发生便秘。

胰腺分泌的胰蛋白酶、脂肪酶随增龄分泌减少、活力下降，胰腺组织多伴有脂肪浸润、胰腺细胞萎缩，故胰腺重量减轻，老年人胰岛素分泌减少，加之可能对胰岛素敏感性降低，故有发生糖尿病倾向。老年期肝脏随增龄而减轻，肝实质细胞减少，肝贮存功能降低。

（四）神经系统　老年期脑重量逐渐减轻，与脑神经细胞数目减少有关，脑神经细胞萎缩、减少主要在皮质，80岁比20岁青年人脑神经细胞减少25%。神经细胞中核糖核酸（RNA）在合成脑蛋白中起重要作用，随增龄RNA含量逐渐减少，50岁后迅速下降。研究表明勤于动脑的人神经细胞RNA含量多于懒于动脑人的40%，说明老年人仍要勤于用脑。

老年期神经纤维传导速度随增龄减慢，与神经纤维变性、血流量减少有关，神经系统反应时间延长，突出表现对复杂刺激反应时间延长更显著。老年人脑血流阻力增大，与脑动脉硬化等因素有关，脑血流速度减慢，使脑组织供血量、耗氧量均减少，故可影响老年人中枢神经功能减退，表现思维减慢，对刺激反应欠灵敏，记忆力、认知能力易减退。

（五）肌肉骨骼运动系统　老年期骨骼肌细胞内水分减少，弹性降低，还有肌细胞总数减少，30岁男性肌肉占体重43%，60岁以上仅占25%。肌力也随增龄而减退。骨骼是由有机物质和无机物质组成，有机物如骨胶原、骨粘蛋白质，使骨柔软而有弹性，无机物主要是碳酸钙、磷酸钙，使骨变坚硬。青年人骨骼中无机物占50%，老年人占80%，故老年人骨骼韧性减弱，脆性增加，此外，男性55岁后及女性绝经期后骨质疏松出现，易造成老年人腰背痛、驼背及骨折。

老年人由于上述肌肉、骨骼改变，可致肌肉萎缩肌力减退，体力活动能力降低，发生骨折机会增多。

（六）内分泌代谢系统　主要内分泌腺的变化：

甲状腺　腺体在青春期最重，50 岁以后重量减轻，随增龄变轻变小，供血减少，结缔组织增生，随之甲状腺素生成降低，基础代谢率、需氧量均降低。

肾上腺　老年期肾上腺皮质、髓质细胞均减少，肾上腺分泌的雄激素、皮质醇、17 酮类固醇、醛固酮均随增龄而下降，对促肾上腺皮质激素（ACTH）反应性降低，说明老年人应激能力下降。

性腺　女性绝经期后卵巢缩小、卵泡减少及结缔组织增加，子宫颈子宫体退化，输卵管变窄至闭塞。血浆雌激素水平下降，持续到 60 岁，以后保持在该低水平而不再下降。老年女性除性功能障碍外，可出现动脉粥样硬化、骨质疏松。男性血浆睾酮浓度和睾酮生成随增龄而下降，50 岁后即开始下降，性功能减退，也可出现头痛、抑郁等更年期症候群。

老年期三大代谢特点　糖代谢功能下降，表现细胞摄入葡萄糖及糖原合成障碍，故食糖后血糖浓度明显升高，回到食糖前水平时间延长，老年人有患糖尿病倾向；随机体老化脂肪代谢异常，易发生各种类型高脂血症；蛋白质分解代谢大于合成代谢，蛋白质是生命活动基础，也是各脏器生理功能的重要物质，随增龄老年人蛋白质消化、吸收功能减退，故老年期易发生蛋白质轻度不足，可出现疲乏、抵抗力降低等，但老年人长期过量高蛋白饮食，可增加肝、肾脏器的负担，对身体也不利。

（七）泌尿系统　老年期肾小球数量随增龄而减少，40 岁～60 岁约减少 50%，肾小管发生形态改变多早于肾小球，40 岁以后肾血流量每年约减少 1%，40～60 岁尿浓缩、稀释功能缓慢降低，65 岁以后急剧降低，约为年青人的 80%。老年人尿浓缩、稀释功能降低，易导致水分、电解质排泄较多，饮水不足易发生脱水和酸中毒。由于肾脏贮备力很大，代偿功能强，尽管肾单位数量已大大减少，残留肾单位发生代偿性肥大，一般情况下老年人肾功能仍然能维持正常或接近正常，然而发生肾动脉硬化（高血压病、动脉粥样硬化等）致肾血流量减少，则可加速肾功能减退。

膀胱随增龄而缩小，容量减少，肌肉萎缩而纤维组织增生，膀胱排空能力减退，加之老年人膀胱括约肌萎缩致控制排尿困难，易出现尿频甚至尿失禁。另外，男性 65 岁以上老人多有不同程度前列腺增生，易发生尿潴留，以上均易造成尿路感染。

六、促进老年期生理健康的保健措施

（一）坚持运动

1. 运动作用　运动生理学研究说明运动对保持提高各器官生理功能是非常重要的。缺乏运动会促使各器官功能减退，也是过早衰老的原因之一，而适当运动正是保持各器官正常功能、延缓衰老的要素。运动能抗衰老的原因是适当运动或劳动可促进人体新陈代谢、增强各器官的功能。健康老年人由于心肌萎缩、收缩力减弱至心搏量减少；肺泡弹性降低、通气功能降低均会产生心肺功能衰退，人体摄氧能力随之降低，运动或劳动时，由于肌肉活动，对氧及营养物质需求增加，势必给予心肺一定负荷，使心肺活动加强有助改善心肌代谢，使冠状动脉血流量增加，肺通气量成倍增加，因而延缓心肺老化过程。

运动和劳动还能促进脂肪代谢，加强胃肠蠕动及消化腺的分泌，增进食欲促进消化吸收。运动还调节神经系统功能，使老年人精神愉快。近年研究发现运动能促进老年人体内细胞及体液免疫功能增强，对预防癌症等疾病有重要作用。

研究还证明平时没有锻炼习惯的老人，在老年期开始锻炼，仍然可以减轻机体组织退行性改变的程度及减慢发展的过程，使机体生理功能得到增强和改善。

2. 运动的项目　包括①步行分普通散步及较快速度步行；②慢跑或步行与慢跑结合；③太极拳对体弱及慢性病老人更适宜；④保健体操对健康老人或慢性病者均有利；⑤气功使人心静躯体松弛对神经衰弱者有明显效果，也可改善肠胃消化吸收过程。

3. 运动要适量　适量是运动的关键，遵守循序渐进、量力而行，切忌过量过急，运动时心率 = 170 - 年龄为宜，运动后感觉精神振作心情愉快、能吃好睡好为准。

4. 运动注意事项　①运动前看门诊，听取医生意见；②身体不适或气候恶劣时可暂停锻炼；③注意不要进行快速冲刺跑、不要憋气、不要做过分低头弯腰动作，高血压病者尤应注意；④最理想是每天坚持运动，最低程度需每周不少于 3～4 次，每次 30 分钟，锻炼时间以清晨为宜，空气清新，室外有树木花草地方，运动前先活动颈、腰、四肢各关节，做好准备工作。

（二）合理营养避免过剩与不足　人体生存所需的养料就是营养，营养大致包括碳水化合物（糖）、蛋白质、脂肪、维生素、矿物质和水共六大类，均是人体生理活动所必需的。糖是供给能量的主要来源；蛋白质是提供机体组织蛋白的原料；脂肪提供热能、吸收脂溶性维生素及维持人体正常各种细胞膜结构与功能的物质；水、维生素、矿物质是维持人体正常生理功能必要物质。营养过剩主要指热量过剩，易引起肥胖。老年人随增龄机体组织细胞减少，体力活动减少，热量消耗降低，例如 70 岁老人与 20 岁青年人相比基础代谢率下降 15%，若老年人进食量不变，必然造成热量过剩易致肥胖。肥胖易诱发高脂血症、冠心病、高血压及糖尿病等。老年期体重接近标准体重是衡量营养合理大致水准，标准体重计算方法是根据身高体重测量，一般采用身高厘米减去 105 为标准体重公斤数，例如身高 160cm - 105 等于 55 公斤，此值为标准体重，若相差在 ± 10% 内一般仍属正常，若超过 ± 20% 则认为肥胖或消瘦，故每位老人依据实测体重与标准体重相比，进行总热量控制，超过标准体重 + 10% 以上应减少总热量。

老年期营养不良较成人多，可能与摄入不充分、消化吸收差，慢性病消耗多或患冠心病后过分控制饮食等因素有关，营养不良体重下降、消瘦，使机体抵抗力减弱，更易患各种感染性疾病。

以上看出老年期合理营养对健康有益，营养过剩与不足对老人均不利。

营养要素给予方法供参考如下：

老年人蛋白质代谢分解超过合成，需给一定量蛋白质补充分解消耗部分，经世界卫生组织（WHO）在 30 个国家、地区调查发现单纯食用肉、蛋等动物蛋白可促使冠心病发生，如进食植物蛋白（豆制品）和动物蛋白混合食用可能减少冠心病发病机会。目前已公认含有大量胆固醇的食物可引起血中胆固醇升高，适量食用含胆固醇食物及植物油对健康有利。实验调查发现维生素 A 能增加呼吸道抵抗力，丰富维生素最好通过食物供给，碳水化合物即主食占总热量 50%～60% 可防血中胆固醇、甘油三酯含量增高，进食大量蔬菜、水果可控制肥胖；水果蔬菜、五谷杂粮中粗纤维可预防直肠癌。食品中脂质与乳癌、直肠癌发生有关。

有报告提出主要营养成分比例为碳水化合物（糖）占热量 50%～55%，脂肪占热量 20%～25%，蛋白质占 15%～25%，以重量计算各种成分比例，若蛋白质为 50g，糖为 250～350g，脂肪为 30g，维生素 A 及维生素 C 可酌量增加，一般每天至少保证进水 2000ml。

1992 年 WHO 提出健康四大要点中合理膳食方面，结合我国膳食习惯有专家提出饮食方案，比较适合老年人，每日饮食安排为：每日一袋奶，内含 250mg 钙；每日进主食 250～

350g并根据个人胖瘦增减；每日进食3份高蛋白食物，每份为瘦肉1两或鸡蛋一个或豆腐2两或鱼虾2两，以鱼类、豆类蛋白质较好，注意粗细粮搭配，每日摄盐6~7g为佳；老年人应分三四五顿，分餐次数多有利防治糖尿病和高血脂；七八分饱；每日500g新鲜蔬菜及水果为预防各种癌症的有效措施。

（三）不断学习延缓大脑衰老　人类发展过程中，脑的发达极重要，它促使人的寿命延长。有专家说“人的寿命就是大脑的寿命”并认为生理性智能减退与健康状况有密切关系。科学家们认为人出生后大脑细胞有140亿个，在生长发展过程中脑细胞数量不再增加，仅是形态内容有变化，机能不断完善，而完善程度取决于用脑程度，勤于用脑使脑细胞发育、细胞间联系会更加完善，用脑愈少则发育就愈不完善，终生勤用脑是推迟衰老的关键。英国神经生理学家做了大量研究认为“人的大脑受训练越少，衰老也就越快，而脑的紧张工作开始早持续时间长，脑细胞老化过程就发展慢”。

大脑细胞随增龄，脑重量逐渐减轻，80岁人脑重量相当本人年青时90%，除结构改变外，脑功能也在减退，但是人的大脑贮备量很大，相当一部分脑细胞都处于“休息”状态，开发这部分潜力根本方法在于勤用脑，大脑越用越灵活，老年期与青年、成年一样都是积极用脑时期，增加感知、分析判断能力，应该活到老，学到老，有国外学者调查报告指出“工作是防止早衰的无价之宝”。另外，学习不仅可以增进老年人知识、经验，且可促进老年人的信心和生活乐趣，不断学习可保持健康的身体，而且常可减轻精神衰老感。选择健脑的运动要结合老人的兴趣如下棋、读书、书法、玩麻将等。

（四）戒烟少酒　吸烟对人类的危害已被世界各国科学家所证实，烟草中焦油、苯并芘、尼古丁、酚、醇、醛类等是有毒及有致癌作用的物质。吸烟对老年人的危害包括：①吸烟易患气管炎、肺气肿，原因是烟雾中存在较多有害烟尘颗粒，可使气管纤毛受损害引起炎症；②烟雾中尼古丁、一氧化碳可使血管易发生动脉粥样硬化，原因是CO易致动脉壁缺氧、水肿，尼古丁促使交感神经节兴奋，致心率加快、血压增高；③烟雾中有毒成分可抑制消化腺分泌及降低消化道粘膜抵抗力，易致溃疡病、胃炎、食欲不振等；④吸烟是肺癌致病因素，烟丝燃烧时，释放出苯并芘、亚硝基哌啶、放射物质钋等致癌物质，吸烟者患肺癌发生率明显增高。以上说明老年人要保持各脏器生理功能，延缓衰老必须戒烟。

大量饮酒对神经系统有抑制作用，可出现昏睡，严重者可使呼吸循环中枢麻痹而危及生命，长期过量饮酒可使心脏发生脂肪变性、促进肝脏合成甘油三酯等均促进动脉粥样硬化形成。老年人少量饮酒可改善血液循环，扩张外周小动脉，有暂时降压作用，有利健康。少量酒一般指每日白酒<50ml；果酒（如葡萄酒）<200ml；啤酒<1000ml，但是个体适应差异较大，平日不饮酒者量要更小些，有心、肝、胃、肾疾病者，不宜饮酒。

（五）控制外界不利因素　①生物因素　积极防治常见老年病，防病可以抗衰老。例如老年人冬季不要去人群多的地方，以预防呼吸道疾病，定期查体测血压、血脂；②非生物因素　控制环境中对机体不利因素，去除环境污染，避免高热、放射线辐射，控制环境污染与政府行为有关，但老年人避免食用放置铝制锅中隔夜食物仍是必要的，多接触大自然，如各类自然风景花园、公园植物园等，对老年人均是有益的。③社会因素　老年期生理衰老不单纯是一种生物过程，还与社会因素有关，如社会经济发展水平、生活环境、卫生条件等均影响生理衰老过程，故老年人要有足够经济、医疗保证，居住条件舒适、家庭、社会有良好尊老风气，对延缓衰老极重要。

（六）抗氧化剂与抗氧化酶　抗氧化剂能净化自由基，可抑制脂褐素形成，维生素E、维生素C及蛋氨酸的联合应用效果更佳。抗氧化酶包括超氧化物歧化酶（SOD）、过氧化氢酶（CAT）、过氧化物酶（POD）等，有人报导应用上述药物可延缓衰老进程。中药人参、黄芪、党参、何首乌具有增强免疫功能作用。

综上所述促进老年期生理健康主要是建立良好生活方式即坚持运动，合理膳食，勤用脑，戒烟少酒，定期检查身体是极重要的保健措施，适当服用抗氧化剂抗氧化酶及中药也有辅助作用。

（姚景鹏）

第三节　衰老机制及其学说

衰老（aging）又称老化，通常是指在正常状况下生物发育成熟后，随年龄增加，自身机能减退，内环境稳定能力与应激能力下降，结构与组织逐步退行性变，趋于不可逆转的现象。疾病或异常因素可引起病理性衰老（Senility），使上述现象提早出现。科学的进步，能否在一定条件下造成"返老还童"，突破衰老过程不可逆转的定义，尚难定论。

衰老过程在整体、组织、细胞，乃至分子水平皆有所体现。随年龄增加，器官、组织的实质细胞数、反应敏感性及功能皆逐步下降。但不同器官老化速度及老化方式有所不同。衰老时细胞增殖能力下降，功能细胞数逐渐减少，蛋白酶活性降低，胶原、弹力蛋白、结缔组织充斥其间、互相交联，使器官功能下降。

衰老机理研究目的是为延缓衰老，提供理论和实验依据，并为阐明老年病发病机理提供线索。近年来老年医学基础研究已出现从老年危重病转向老年慢性、退行性疾病的趋势，衰老机理研究在此更显重要。

一、历史回顾

关于衰老研究，历史虽悠久，但至19世纪30年代，才开始用科学手段进行一般性研究。20世纪初，Nascher倡用"Geriatrics"一词以体现老年病学；40年代渐有系统研究，观察衰老变化，先从形态，后从生理功能、物质代谢研究变化规律，探讨衰老原因；50年代末我国开始有衰老机理有关研究。

20世纪80年代前，由于技术与手段所限，国际上从器官水平，整体水平研究衰老机理多年，成果寥寥。所举学说繁多：遗传控制说、自由基损伤说、代谢产物交联说、体细胞突变说、差错积累说、免疫紊乱说等不下数百种，各有千秋，众说纷纭，未能形成共识。现选择较有影响的几种假说介绍如下：

（一）遗传控制说（遗传程序控制学说）

统计资料表明：子女的寿命常与双亲的寿命有关；各种动物的平均寿命和最高寿限相当恒定（如鼠的1天，相当于人的1个月，鼠通常活2～3年；犬的1年，相当于人的7年，犬通常活10～15年）。由此看来，物种的寿命主要决定于遗传物质，衰老过程可能与分化、发育相似，系由早已安排好的遗传程序控制。遗传控制说强调遗传物质在衰老中的作用，他们认为生物成年后，其基因组内衰老基因逐步发挥作用，决定生物寿命。此说不足之处是难以解释环境对衰老进程的重要影响。

（二）自由基损伤说

自由基又称游离基，系指外层轨道含有未配对电子的原子、原子团或特殊状态的分子。

自由基中以氧自由基对机体危害最大。细胞正常代谢本身就产生氧自由基。1956 年 Harman 提出，自由基可以损害细胞膜、蛋白质或 DNA，使生物大分子交联，影响其功能，导致细胞衰老。其后研究发现自由基对组织、细胞有多种损害作用，某些损害可能随年龄增长而累积，这些损害在正常衰老及某些老年病的发生、发展中起重要作用。不少实验证据支持氧自由基可加快衰老之说。对真菌、昆虫、蠕虫等低等生物的研究表明，消除氧自由基的抗氧化酶类的缺乏可能是短寿的分子基础。长寿种群常伴有丰富的超氧化物歧化酶和过氧化物酶。氧化还原酶类的活性随增龄而降低的现象也较为常见，因此，消除氧自由基的酶类似与延缓衰老有关。

但环境因素中氧自由基，尚难超越遗传因素，成为衰老进程的主要决定者。何况，环境因素常常通过影响遗传因素而起作用。例如，氧自由基引起 DNA 损伤，特别是损伤线粒体 DNA 可能是它影响衰老进程的重要因素。

（三）代谢产物交联说

布乔克斯汀（Bjorksten）认为异常或过多的生物大分子交联是衰老的原因。

已证明：蛋白质和 DNA 等生物大分子可与葡萄糖缓慢非酶促结合而糖基化，这些糖基可逐渐氧化，使蛋白质、脂类与核酸易于聚集，并广泛交联，形成脂褐质（lipofusin，是老年斑的成因）。胶原与弹力蛋白等交联，逐渐脱水，使结缔组织和心肌僵硬，皮肤、肌腱、血管失去弹性，促进组织机体的老化。此说证据充分，缺点是忽略了遗传因素的存在。

（四）体细胞突变说

体细胞突变说（somatic mutation theory）认为：细胞不断受到内、外环境的物理、化学因素影响，这些因素可引起基因损伤，导致突变，染色体畸变，细胞功能下降，导致衰老。

1939 年，Ross 研究了射线对寿命的影响。此后发现，X 射线能引起小鼠染色体畸变，寿命缩短。据此认为，突变在整个生存期随机发生，致突变因素可破坏染色体，导致基因失活，加速衰老。此外，在细胞分裂过程中也可以出现自发性突变。体细胞突变学说综合了遗传与环境两大因素，并与自由基损伤说有相似之处。虽然老年人发病率较高，但从正常老年人未能发现大量突变细胞。所以此学说缺乏说服力。

（五）免疫紊乱说

免疫系统是机体保卫自身的重要屏障。衰老时免疫功能低下，T 细胞功能减退，免疫系统辨认自我与非我的能力减退，淋巴细胞对抗原的反应性低下，难以抵御有害微生物的侵害，甚至出现自身免疫病，某些老年病发病危险性增加。因而有人提出衰老的免疫紊乱说，认为免疫功能低下是衰老的原因。

机体内环境的稳定有赖于神经、内分泌及免疫系统，这些系统的老化又反过来影响机体，加速衰老。

此说与神经－内分泌调节障碍说相似，存在不足。单细胞生物如酵母等尚未分化形成以上系统，它们也可出现衰老倾向，难以用神经、激素、免疫的变化解释。足见免疫紊乱并非衰老之“因”，而是衰老之“果”。

二、现代理论的建立

20 世纪后期，分子生物学与细胞生物学迅猛发展所得成果渗入医学生物学的方方面面。研究者试图从根本上逐步弄清衰老过程，注意从细胞水平和分子水平进行基本原理的探讨，衰老机理的不同学说间的取长补短逐渐成为研究的主要倾向。

（一）研究工具的建立

要深入研究衰老机制，首先要建立理想的实验体系。对人类整体的衰老进行实验性研究，有周期长、取材难、耗时费力等种种困难。蠕虫、果蝇、短寿小鼠等模式生物生命周期短，适于整体研究。但模式生物与人类相距甚远，难以全部体现并反映人体的衰老。细胞是生物体的基本单位，人体细胞不难获得，可以体外培养。体外培养的某些人类细胞的可传代数与供体年龄相关，是一个很好的实验工具，可以作为机体衰老的微观模型，但难以全部体现并反映整体的衰老。除模式体系外，还应建立检测衰老程度的客观指标。

1. 模式生物的局限性——研究成果可借鉴，不可照搬。

蠕虫、果蝇等模式生物与哺乳类同属有生命物质，他们的遗传密码基本相同，所得研究结果可借鉴之处不少。模式生物的研究显示："衰老基因"的丢失或失活可使寿命延长；"长寿基因"突变，可使物种寿命缩短。但低等动物与哺乳类相距甚远，不可照搬。从线虫、果蝇等研究成果看，长寿物种常伴有丰富的超氧化物歧化酶（SOD）及过氧化氢酶，Sohal 等将超氧化物歧化酶基因与过氧化氢酶基因共同导入果蝇，取得了明显延年益寿的结果，不仅平均寿命延长 1/3，最高寿限也有所延长。人的超氧化物歧化酶基因定位于 21 号染色体 q22.1，某些先天愚型患者常有三条 21 号染色体，因此他们的 SOD 基因比正常人多一个拷贝，但未见其寿命长于常人。如将该基因转入小鼠，转基因鼠并未长寿，反有胸腺过早退化，似可引起免疫功能低下。可见，从低等动物所获结果不宜照搬。以致有人认为衰老机制面临的挑战，是把来自模式生物的新发现与人类衰老挂起钩来，即使小鼠与人同属哺乳类，得自小鼠的研究结果也不可与人类混同。例如小鼠染色体末端的端区比人类长 10 倍左右，对小鼠难以测得其体细胞端区长度缩短现象，且其体细胞寿命似不依赖于端区。而人类体细胞端区长度随增龄不断缩短，端区被称为人类细胞的生物钟。人类体细胞的衰老与端区长度密切相关。

2. 细胞衰老模型的局限性——非整体性与非生理性。

体外培养的二倍体细胞可传代数与物种的最大寿限有关，又与供体年龄相关。小鼠最大寿限约 3 年，其成纤维细胞在体外只能倍增 10 次左右；Galapagos 巨龟的最大寿限超过百年，其成纤维细胞可倍增 130 次；正常人成纤维细胞的体外增殖次数有限，称为 Hayflick 极限，亦称为最大分裂次数。人胚成纤维细胞的体外培养可倍增 60 ~ 80 次。供体年龄越大；可传代数越少，所以人胚成纤维细胞的可传代数远高于成年人。这一可传代数还与供体衰老速度有关，例如 Werner 早老综合征病人，平均寿命短于正常人，其成纤维细胞的可传代数也低于同龄人。体外培养的人二倍体细胞可以作为机体衰老的微观模型。除成纤维细胞外，也有采用人乳腺上皮细胞、视网膜上皮细胞、黑色素细胞等作为人类衰老模型的报道。利用体外培养的二倍体细胞，在衰老机理研究方面已获得了大量成果。体外培养的人二倍体细胞是研究人体衰老方便而有效的模型，是目前国际公认研究人体衰老最好的模型之一，已由此获得了大量成果。但体外培养的细胞，难以体现并反映体内神经、内分泌、免疫的相互作用，难以体现并反映器官、组织中各种细胞的相互作用。所以其研究成果也只可借鉴，不可照搬。

总之，模式系统的以上两个方面各有优点，如要获得可靠结论，有必要从模式生物与人类细胞衰老模型分别入手，将所得结果，加以比较，两相验证，互相补充。看来人类细胞体外培养体系与动物实验相互补充，也许是一较为理想的方案。

3. 分子水平的衰老标志。

计算年龄的常用方法是出生后按日历计算，称为日历年龄也叫实足年龄。同龄个体衰老程度因人而异，所以除日历年龄外，反映其实际衰老程度，人或生物尚有“生物学年龄（或生理学年龄）”。人的生物学年龄可根据其生理和解剖状态进行估算，表示其组织结构和生理功能的实际衰老程度。生物学年龄有大致预计未来健康状况与寿命的功能。动物与细胞的生物学年龄或衰老程度如何测定？这就需要确定细胞与分子水平的衰老生物学标志（biomarker）。衰老生物学标志的确立对衰老研究标准化十分重要。使用衰老生物学标志进行分组，可避免因同龄实验动物老化程度不同造成的误差，解决按日历年龄无法解决的“未老先衰”和“老而不衰”问题。不仅可由此计算衰老速度，且可研究各种因素（如药物、饮食、锻炼、心理等）对衰老进程的影响。在临床方面，延缓衰老药物的选择，疗效的评价也可获得科学依据。

Mooradian 将衰老生物学标志概括了几项标准。目前已发现某些细胞水平及分子水平的衰老生物学标志，但已知标志尚不能完全满足所有标准。

染色体端区长度是人类体细胞的计时器，可作为人类体细胞的生物学年龄标志。人胚成纤维细胞每增龄一代，端区长度缩短约 50 碱基对（bp）。中国人每增一岁，外周血淋巴细胞端区长度约缩短 35 bp，端区是染色体末端 DNA 的特殊结构，有维持染色体稳定的作用。人染色体端粒由 DNA 重复序列 TTAGGG（即为一种碱基排列形式）组成。生殖细胞与肿瘤细胞具有可催化端区 DNA 合成的逆转录酶，称为端粒酶，无端区缩短现象。小鼠与人不同，其端粒不因年龄增加而缩短。因而端粒缩短现象，仅在人的正常体细胞中有可能作为衰老的生物学指征。此外，衰老相关 β-半乳糖苷酶，DNA 损伤修复能力，晚期糖基化终末产物，线粒体 DNA 片段缺失也有用为生物学年龄标志者。单项标志，各有局限。总之，分子水平的衰老标志尚需精确量化和综合化，才能更客观地、更准确地体现生物学年龄。

（二）“一切生物学关键问题必须在细胞中寻找”

20 世纪后期，“一切生物学关键问题必须在细胞中寻找”几乎成为生物学家的共识。细胞是生物体的基本单位，也是生物衰老的基本单位，细胞衰老是老年病发病的共同基础。细胞衰老引起的细胞增殖能力下降是器官衰老、萎缩、机能减退的根本原因之一，因而，延续细胞衰老可为推迟老年患病期，防治老年病带来新机遇。

细胞衰老时细胞体积增大，不均一性增加，染色体畸变及溶酶体增多。生长停滞是细胞衰老的突出表现，也是引起生物衰老中重要一环。衰老时有功能的细胞数逐渐减少，细胞的增殖能力减退，甚至完全停滞，使功能细胞难以更新，脏器萎缩，机能衰退。同时，DNA 损伤修复能力下降。近年来从分子生物学角度研究细胞衰老，特别是衰老期间有关基因及其调控变化，已成为衰老机理研究的主要倾向。近年来，研究者已从多个物种找到了与衰老有关的基因。老年病发病机理与衰老机理的融合点的研究，将为阐明衰老机理提供新线索。

细胞衰老时出现的生长停滞现象，也可见于细胞凋亡过程，凋亡亦称细胞程序性死亡，是机体维持正常状况所必需。它与坏死不同，无结构解体，细胞溶解等现象，细胞完整，逐渐干缩，最终以凋亡体形式为其他细胞所吞噬。凋亡过程涉及基因调控，是一主动过程，有赖于 mRNA 和蛋白质的新合成，在机体清除无功能细胞时具有重要意义。细胞凋亡与细胞衰老在形态上有所不同，两者的关系还不清楚。

（三）遗传与环境是衰老的两大动因

衰老机理复杂，涉及面广。学说虽多，不外乎遗传与环境两个方面。

1. 遗传基因

目前，基因确可影响生物的衰老及寿限，已为大量研究所证明。

20世纪90年代，人类病理性衰老相关基因的研究取得了重大突破（1996）。Werner早老综合征是一种隐性遗传病，病人的DNA损伤修复，转录等都有异常表现，其细胞体外可传代数亦远低于同龄人。现知该综合征是位于8号染色体短臂的一种DNA解旋酶基因突变所致。

此前，已有报道人的1（1990），4（1991），7（1995）号与X染色体（1991）各自存在着与衰老相关的基因。在细胞衰老中，9号染色体短臂的p16基因与染色体端区长度可能起关键作用。

此外，衰老时人体机能下降，包括对疾病的易感性增强。所以从这一角度看，某些老年病相关基因，也可看作是衰老基因。例如载脂蛋白水平升高时，发生冠状动脉粥样硬化心脏病与老年性痴呆（阿尔采默病）的可能性增高，由此影响寿命。

衰老并非单一基因决定。例如肿瘤发病过程中癌基因与抑癌基因，凋亡过程中促凋亡基因与抑凋亡基因，相互制约一样，衰老相关基因也应有正（“长寿基因”），负（“衰老基因”）之分。衰老相关基因很可能是一个基因群。已知严重危害老年人身心健康的阿尔采默病至少与5种基因及其产物相关。鉴于目前尚未获得国际上公认与正常人整体衰老直接相关的基因。因而寻找衰老基因的工作任重道远，尚需多角度，多途径进行探索。新技术是推进科学发展的原动力，近年开拓的DNA芯片技术一次可分析万个以上基因的表达。利用DNA芯片可研究衰老过程基因的表达谱，筛选新基因，将为寻找衰老相关基因提供新机遇。

2. 环境因素

影响人体的环境因素既包括外环境，也包括体液，激素，免疫体系等共同形成的内环境。内、外环境对衰老进程与寿限都有重要影响。环境可通过损伤、负荷、疾病等方式影响衰老进程。神经系统的稳定性对衰老进程有重要影响，已为老年社会学调查多次证实，但机理不明。

环境中氧自由基可损伤蛋白质、DNA、生物膜、线粒体等，加快衰老进程。血糖浓度对衰老进程也有重要影响。蛋白质和DNA等生物大分子均可与葡萄糖缓慢非酶促结合而糖基化。衰老过程中多种激素浓度下降，如性成熟后雌激素水平逐步下降，对整体衰老有重要影响。除激素水平下降外，衰老时细胞对激素的敏感性也有所降低。

机体除神经，内分泌，免疫系统共同组成整体防御机制外，细胞也有一套抵御不良环境、维持内环境稳定的应激能力。这套能力包括氧化应激能力，DNA损伤修复能力，以及热休克应答能力等。此种分子水平损伤因素的化解能力及损伤修复能力是细胞存活所必需的，也是决定生物寿命的关键因素之一。

应激能力因衰老而下降，它又可转而影响衰老进程。近来研究显示：高等生物的寿限也许取决于内、外环境的压力及机体承受此压力的能力。

适度节食可延长动物寿命。原因是降低血糖水平，使非酶糖基化减弱，减少氧自由基产生，降低分子损伤，提高了免疫与应激能力。但快速节食有损智力，过度节食会导致营养不良，免疫力下降，反而有害健康。

三、展望与挑战

“健康与长寿”是生命科学永恒的主题，深入理解衰老本质，了解衰老连锁反应的发生及其根源、改善细胞内生物化学和生物物理过程，将为延缓衰老，健康老龄化及大幅度延长人类寿命作出贡献。展望未来，以下几点值得今后注意：

（一）分析的同时不忘综合，不忘整体。

生物体的衰老过程，包含了整体衰老，器官衰老，细胞衰老，乃至生物大分子的衰老。对衰老机制的深入研究，离不开分子生物学与细胞生物学。现代技术和理念虽然重要，但是分子与细胞究竟只是整体的一部分，分子与细胞，细胞与器官，器官与整体，必须相辅相成。分析的同时，不忘综合；研究分子和细胞的同时，不忘整体，是近代医学基础理论的精髓，也是研究衰老机制必须遵循的原则。

（二）遗传与环境因素，皆应重视，不宜偏废。

不同物种，同一个体，不同组织细胞，衰老速率有所不同。遗传与环境因素都影响着衰老过程，但遗传控制起主导作用。DNA（特别是线粒体DNA）并不那样稳定，包括基因在内的遗传控制体系及其产物可受内、外环境，特别是氧自由基等损伤因素的影响，加速衰老进程。因而，在延缓衰老方面，人类仍大有可为。

（三）学科融合，借鉴相关学科的理念和技术才能促进发展。

分子生物学和细胞生物学新技术的融入大大促进了衰老机理研究的深入，多能干细胞作为1999年的科学重大发现，具有广阔应用前景。它在组织修复、器官替换等老年病治疗方面的应用，在衰老机理研究中的作用都值得探讨。

（四）老定义，出了新问题

克隆羊多利（Dolly）出世后，人们曾提出按此方式传代，会不会未老先衰，寿命会不会一代比一代短的问题。此后，有人将牛胚成纤维细胞在体外培养至衰老，将胞核取出，注入已除去细胞核的牛卵母细胞中。这种卵母细胞植入子宫获得的克隆牛，其白细胞的染色体端区并不短，反比同龄牛的长，其成纤维细胞的可传代数也比同龄牛的多。这一研究结果显示：细胞核转移可使体细胞重新年轻化，“返老还童”。由此对衰老不能逆转的经典定义构成了挑战。这一研究结论为何与克隆羊多利不同？尚待进一步探讨和考验。

（童坦君）

第四节　老年心理学及保健

老年心理学（aging psycholosy）是研究65岁以上到死亡这一阶段的心理发展特点。老年是早期生活的继续。早年的心理对老年期有影响，除此之外，老年期又是变化较多的时期，如生理功能衰退，慢性疾病的发生，工作婚姻家庭的变化，社会关系和社会功能的变化，死亡的威胁，这些因素都对老年人的心理带来巨大影响。而老年人个体间差异特别显著。老年心理学不仅研究老年期的心理特点，还研究影响老年期心理的相关因素，老年人的心理保健，社会家庭对老年人的支持等。

一、影响老年心理状态的因素

老年人心身状态个体间差异特别大，有的老年人不仅长寿，而且身体健康，积极参加社会活动，仍然具有创造性。有的老年人疾病缠身，心境恶劣，晚境凄凉。影响老年人心理状态的主要因素如下：

（一）生理功能衰退

外界90%左右的信息是通过视觉和听觉器官感知的，视觉听觉功能衰退，耳聋眼花对外界感知迟钝；脑细胞数量减少，神经纤维反应速度缓慢，使老年人学习新知识新技能的能力减退，精力不足、体力下降，有些日常生活及专业工作不能胜任；许多人退休，使自己的社会活动范围缩小。这是人生历程中重要的转折。能适应这种变化，则老年期身心健康，不能适应这种变化，唤起孤独失落不良情绪，持久的不良情绪影响生理功能，如注意力记忆力差，睡眠障碍，周身不适；甚至影响社会功能和日常生活，如不想出门，不愿与人交往，生活不能自理等。外貌衰老使人意识到年华不再，离人生旅程终点越来越近，常常想到死亡，或者感到生活没有意义，或者对死亡产生恐惧。

（二）婚姻与家庭

稳固美满的婚姻，温暖多助的家庭能够帮助老年人渡过各种负性事件带来的精神创伤。丧偶是老年人最大的悲哀，离异和再婚发生率比年轻人低得多，但对老年人心理影响严重得多。年轻人学业上的奋斗可以部分代偿婚姻中的问题，广泛的社会接触提供比较多的机会寻求建立新的情感，来日方长，有更长的时间相互适应。已结束职业生涯的老年人婚姻美满是身心健康的重要因素，相互帮助共渡休闲娱乐时光。而丧偶或离异后，社会交往范围小，选择感情的机会小，来日相互适应调整的时间短，不容易建立美满的再婚生活。男性日常生活自理能力差，不善与人交往，离异或丧偶后再婚率比女性高。老年离异女性再婚受到诸多因素干扰，传统观念的束缚，双方子女的态度，财产继承，使她们对再婚深有疑虑。原婚姻美满丧偶的老人，往往拒绝再婚。单身老人如果不和子女住在一起，或无子女，孤独感往往使老人丧失生活兴趣，甚至引发抑郁症。

（三）老年期生活目标追求

有人说“人到中年万事休”、“养儿防老”和“享清福”，认为老年人没有创造性，体力差“老有所养”安度晚年，享受生活，坐在摇椅上欣赏窗外日出日落，花开花谢。更多的老年人渴望发挥余热。发达国家现代老年社会学，研究老年期生活，有几种理论。

1. 交班论（disengagement theory）　Cumming Henry 等提出老年人渐渐放弃社会角色，把责任移交给年轻人，老年人摆脱了负担和责任，年轻人找到了位置，角色顺利交接，社会继续发展，不会断层。该理论重视退休后的老年人生活需求，对生命最后阶段态度消极，常会遭受广泛挑战。

2. 积极主动论（activity theory）　认为老年人与年轻人一样，有相同的社会和心理需求。退休的老年人应该积极寻求替代角色：帮助子女对孙子女的教育或事业上的需求，从事其他有收入或志愿者的工作，继续发挥职业专长……甚至重新创业。百岁老人董竹君 90 岁以后还有一个心愿，创办一所幼儿园。也可以继续接受教育，完成年轻时的心愿或学习新技术新知识。积极的人生更有益于身心健康。这个理论受到广泛的拥护。我国有活到老学到老的古训，现代的“夕阳红”工程利用多种方式鼓励老年人发挥余热，利国利民。一些发达国家退休年龄延长，或采取弹性退休制。我国现阶段经济实力还不够强大，限定退休年龄，如何充分利用退休老年群体的资源，还有广阔的研究前景。

3. 继续发展论（continuity theory）　认为生命过程不同阶段，是不断学习不断发展的。人们从既往的经历中学习，向变化着的社会学习，跟随社会不断发展，适应社会的前进和变化。社会根据社会结构向老年人提供帮助，老年人根据自身体力、技术、态度选择适合自己的角色。使生命的整个过程不断发展。我国教育体制的改革，取消了高等教育的年龄限制，为满足一些老年人接受高等教育的愿望，提供了制度保障。

4. 年龄层次论（age stratification theory）　所有形式的社会等级分类都是不平等的。老年学家对老年人的研究认为老年人控制的资源有限，但他们的经历、文化、技术仍然能为社会服务。有些部族中，年龄与性别相结合仍然是最高权威，部族中最年长的男性是统治者。现代工业化的社会中，为老年人提供的社会机会少了，这种以年龄对社会功能分等级的现象，使不同年龄群体间社会距离扩大，退休制度造成老年人缺乏关键的新技术，掌握的资源少，他们既不能恢复也不能维持权力，经济收入受到很大影响，老年人是社会的弱势群体。掌握权力和资源的年轻阶层，应不断完善社会对老年人的保障体系。

5. 相互作用论（symbolic interaction theory）老年人有能力适应生理功能衰退及社会的变化，关键在于选择合适的学习或工作。如果老年人因为自己不切合实际的要求限制了自己的发展，要调整自己的需求。如果环境约束了自己的发展，努力改变自己的环境。社会不同人群间应相互理解，社会资源共享。

综合上述各种论点，老年期是生命过程一部分，既要符合生命规律因生理功能衰退而社会职能转交给年轻一代，又要满足老年人社会和心理需求，充分利用他们的经验知识与技术，为他们提供继续为社会服务的各种途径，使生命最后阶段继续发展，生活有追求才有意义，这样使人们不仅能长寿，更促进身心健康。

（四）教育、经济和社会交往。

社会科技发展，教育的影响更加重要，因此有“教育决定命运”和“知本家”的感慨。接受教育程度越高，越有机会获得良好的关键的职业技术和美满稳定的婚姻，广泛而高质量的社会交往。相反受教育程度越低，现代知识技能掌握得越少，很难有技术含量高的职业和丰厚的经济收入。两者之间的生活环境和身心状态差别甚大。年轻时期的性格职业婚姻交往对老年阶段有直接影响。一般地讲受教育程度越高，老年期越容易设计丰富多彩有意义的生活，感到人生的价值和生命的意义。

（五）健康的保障

身体健康就是幸福和财富。这是老年人深刻的体会。疾病伤残如果使人丧失了基本生活能力，就很难有好心情和事业的发展。年轻时期对健康的忽视，更有沉重的工作和家庭负担，许多慢性疾病发病率提前，为晚年生活埋下隐患。“全民健身”提倡生命各个阶段都重视锻炼，才会有健康的晚年。老年时期注重身体锻炼益寿延年。

二、老年时期认知智慧的发展和解决问题的能力

（一）认知发展（cognition development）

认知是大脑接受感知信息，加工处理推理判断等等大脑功能的表现。认知过程受感觉器官、大脑功能和情绪的影响。老年人的认知发展，大部分与年轻人一样，有些功能衰退，有些功能继续提高。Horn 及 Cattell（1960）把智力分为液态智力（Fluid intelligence）和晶态智力（Crystal intelligence）。液态智力主要是信息加工过程，依赖感官感知外界信息，大脑对信息精细加工。青年人液态智力最旺盛，知识学得快，思维灵活，想象力丰富。成年后期液态智力开始衰退，老年期衰退明显，它影响老年人在新知识学习中，理解慢，反应慢，想象力比年轻人差。晶态智力依赖掌握的知识，专业技术，经验积累，晶态智力与受教育程度，文化背景，工作经历有关。晶态智力 70 岁以后开始下降。Baltes（1993）提出智力双重过程模式（dual-process Medel），分机械智力（Mechanical intelligence）和实用智力（Pragmatic intelligence）。机械智力与液态智力相似，以中枢神经系统的生理功能为基础，主要是信息加工。这种智力随着大脑功能衰退而衰退，70 岁以上的老年人，视觉敏锐度的下降，听觉能力的减退，可以作为机械智力衰退的预测因子。实用智力包括思维，已掌握知识技能的应用，职

业能力，智慧以及一些潜在智力的发展。这种智力随着年龄而增长。通过教育，生活经历而得到发展。老年人实用智力的发展在一定范围内可以代替补偿机械智力的衰退。

（二）智慧（wisdom）

Balte's 把智慧划在实用智力范畴。除了依赖大脑功能之外，主要是通过良师益友的指导，知识技能在实践中的应用，领导工作的经历等获得的特殊能力。这特殊能力、对重大事件，不测事件可以作出分析判断，找出解决问题最好的办法。具有智慧的人懂得如何把生活安排得更好。而智者相对是少的。就像不是每一个人都能成为钢琴家、棋手、科学家、世界冠军一样，也不是每一个人都能成为智者。诸葛亮的“借东风”、“草船借箭”、“空城计”的大智大勇，决非一般人都可以拥有。不断学习实践的人，聪明才智与日俱增，谚语“三个臭皮匠赛过一个诸葛亮”鼓励人们无需妄自菲薄，要集思广益才能无坚不摧。

（三）解决问题能力

解决问题需要智力和技巧。老年人解决不太熟悉问题的能力下降，因为①缺乏寻求新信息和技术的愿望；②掌握的许多解决问题的方法过时了或不适用了；③退休后没有解决专业技术问题的压力和要求了；④家庭中的问题也少得多了，主要精力用于管理日常生活，疾病检查治疗和身体锻炼。

三、老年人的记忆与语言

记忆能力关系着知识技能的积累和聪明才智的发展，甚至关系着日常生活的安全。记忆是十分复杂的过程，老年人某些记忆成分衰退，大部分记忆是稳定的。记忆衰退被认为是衰老的象征。记忆分为短期记忆与长期记忆，老年人记忆发展分述如下：

（一）短记忆（short term memory）

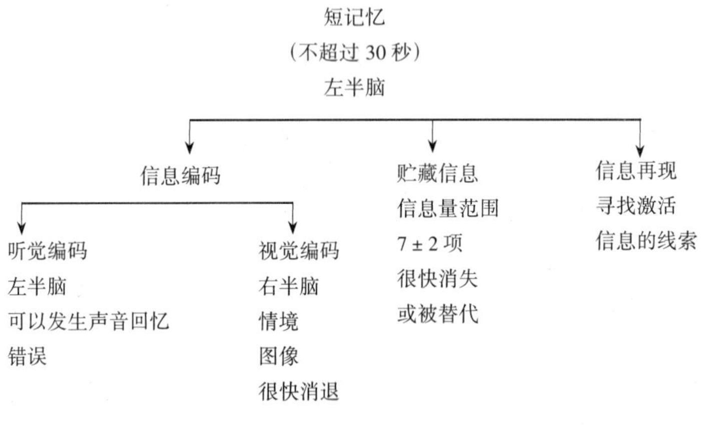

短记忆又称工作记忆（working memory）

短记忆时间很短，一般不超过 30 秒，对感知信息加工，有选择性地贮藏信息，并向长期记忆输送信息，以便长期保留。短记忆又叫工作记忆，是大脑的黑板进行的运算。老年期短记忆明显衰退，原因①感觉器官功能衰退。主要是视力下降，看不清，听力衰退，听不真，影响对环境的感知；②老年人注意力减弱；③记忆过程中忽视记忆技巧的运用；④脑功能衰退。短期记忆衰退主要表现健忘，如日用品常常找不着，是否按时服药？外出时是否锁门？电话号码、地址常常遗忘。为了加强记忆，不得不通过作标记，写条子，寻问别人进行补偿。

（二）长期记忆（Long term memory）

长期记忆
右半脑　海马

- 编码
  - ①对感知信息附加意义
  - ②对信息精细加工
- 信息复原
  - ①贮存多项信息时相互干扰
  - ②搜寻信息的线索以便重复线索可以消失
- 贮藏
  - 信息巩固
  - 强化
  - 海马功能

短期记忆与长期记忆的关系①短期记忆选择性向长期记忆发送信息，遗漏的信息不能回忆。②短期记忆以视听等感觉信息为主。长期记忆对信息加工时，附加意义，信息连接的线索，加工越详细，连接的线索越多，信息复原时越容易。比如情景记忆，唱一支歌曲，可以回忆起第一次学这支歌曲的相关情境和年代。老年人长期记忆衰退主要是信息复原功能减弱，回忆困难。研究证明不是贮存信息的丢失，而是与信息相关联的激活线索的消失。有学者比喻好像在图书馆内查找藏书，由于图书放错了位置，读者找不到想要的书，而图书仍在图书馆内，并没有遗失。老年人常常说非常熟悉的人名、地名一时想不起来，提笔忘字，一旦想起有关线索，记忆完全恢复。重大的生活事件，远期的如学生时期和早期工作经历，记忆比较巩固。

情绪影响记忆：①人们倾向记住情绪释放时的情景，不论是悲哀的或是兴奋情绪，都比平淡情绪相关的事件记得清楚。②情绪对记忆的影响通过闪烁记忆（flashbulb memory）强化信息。这种闪烁记忆是突出的鲜明的。有时是永久性的。③焦虑和恐惧抑郁情绪影响记忆力，情绪恢复正常记忆力可以恢复。

（三）记忆训练

通过记忆技巧的训练长期记忆、短期记忆都可以增加。而老年人往往疏忽记忆技巧的应用。常用的增强记忆的方法①扩展记忆广度（memory span），短记忆的范围一般不超过 7±2 项，即 5～9 项。如记忆数字 16372983，把它分成两项 1637 2983 比较容易记忆。经过训练每项 4 个数字×9 项可以记住 36 个数字。记忆数字还可以比拟年代，时间 1637—即 16 点 37 分，容易记忆。②详细描述记忆的信息，加工越多越容易记牢。③信息分类。④注意信息的上下关系。⑤反复回忆记忆的内容。⑥PQRST Method（Preview-Question-Read-Self Recitation-Test）。预习—问题—阅读—自我背诵—测试法。对学习的内容进行 5 步记忆法，知识掌握得牢固。改善记忆的方法很多，每个人结合自己的特点、注意运用记忆增强技巧，能有效提高记忆效果。

（四）老年人的语言

语言表达与记忆密切相关。老年人对语言理解能力非常稳定，记忆力的衰退影响语言表达，往往语速缓慢，遗忘造成语言不连贯，结语，语句组织困难，词不达意，常以简短的语言代偿。

四、情绪与性格

（一）老年期情绪　有多种因素影响，一方面心情轻松平静的变化：工作没有压力，孩子成长或独立，有更多的时间休闲娱乐或做自己感兴趣的事情。另一方面也有失落感：退休结束了职业生涯，常为未实现的愿望感到遗憾，为遭受的挫折心存怨恨。Erikson 认为对人生经历不同的认知产生不同的情绪。①完整人生观，既为取得的成就感到满足快乐，也能适应失误挫折，认为无论是已经完成，或者放弃的，或者从未选择过的，都是人生过程中必需经历的，没有放弃也不会成功，平静地体验完整的人生。②失望人生观，经历中有许多失误及不完美，将来又没有机会补偿，对自己非常失望，经历过不公平和伤害，对他人责备和怨恨。Peck 认为老年人不仅要不断发展和完善自我，还能为别人为社会作些贡献，超越自我，这样生活有意义有快乐，各国都有许多老年志愿者活跃在社会各个角落，世界由于他们的贡献而更美好。

（二）老年人的性格

人的性格各不相同，但老年人性格的发展有三种倾向①宽容，经历过许多成功和挫折，对他人的缺点错误能够谅解，比较宽容。②愉悦，注重实际，淡薄名利，关爱他人，容易与人友好相处。③温和，能用理智克服情绪冲动，性格比较温和。除此之外，老年人注重精神追求，许多老年人乐于参加宗教活动。

五、老年人的心理保健

生活中一些事件常常可以引发情绪的变化，持续的不良情绪损害身体健康。了解一些调理情绪的方法，使不良情绪及时得以调整，是保健的有效措施，介绍几种简单易行的心理保健方法。

（一）锻炼身体　许多慢性疾病如：高血压、糖尿病、冠心病……一般并不影响日常生活及适当的健身活动。像走路、散步、骑自行车、登小山坡、简单的器械健身。锻炼除了预防慢性疾病发生，或改善疾病症状而外，有明显的调理心理作用，使精力旺盛，大脑因血液循环得到改善而思维灵活，延缓脑功能衰退、减少精神痛苦，消除压力和烦恼。许多人以锻炼作为调整情绪的有效手段。

（二）制定老年生活目标

老年人很容易回忆过去，但并不注意借鉴既往的经历用于眼前的生活。老年生活是年轻时生活的延续，如何把过去现在和将来结合起来，使生活有目的、有意义，对时间不多的老年人尤其重要。

1. 审视过去（Reminiscence）　Watt 等（1991）研究老年人回忆过去经历的内容和意义，归纳为 4 种类型①解决过去冲突型：用现实的观点代替过去的理想主义，清理积怨情绪，解开过去留下的心结。②指导现在生活型：吸取经验教训，解决现实困难与冲突。③回避现实型：对现实不满，用陶醉既往的成就掩盖现实的失落。④强制回忆型：沉浸于既往的挫折、不满、失望痛苦之中，以解脱现实生活无所作为的责任。前两种的回忆是用积极的态度借鉴过去。

2. 计划现在生活　根据个人健康、经济、职业、愿望等各种情况，计划老年生活的目标，使生命有发展有意义，实现生命过程的完整性。既可以延续职业追求如作家、画家，律师等，又可以重新创业，弥补兴趣知识才能的需求。(前已详述)

3. 理解生与死的意义　老年人常常想到死，对死亡的恐惧是人的共性。生命是唯一的，死而不能再生。人人渴望成功，而愿望往往与现实相差甚远，人与人之间有着巨大差距，如何评价生命的意义和成功，对老年人的情绪有积极或消极影响。不同文化、不同时代评价成功的标准也不相同。①事业的成就是成功的标准，这种观点忽略了个人的生理条件和社会环境的差异，没有可比性。②奋斗过程论，注重个人发挥自己的潜能，为实现人生目标，不断努力奋斗，有成功，也有失败，目标可能完全实现，部分实现或彻底放弃另辟蹊径，尽力了，无悔了，结局顺其自然，生命是有意义的。生活越有追求，生命越有意义，生命是有限的，生命留给社会留给他人的关爱是无限的，人类精神财富永生不息。

（三）继续教育　老年人工作学习需求减少，精神活动减少，加快大脑生理功能衰退，老年人继续学些新知识和新技能，有着多方面的意义：①延缓认知功能衰退。②跟上发展变化着的时代，也改善自己的生活。③在学习中结交新朋友。④不断提高适应能力。⑤满足深造或完善教育的需求。近年来教育体制改革，取消高等教育年龄限制，已有60岁以上考生走进高校考场。老年人的继续教育形式是灵活多样的，其中包括：社区大学，老年大学，民间办学，自学等等。

（四）协调好接受帮助与生活独立的关系。日常生活中具有一定危险性的操作，如登高作业（搞卫生，换灯泡……），重体力活，为防止意外发生，尽量让年轻人完成。一般的日常生活最好自理，一则增加活动，促进代谢，保持体力，维护机体生理功能。同时，生活独立有乐趣，有利于维护老人的自尊自信及保持良好的心理状态。

（五）学习一些调理情绪的方法

1. 放松和冥想　适用于焦虑恐惧时出现的心慌胸闷出汗等症状。方法：平躺在床上，坐姿依靠着椅背，熟练后在任何场合取静立姿势都能操作。缓慢深吸气，扩胸4至5秒，憋气2秒，缓慢深呼气6秒。反复深呼吸几分钟后，随着呼吸心跳频率减少，肌肉松弛，感到轻松。闭目回想一件愉快的经历，从始至终回想得越详细，注意力越容易转移，效果越好。

2. 及时宣泄不良情绪　或与亲友交谈或参加娱乐锻炼，或读书听音乐……，寻找自己乐于接受的方式。

3. 必要的药物治疗　当生理功能（饮食，睡眠等）和社会功能日常生活受到影响时，及时接受药物治疗，以使尽快康复。

4. 解决问题策略　①明确想解决的问题；②列出所有解决问题的方法；③对比后选择适合的办法；④完成计划；⑤必要时分解困难，分阶段完成；⑥寻求家庭与社会支持。

（六）建立良好的人际关系　有研究证明老年人多与朋友交往比局限在家庭内部的人交际往往更为快乐，扩大信息交流，联接更大的交往范围，提供或接受更广泛的相互帮助。

（陈瑞英）

第五节　老年社会人口学

一、老年人口的界定

人口老龄化的一个基本的概念，即什么叫老年人口？或者称老年人口的界定。

在人口学研究中，人的年龄主要以日历年龄来度量。这是因为生理年龄和心理年龄主要涉及人的身体、精神和心理状态，个体差异较大，测量标准不统一，测量技术复杂，并且不利于群体间的比较，而日历年龄的测量恰好能克服上述的缺陷。同时，日历年龄在一定程度上也可以反映生理年龄和心理年龄。因此，老年人口的界定依据的是日历年龄。

哪个年龄段的人口是老年人口呢？

古今中外，老年人口的界定没有一个恒定的标准。老年人口的年龄起点随人的寿命水平的改变而改变。老年人口的界定具有历史性和地域性。根据我国《文献通考·户口考》的记载，“晋以六十六岁以上为老，隋以六十岁为老，唐以五十五岁为老，宋以六十岁为老”。1900年，瑞典学者Sundbarg在《人口类型和死亡率研究》一文中将老年人口的起点定为50岁。第二次世界大战以后，西方发达国家规定65岁以上为老年，但在一些低寿命国家45岁甚至更低年龄就算进入了老年人口。有学者预测，本世纪人的寿命有望活到150岁，到那时老年人口的起始年龄将比目前大大后延。在此需要明确的是，老年人口的界定不仅仅依据人的寿命水平，它还受一个国家或地区的经济状况、人口政策和福利制度等的影响。

目前世界范围内老年人口的界定标准是什么呢?

上个世纪中叶，随着人口老龄化和老年人口问题在西方国家的逐步突显，以及政府和一些机构迫切需要了解人口老龄化对社会经济带来的影响并制定相应的政策，联合国委托法国人口学者撰写并于1956年出版了《人口老龄化及其社会经济后果》一书。该书最重要的贡献之一在于它明确规定了65岁为老年人口的起点，老年人口的这一界定标准随后得到了世界范围内的普遍承认和广泛使用。

在该书出版后的20余年里，世界人口状况发生了剧烈的变化。发达国家的人口死亡率和生育率降到了一个相当低的水平。发展中国家随着经济状况的普遍改善，居民的生活水平和医疗质量得到了全面提高，死亡率明显下降，并最终导致人的平均期望寿命得到较大幅度的延长，同时，一些发展中国家长期推行的计划生育政策显示出效果，人口生育率明显下降，在上述因素的综合作用下，人口老龄化和老年人口问题在发展中国家也日益显现出它的严峻性和紧迫性。人口老龄化逐渐演变成全球的趋势。在此背景下，1982年联合国在维也纳召开了“世界老龄化会议”，在大会上，规定60岁及以上为老年人口，这个标准比1956年的标准降低了5岁。

由于一些社会经济和历史原因，一些发达国家仍然采用65岁起点作为划分老年人口的标准，因而，在大量社会经济、人口和卫生等报告中可以见到两种老年人口统计资料，即60岁及以上或65岁及以上。

中国属于发展中国家，社会经济发展水平较低，人口平均期望寿命低于发达国家，老年人口的死亡率高于发达国家，因此，遵循联合国的标准将我国老年人口的起点定在60岁符合中国的实际情况。这个标准的确定，也与我国现行的退休制度（男性60岁，女性50岁），以及《中华人民共和国老年人权益保障法》中规定的老年人口以60岁为起点的法律条文相适应和一致。但是，为了方便与其他国家或地区进行比较，还需要统计65岁及以上老年人口的情况。

老年人口的界定不仅仅是日历年龄的划分，还有着深刻的社会经济意义。通过对老年人口的界定，能进一步了解老年人口在总人口中的比例及其变动的规律，这就是人口老龄化问题。

二、人口老龄化的概念

目前人口老龄化还没有一个公认的概念。一般而言，人口老龄化是指某一人口总体中老年人口（60岁及以上或65岁及以上）所占的比例不断增长的过程。

这个概念需要明确如下几点：

（一）人口老龄化是一个动态的过程，是一定时期内总人口的年龄结构的变化过程。在这个过程中老年人口的比例在逐渐加大；或者少儿人口（14 岁及以下）的比例在逐渐减少，导致老年人口的比例相对增加。

（二）人口老龄化不是老年人口的绝对数量的增加，而是老年人口相对于少儿人口数量的增加，是人口年龄结构的相对变化。

（三）从广义的老龄化来讲，人的老龄化包括个体的老龄化和群体的老龄化两个方面，后者即通常所说的人口老龄化。个体的老龄化是指个人的日历年龄增长的过程，每个人都要经历童年、少年、青年、中年和老年这一过程。而人口老龄化是指某个国家或地区在一定时期内老年人口的比例增加的过程，它不由日历年龄来反映，其发生不具有必然性，且人口老龄化具有可逆性，它主要受社会经济的发展水平、人口政策、医疗水平、自然灾害和战争等因素的影响。个体老龄化是人口老龄化的基础，即总人口中老年人的累积，才会有人口老龄化的结局。

（四）我们需要正确把握人口老龄化和老年人口问题，二者之间既有联系又有区别。我们通常所说的老年人口问题，主要是指老年人口作为一个特殊的群体，由于自身的生理、心理和社会生活的变化带来的一系列的问题，诸如生活问题、养老问题、医疗保健问题等。这些问题的存在将对一个国家或地区的社会经济产生较大的影响，同时也会对一个家庭造成较大的影响。老年人口问题是人类社会的普遍现象，它是随着社会文明的产生而产生的。老年人口问题主要是一个数量问题。而人口老龄化不如老年人口问题那样长久和普遍，它只是在 20 世纪下半叶才引起世界范围的关注，并且主要存在于一些发达国家和少数发展中国家。人口老龄化主要是一个结构问题。二者之间的联系主要表现在，人口老龄化的过程常常也是老年人口数量不断增加的过程，因而，人口老龄化有可能使本已存在的老年人口问题更加突出。

（五）人口老龄化是否对社会经济发展等方面带来不利的、负面的影响？分析人口老龄化形成和发展的原因，可以认为人口老龄化是社会进步的阶段性产物，是人的生育率和死亡率下降后出现的人口现象。在一个国家或地区，人口老龄化的初期，人口的增长速度开始减缓，少儿人口抚养比和总人口抚养比表现为下降的趋势，在这种背景下，人口老龄化对社会经济的发展是有利的和积极的。但是，当随着人口老龄化的速度加快，程度加重，人口老龄化就将会对社会经济的发展产生不利的、负面的影响，这时人口老龄化现象主要是以老年人口问题的形式表现出来。

三、测量人口老龄化的程度及其影响的指标

上面仅仅从质的角度抽象阐述了人口老龄化的概念，还应从量上来把握人口老龄化的程度及其速度。下面介绍几个主要的测量人口老龄化的指标。

（一）老年人口比例

老年人口比例又叫老年人口系数，是指 60 岁及以上或 65 岁及以上的人口数占总人口数的比例，它是反映人口老龄化程度的主要指标之一，主要用来测量一个国家或地区在某一时间点人口老龄化的状况。其计算公式如下：

$$\text{老年人口比例} = \frac{60\text{岁及以上或}65\text{岁及以上人口数}}{\text{总人口数}} \times 100\%$$

利用老年人口比例这一指标来衡量一个国家或地区是否进入了老龄化社会（或者称为老龄社会，老年型人口），通常是按世界公认的标准，即 60 岁及以上的人口数占总人口数的比

例超过 10%，或 65 岁及以上的人口数占总人口数的比例超过 7% 为界。对于 65 岁及以上的人口统计资料，如果老年人口比例小于 4%，即认为该人口的年龄结构处于年轻型，如果介于 4% 到 7% 之间，即认为该人口的年龄结构处于成年型。对于 60 岁及以上的人口统计资料，目前尚无划分年轻型和成年型的公认的标准，可以参照 65 岁及以上人口的划分标准进行换算。

（二）人口年龄中位数

人口年龄中位数是指总人口年龄分布数列中位于中等水平的年龄值。通俗地讲，如果将总人口中的每个人的年龄按序排列，那么，处于中间位置的那个年龄值就是人口年龄中位数。人口年龄中位数应将总人口平均分为两部分，总人口中有一半的人的年龄比它小，另一半的人的年龄比它大。人口年龄中位数集中地反映了总人口年龄分布的集中趋势。在人口学中，人口年龄中位数主要用来反映人口的年龄结构，因而，它也是衡量人口老龄化程度的主要指标之一。如果人口资料是按年龄分组频数统计的，其人口年龄中位数的计算公式如下：

$$\text{人口年龄中位数} = \text{中位数所在组的下限值} + \frac{\text{总人口数}/2 + \text{中位数所在组之前的各组人口累积数} \times \text{组距}}{\text{中位数所在组的人口数}}$$

利用人口年龄中位数这一指标来衡量一个国家或地区是否进入了老龄化社会，按世界公认的标准，是人口年龄中位数大于 30 岁即认为进入了老龄化社会。如果人口年龄中位数小于 20 岁，即认为该人口处于年轻型人口，如果介于 20 岁到 30 岁之间，即认为该人口处于成年型人口。此外，还可以通过比较同一国家前后两次调查的人口年龄中位数，以确定该国家的人口年龄结构是处在老龄化进程中，还是处在年轻化进程中。即如果人口年龄中位数上升了，则处在老龄化进程中，如果人口年龄中位数下降了，则处在年轻化进程中。

（三）人口平均年龄

人口平均年龄是指总人口的平均年龄水平，它是通过对总人口中每个人的年龄求和后除以总人口数得到的。人口平均年龄集中反映了总人口所有年龄的分布数列的集中趋势，是总人口平均年龄水平的代表值，在度量一个国家或地区的老龄化程度时具有重要的意义。人口平均年龄的计算公式如下：

$$\text{人口平均年龄} = \frac{\text{总人口中所有人的年龄合计}}{\text{总人口数}}$$

由于常常受人口统计资料存在一定缺陷的制约，例如缺乏某个或某些年龄的人数，人口平均年龄的应用受到较大的限制。此外，对于一个较大规模的人口来说，人口平均年龄的计算也较为繁杂，由此也影响了它的普遍应用。

（四）少儿人口比例

在一个固定的人群中，随着少儿人口数量在总人口中的比例的上升或下降，常常会出现老年人口数量在总人口中的比例的下降或上升，二者之间具有逆向变化的趋势。因此，我们可以用少儿人口数量在总人口中的变动情况来反映总人口的年龄结构的变化趋势，这就是建立少儿人口比例这一指标的缘由。少儿人口比例又叫少年系数，是指 14 岁及以下的人口数占总人口数的比例。其计算公式如下：

$$\text{少儿人口比例} = \frac{14\text{ 岁及以下人口数}}{\text{总人口数}} \times 100\%$$

利用少儿人口比例这一指标来衡量一个国家或地区的人口年龄结构时，通常按照世界公认的标准，少儿人口比例在30%以下为老年型人口，即进入了老龄化社会，少儿人口比例在40%以上为年轻型人口，介于二者之间为成年型人口。

（五）老少比

老少比是指总人口中的老年人口数与少儿人口数之比，它综合了人口年龄结构中处于高、低两头的人口的信息，反映了老年人口与少儿人口的相对水平，是反映一个国家或地区人口老龄化程度的指标之一。老少比的计算公式如下：

$$老少比 = \frac{60岁及以上或65岁及以上的人口数}{14岁及以下的人口数} \times 100\%$$

利用老少比这一指标来衡量一个国家或地区的人口年龄结构时，通常按照世界公认的标准，老少比大于30%为老年型人口，即进入了老龄化社会，小于15%为年轻型人口，介于二者之间为成年型人口。

（六）抚养比

人口老龄化水平发展到一定程度时，就会对社会经济的发展产生一系列的影响，其中非劳动人口对劳动人口构成的抚养负担和压力就是一个重要的方面。对于人口老龄化所带来的这一负面影响，常常用抚养比指标来进行评价。抚养比又叫抚养系数，是指总人口中的非劳动年龄人口数与劳动年龄人口数之比，一般以百分率表示，以反映全社会中每一百个劳动年龄人口平均负担多少个非劳动年龄人口。在我国，劳动年龄人口通常是指15岁～59岁的人（包括15岁和59岁）。非劳动年龄人口包括14岁及以下的少儿人口和60岁及以上的老年人口。根据所分析的人口对象的不同，抚养比可以分为少儿抚养比、老年抚养比和总抚养比，其计算公式分述如下：

$$少儿抚养比 = \frac{14岁及以下的人口数}{15岁至59岁的人口数} \times 100\%$$

$$老年抚养比 = \frac{60岁及以上的人口数}{15岁至59岁的人口数} \times 100\%$$

$$总抚养比 = \frac{14岁及以下的人口数 + 60岁及以上的人口数}{15岁至59岁的人口数} \times 100\%$$

上述指标如果按65岁划分并统计老年人口，那么抚养比的分母将增大，抚养比将减少。

四、人口老龄化形成的原因

人口老龄化形成的根本原因在于社会生产力的发展。具体分析如下：

（一）生产力的发展导致死亡率下降

在近代以前，由于物质生产的手段较低下，人类难以获得吃、穿、住、行等基本的物质生活条件，饥饿、营养不良、各种疾病，尤其是一些烈性传染病长期存在，各种自然灾害经常发生，加之战争罹难，这一切严重地威胁着人类的生存和健康，导致人类的死亡率长期保持着一个较高的水平。在这一时期，人类的寿命普遍较短，活到60岁的人是罕见的，老龄化的现象根本不存在。随着近代物质文明的发展，生产工具得到改进，首先表现为农业的高产，解决了人类的粮食问题，使人们的营养状况得到普遍改善。其次，工业革命推动了生产力的发展，人们的吃、穿、住、用的物质条件得到明显改善，使人们的健康状况提高到了一个较高的水平。第三，生产力的发展提高了人类改造环境，抵御自然灾害的能力，较大程度地减少了灾害死亡人数。第四，生产力的发展促进了科学技术的进步，尤其医学科学技术的进步，表现为有效地预防和控制各种传染病的发生和流行，对各种慢性非传染性疾病的诊断和治疗水平也有了较大的提高，从而促使了人类死亡率的下降，平均期望寿命的延长，人群中老年人口的比例增加。

（二）生产力的发展促使人口出生率下降

在第二次世界大战以前，欧洲国家的育龄妇女平均生育五个子女以上，亚、非、拉国家的育龄妇女平均生育六个子女以上。那时，少儿人口的比例较大，人口年龄结构不是老龄化而是年轻化。第二次世界大战以后，欧洲国家育龄妇女的生育率开始下降，人口年龄结构发生改变，老龄化现象逐渐表现出来。是什么原因导致了生育率的下降呢？研究发现，影响生育率变化的原因在于生产力的水平。生产力水平对生育率的作用机制主要表现为：第一，在生产力不发达的时代或地区，经济的主要成分是劳动密集型的农业生产，为了提高劳动生产率，实现富裕，家庭通过高出生率来达到这一目的。随着生产力的发展，出现了现代化的大生产方式，经济的主要成分表现为技术密集型的现代化工业生产，从根本上动摇了高出生率的社会经济基础。第二，随着生产力的发展，对劳动者的个人素质和生产技能提出了更高的要求，为了适应不断变化的社会状况，在竞争中求得生存与发展，劳动者必须利用更多的时间去学习科学技术，尤其是妇女要付出更多的时间和精力走出家门，去适应社会，参与社会工作。因而，人们必须摆脱多生育的负担和羁绊。第三，生产力不发达常常伴随着高死亡率，特别是高婴儿死亡率，为了延续家庭和养老，迫使家庭以高生育率的形式来进行抵补。随着生产力的发展，死亡率不断下降，加之社会养老保障制度的建立和完善，从客观上解除了人们的后顾之忧，人们不再追求子女数量优势，转而强化对子女素质的培养。第四，随着科学技术的发展，节育、少生、优生的愿望能够得到满足和实现，从技术上解决了控制人口出生率的问题，为出生率的降低创造了条件。

综上所述，社会生产力的发展导致人类死亡率的下降，死亡率下降导致人类寿命不断延长，但是，寿命延长仅仅是人口老龄化形成的前提。要使老龄化现象出现，还必须保持低出生率，才会导致老龄人口的比重上升，引发人口老龄化。

五、人口老龄化对社会经济产生的影响

人口老龄化是社会经济发展到一定水平时的产物，但随着人口老龄化程度的加深，它又会对社会经济的发展造成不利的、负面的影响。

首先，人口老龄化会对经济发展造成影响。人口老龄化对经济发展的影响主要是通过劳动力资源、劳动就业、劳动生产率、投资结构和消费品结构等方面表现出来的。一个国家或地区出现了人口老龄化，意味着需要以较少的劳动力来抚养较多的人口，即社会总抚养比上升。劳动人口的相对减少会引起劳动力的供不应求，影响整个国家的劳动生产率。老年人口的收入相对较少，储蓄愿望较低，如果老年人口的比例过大，必然导致社会个人储蓄减少，并最终使社会投资总量减少。老年人口的需求主要集中在个人服务性项目上，如果社会消费主要是老年人群，那么很难提高整个社会的有效需求。总之，老年人口的相对增加，必然给社会经济的运行带来沉重的负担，影响经济的活力。

其次，人口老龄化会对社会分配造成影响。不同年龄结构的人口对社会资源的占有比例是不同的，例如少儿人口和老年人同属抚养人口，但他们的需求内容和程度明显不同。有资料显示，发达国家用于老年人口的人均社会支出是少儿人口的五倍。对于家庭而言，随着高龄化比例的增加，老年人比儿童需要更多的物质和精神支持。对于企业而言，养老金支出占

企业总支出的比例不断增加，以美国为例，20世纪末期平均4.5个在职职工支付一个退休人员的养老金，预计到本世纪三十年代，平均1.7个在职职工负担一份养老金。对于政府而言，随着人口老龄化程度的加深，政府用于社会保障、社会福利、社会服务和医疗保健的费用会不断增加，给国家财政造成巨大的压力，这在当今的西欧福利制国家，其养老福利开支占国内生产总值的50%以上时，同样是一件让政府感到困难重重，并亟待解决的问题。同时，在国民收入中，随着福利费用支出的增加，用于国家积累和扩大再生产的费用就会相对削减，这会进一步影响国家的发展。

第三，人口老龄化会对社会保障体系造成影响。社会保障体系主要包括社会福利、社会保险、社会救助和社会优抚等内容。人口老龄化具体的影响主要表现在随着老年人口比重的增加，退休人员的数量急剧增加，导致退休金的支出不断膨胀，并最终冲击一个国家的养老保障制度。目前，西方国家在社会保障资金入不敷出的困境中积极寻求改革，我国的养老保障制度是计划经济时代的产物，同样面临着老年人口不断增加的巨大压力。养老保障制度的改革主要涉及养老金的筹集、管理、发放、保值和增值等问题。我国目前实行的养老金制度仍然是国家和企业统筹与现收现付相结合的模式，存在一定的弊端，需要建立新的养老金制度。此外，人口老龄化对社会保障体系的影响还表现在对医疗保障的影响上。随着人口老龄化水平的加剧，老年人口的发病率呈不断上升的趋势。同时，由于老年人群的发病以慢性病为主，政府和医疗部门必须加强长期医疗保健服务，将整个医疗保障重心转移到老年病的防治，医疗保健的费用也不断增加，对国家的医疗保障制度提出了严峻的挑战，发达国家和发展中国家都面临着医疗制度改革的难题。

六、应对人口老龄化问题的策略与措施

我国是世界上总人口和老年人口数量最多的国家，经济总体水平低且地区发展明显不平衡，人口老龄化超前于经济发展，这些特征对我国应对人口老龄化问题提出了更严峻的挑战。但是，也应该看到我国具有家庭养老和社会养老的文明风范，世界发达国家可资借鉴的经验，经济状况不断好转的历史机遇。在制定应对人口老龄化问题的方针政策时，除借鉴其他国家处理人口老龄化问题的成功经验，应该从我国经济发展水平和历史、文化、传统的实际出发，走出一条具有中国特色的应对人口老龄化的道路。

从策略的高度把握我国应对人口老龄化问题的关键在于：大力发展生产力，增强经济活力和承受力，这是解决人口老龄化问题的根本出路。

从具体措施的角度制定应对人口老龄化的方针政策，主要应该考虑以下几个方面：

（一）建立和完善养老保障体系

我国现行的养老保障体系主要包括家庭养老保障和社会养老保障两种形式。家庭养老保障是以血亲关系和社会道德为基础的传统养老形式，其主要内容是家庭成员为其提供经济上的支持，生活上的照料和精神的慰藉。社会养老保障是由国家提供的福利制度，其主要内容包括退休保障、医疗保险和失业救济等。由于这套制度是在计划经济体制下建立起来的，已经不能适应社会发展的需要，必须进行改革。但是，改革的总方向不能脱离家庭养老和社会养老这两种主要形式。

我国现阶段社会保障体系的合理选择应该是以家庭养老保障为基础的混合型保障体系。即以家庭养老保障为基础，强化社会养老保障的职能作用。在社会养老保障结构中以社会养老保险为重点，同时完善社会救助制度，发展社会福利和各种补充保障事业，以实现整个社

会保障系统的协调发展。在养老保障系统的规划中体现多层次性和多元性，实现具有低水平、广覆盖的基本保障，地区、行业的差异性补充保障和满足特殊需要的其他保障等三个层次的有机结合。强调养老保障的社会化与社区化，适当发挥企事业单位的福利作用，由社会、社区与企事业单位福利共同形成保障网络。在养老保障体系的推行中兼顾地区间在保障结构、实施范围、保障水平等方面存在的差别，使国家特色与地区特色相结合。在养老保障资金筹集方面采用混合筹资机制，一方面扩大政府的财政投入，另一方面向企业和个人征收保险费。此外，还可以使用部分国有资产，以及有组织地大力吸纳民间捐献。

（二）建立和完善与人口老龄化相关的政策和法律体系

由于人口老龄化是一个涉及人口、劳动、社会保障、卫生等多部门协调行动的一个系统工程，需要相应的政策管理和法律规范。同时，老年人群作为社会成员中的弱势人群，其权力最容易受到侵害，因而，他们也需要完善的法律来保护。在市场经济发达的国家其养老保障制度比较健全，各种养老活动都有法可依，例如美国就制定了众多的保护老年人权益的法律，譬如《老年人法》、《社会保障法》、《美国老人权利法案》和《禁止歧视老年就业法案》等。我国虽然在这方面做了很多工作，颁布了《中华人民共和国老年人权益保障法》，其他与老年人有关的法律还包括《宪法》、《婚姻法》、《民法》、《中华人民共和国劳动法》等，但仍然缺乏一些重要的配套法规，例如劳动和社会保障的政策法规、医疗保健的政策法规、老年福利和老年救助的政策法规、人口生育和迁移的政策法规等。我国急需加强老年法规的建立，逐步完善老年法规体系，使我国的老年人权益保障事业和养老保障体系真正走上法制化、规范化和科学化的轨道。

（三）积极提倡“健康老龄化”

“健康老龄化”的概念是世界卫生组织提出并在全世界积极推行的老年人健康生活目标。它是指老年人在晚年能够保持躯体、心理和社会生活的完好状态，将疾病或生活不能自理推迟到生命的最后阶段。“健康老龄化”包括三个层次的内容：第一，老年人能够保持良好的生理、心理和社会适应能力，力图把身体功能障碍的发生推迟到生命的最后阶段，使老年人“无疾而终”。第二，要求健康、幸福、长寿的老年人数占老年人口总数的绝大部分，而且比例不断增加。第三，进入老龄化社会的国家或地区能够有效地避免或解决因人口老龄化带来的不利影响，经济和社会的进步保持健康、稳定、持续的发展势头。这一点主要是指合理的社会结构和良好的社会功能，能够使老龄化社会仍然充满活力，各代人之间和谐相处、优势互补，以促进社会的全面进步和协调发展。第一点是第三点的前提和基础。

基于上述健康老龄化的概念和理论框架，我国要实现健康老龄化的目标必须从个体、家庭、社区、社会等多个层面共同努力，采取相应的措施。

1. 个体层面

努力提高老年人的健康水平。老年人自身应加强身体锻炼，增强抗病能力，养成良好的生活习惯；注重个人修养，加强自我调节，克服心理障碍，保持乐观向上的生活态度；学习和提高自我养老的能力。对于年轻人来说，应增强老龄意识，树立敬老、助老和养老的优良作风；增加自我保障投资，积极参加养老保险；增强自我保健意识，为实现个体健康老龄化作思想、物质和身体上的准备。

2. 家庭层面

家庭是实现健康老龄化的关键环节。家庭及其成员应主动承担起敬老、养老的责任和义务，给老年人以经济、生活和精神上最大可能的支持。

3. 社区层面

目前我国的社区服务才刚刚起步，远远满足不了社会的需要。今后应积极加强社区老年服务设施的建设，加大老年服务专门人才的培养，建立社区老年服务监测网络，使社区服务在将来的老年服务中发挥重要的作用。

4. 社会层面

社会层面主要从以下几个方面入手：①坚持效率优先、兼顾公平的原则，大力发展经济，为实现健康老龄社会提供坚实的物质基础。②制定包括退休在内的劳动就业制度，一方面使老年人力资源得到合理利用，另一方面不至于使老年人与年轻人争夺就业岗位而导致代际关系出现危机。③大力发展老年产业，以满足老年人的特殊需要。④积极贯彻城镇养老保险制度，逐步建立农村个人账户和社会统筹相结合的储蓄积累式养老保险制度。与社会经济发展相适应，建立动态养老增长机制。加强基金管理和监督。增加基金投资效益。完善有中国特色的国家、社区、家庭和个人相结合的老年保障制度。⑤建立全过程、全方位、多层次、各部门，集预防、医疗、康复为一体的综合医疗保健制度。加强全民健康教育和健康促进。⑥认真贯彻《联合国老年人原则》和《中华人民共和国老年人权益保障法》，消除年龄歧视，建立不分年龄，人人共享的社会。⑦充分认识环境对健康的重要作用，开展环境与健康研究。加强环境保护。⑧从持续发展角度制定一个符合中国国情的人口战略，为健康老龄化，最终为我国实现可持续发展创造一个良好的人口环境。⑨积极进行多学科的研究，探索人类健康长寿的理论，以期指导人们实现健康老龄化。⑩建立一整套评价健康老龄社会的指标体系，并不断改进，以加快实现健康老龄化社会。

（四）鼓励“老有所为”

“老有所为”是积极养老的显著标志。联合国秘书长安南在国际老人年启动仪式上的讲话中指出：“一个不分年龄、人人共享的社会不应该只把老年人看成病人和领取退休金的人。相反，在这个社会里，老年人既是发展的参与者，也是发展的受益者”。重视发挥老年人的作用，坚持自愿和量力，社会需求同个人志趣相结合的原则，鼓励老年人从事关心、教育下一代，传授科学文化知识，开展咨询服务，参与社会公益事业和社区精神文明建设等活动，以推进老有所为事业的发展。

（李俊）

第六节　老年保健管理原则

随着我国人口老龄化程度的加快，老年保健管理的重要性和紧迫性越来越突出。为了科学、有效、持续地利用我国现有的医疗卫生资源，提高老年人群的健康水平和生活质量，创建和实现健康老龄化社会，必须探索适合中国国情的老年保健管理体制。现分述老年保健管理的目标、原则、纲要及主要内容：

一、老年保健管理的目标

以改善和维持老年人的健康状况为中心，以延长老年人的寿命和提高老年人的生活质量为重点，动员全社会的力量，科学有效地利用有限的资源，坚持预防老年疾病为主，防治结合的方针，基本实现“人人享有初级卫生保健”，努力推进老年保健事业的健康发展。

二、老年保健管理的原则

（一）服务社区化

从老年保健服务的可行性和组织实施角度来看，老年保健服务必须以社区为中心。社区服务的优势在于，一方面可以使老年人更方便、经济地获得保健服务，另一方面也可以更有效地组织保健服务。此外，从老年人的可接受性角度来看，老年人更愿意留在自己的社区中接受各种保健服务，而不是在远离家庭的、陌生的医疗保健机构，这有利于老年人保持良好的心理和社会生活状态。老年保健的社区化主要体现在通过家庭、邻居和社区建立医疗保健和生活照料服务，以帮助老年人克服困难，更好地生活。社区老年保健的重点是针对老年人的需要，确保向老年人提供服务。通常社区老年保健提供如下服务：①由受过专门训练的工作人员提供家庭保健和家庭帮助。这些人员一般应包括社区医生、护士、健康教育工作者和社会工作者等，他们在常见疾病的早期预防、早期发现和早期治疗，营养调配，意外事故的紧急处理，心理和精神健康咨询，安全和环境问题的识别，家政管理等方面应具备较丰富的知识和技能。②为有身体和精神疾患的老人提供日间医疗服务。③老人身边无照顾者可提供日间护理。④提供交通和护送服务。⑤为老年人制定营养方案。⑥开展各种健康教育、文娱、体育活动等。

（二）健康多维性

健康的概念包括身体、心理和社会生活三个维度，老年保健应当具有全面性。全面性主要包括两层含义，一是指老年保健是多层次的，不仅应当考虑躯体健康，而且还应当重视老年人的心理和精神健康，以及老年人的社会生活状况；二是指老年保健是多阶段的，不仅要包括疾病或残障的治疗，而且还应当包括疾病的预防和康复。

（三）费用分担

老年保健费用的筹集是老年保健管理的关键环节，因为我们必须面对一方面是日益增长的老年医疗保健要求，一方面是日益紧缺的财政预算之间的矛盾。解决这一矛盾的出路在于，老年保健费用的筹集必须由各种可能的渠道共同分担，而不是由政府或某个部门来承担，这就是通常所说的“风险共担”。在“风险共担”原则中，政府财政、企业和个人分别承担一部分。这既可以减少不必要的医疗费用开支，使老年人合理地利用医疗服务，在一定程度上控制快速上涨的医疗费用，同时也减轻政府和企业的负担。

三、老年保健管理的纲要

依据老年保健管理的目标，遵循老年保健管理的原则，制定具有指导意义的老年保健管理纲要，是建立老年保健管理体制的基础。纲要主要应包括：社区老年保健的长期和短期规划，社区老年保健的重点人群和重点项目的确定，老年保健资金的筹集与分配，实施老年保健工作的策略与措施的制定，老年保健人员的培训与管理，老年保健工作的评价与奖惩制度的建立等。

四、老年保健管理的主要内容

（一）建立建全老年医疗保障体制

目前，由于经济体制的改革和社会保障体系的建立，老年保健管理的主要内容是改革和完善现行的医疗保障体系，以满足老年人群对健康的需求和与社会的发展相适应。在城镇应改革和完善职工医疗保障制度，实行社会统筹与个人账户相结合的模式，建立起由国家、企业、个人三方承担医疗费用的新的保障体制。在农村要逐步恢复和完善合作医疗制度，通过互助合作，提高农村老年人抗御疾病风险的能力，并逐步发展健康保险，增加健康保险的社会化程度。

（二）加强老年保健管理的法制建设

我国现阶段的老年保健管理水平低于妇幼保健管理，其中一个重要的原因就是老年保健缺乏一定的法律法规，老年保健工作处于一种自发性、学术性和部门性状态。要解决这一落后状况，首要的工作是国家要制定相应的法律法规。老年保健管理工作的很多环节必须要用法律来约束，例如老年保健的筹资问题，老年保健管理的机构设置，老年保健服务的提供等。

（三）建立社区老年保健网络

老年保健的中心在社区。社区中可以建立以家庭为基础、以居委会为核心、以社区为依托的老年保健服务体系。社区老年保健服务可以提供多种形式的综合服务，为不同年龄段，不同健康状况的老年人提供所需要的服务，使老年人不离开自己熟悉的生活环境就能够得到适宜的医疗保健服务。

（四）建立社区老年医院、老年护理医院和老年保健所

在社区内逐步建立配套的老年医院、老年护理医院和老年保健所，为老年疾病的治疗、康复、护理、日间照料、健康教育、健康检查等提供全面服务。

（五）积极推行老年人家庭医疗保健服务

主要包括建立健康档案，开设家庭病床，提供家庭护理等。

1. 建立健康档案

建立健康档案的目的是为了掌握社区老年人的基本健康状况和社区的医疗保健资源，为老年保健管理提供依据。健康档案包括：①个人健康档案主要涉及老年人健康的基本情况、健康检查记录、主要的健康问题等；②家庭健康档案是指家庭成员的基本资料、家系图、家庭功能评估和家庭主要问题等；③社区档案含有社区老年人群的总体健康状况和卫生保健需求等。

2. 积极开设家庭病床

家庭病床可以解决老人上医院就诊的诸多困难，同时也可以缓解医院病床紧张的状况。家庭病床应具有医疗、预防、保健、康复、健康教育等综合性服务功能，实行全科医疗服务。同时，由于绝大部分老年人生命的最后阶段都是在家中渡过的，因此，家庭病床医护人员还担负起“临终关怀”的任务。

3. 开展家庭护理

老年人的护理，尤其是需要长期护理者，是老年保健的一个重要内容，这部分工作可以由家庭成员或社区护理医院来承担。家庭护理可以缓解综合性医院床位紧张的局面，减少住院费用，节约开支。同时，也可以使老年人生活在自己的家庭，并能与亲属在一起。家庭是老年人最好的康复场所。家庭能够对老年人提供物质支持、生活照顾和心理安慰。

（六）实行全科医生制度

开展社区老年保健工作需要一支庞大的、多层次的人员队伍，其中起主导作用的是护理人员和全科医生。全科医生是家庭医疗保健服务的主要提供者，他们可以为家庭和个人提供连续性、综合性的医疗保健，他们必须接受基础医学、临床医学和社会科学等方面的培训，

他们在社区中的角色既是治疗者，又是管理者，既是教育者，又是协调者。他们和社区中的老年人接触频繁，是老年人及其家庭的亲密朋友和助手。全科医生制度在社区老年保健工作中具有相当重要的作用。

（七）发挥地段医院的职能作用

地段医院是城市三级医院保健网络的基础，在实施老年医疗保健中起着重要的作用。地段医院不仅可以承担社区内老年人的门诊医疗任务，还可以承担老年人的预防保健工作。地段医院中可以设立老年（或老年病）专科门诊，对老年人实行优先挂号、就诊、配药等措施。地段医院还可以在社区设立医疗点，定期为老年人做体检、诊断治疗，协助全科医生建立老年人健康档案，实施分级健康监护，定期收集老年人各方面的信息，做好老年人的疾病防治工作。

（八）加强农村老年医疗保健工作

1. 建立建全农村老年医疗保健制度

农村老年人患病率高，医疗费用相对较高，且农村老年人的医药费用目前主要以自费为主，故个人和家庭难以承受。因而，建立老年医疗保健制度是解决农村老年医疗工作的关键措施。由于我国农村经济发展的不平衡，建立农村医疗保健制度必须因地制宜，逐步建立和完善包括合作医疗、农村健康保险在内的多种保障形式。农村医疗保健制度要充分发挥家庭和社会的作用，建立“家庭与社区结合的对老年人的照顾制度”，促使家庭子女为老年人支付医药费，并承担家庭照料。提倡在农村建立与社会养老保险相联系的“个人缴费、集体补助、国家扶持”的合作医疗或健康保险制度。对少数难以获得家庭保险的“孤、寡、五保”老人、贫困老人、高龄老人、老年妇女等弱势群体，其医疗费用和疾病护理应由社区照顾和民政补助，以发挥社会保障的职能作用。

2. 进一步建立和完善农村三级医疗预防保健网，并在各级医疗保健机构中建立老年门诊、老年病房、老年病院、老年康复中心，为农村社区的老年人提供基本的预防、治疗和康复服务。

五、国外的老年保健管理制度

我国的老年保健管理水平较低，保健管理制度不健全，需要借鉴国外的经验，吸收其他国家先进的老年保健管理制度，为我所用。下面简单地介绍日本的老年保健管理制度。

目前，日本是世界上最长寿的国家，男性的平均期望寿命为 76.36 岁，女性为 82.84。1990 年日本 65 岁及以上的老年人占总人口的比例为 12%，1996 年已达到 14.5%，预计到 2001 年日本 65 岁及以上老人的比例将达到 17.4%。日本老龄化程度在不断加剧。为了有效地控制人口老龄化带来的负面影响，日本积极采取各种对策，大力推行老年保健制度，以实现老年人“心灵和身体健康”的目标。

1. 日本老年保健措施

日本于 1983 年 2 月 1 日通过立法建立了老年保健制度，对老年人的医疗、保健、生活、护理制定了法律保障。日本老年保健制度主要由以下几方面组成：

(1) 老年医疗保险

对 70 岁以上和 65 ~ 70 岁已出现某些疾病、残疾的老人，根据不同的对象支付相应的医疗费、住院伙食费、专门疗养费、老年人保健设施费、老年人护理费等。费用由国家、县、市、町、村各级医疗保健机构来分担，个人只付其中较少的一部分。对遭受灾害以及低收入家庭，老年人保健还要享受减免制度。老年医疗保险对老年人提供了基本医疗保障。

(2) 成人病预防

日本成人病死因中列前三位的为癌症、心脏病和脑卒中。在日本，把成人病又叫“生活习惯病”，因此，从中年开始就对成人病进行预防：①依靠市、町、村保健所，定期开展健康体检、疾病普查或短期住院检查，早期发现各种肿瘤及其他成人病，并进行机能训练；②普及成人病预防知识，开展针对成人病的健康教育、老年营养指导和心理咨询等。

(3) 老年福利中心

对于病情稳定的老年人，如果家中无人照顾，可到老年福利中心接受看护，可日托也可全托。福利中心设施完备、技术先进、环境舒适，老年人在这里可以享受到高质量的康复护理和日常生活服务。这类福利中心发展较快，以每年 2～3 个百分点的速度增加。老年人在福利中心的费用根据家庭收入的不同，其收费标准不同，国家对每位寄住老人有一定的补助。

(4) 上门随访及护理服务

由市、町、村设立看护机构，派人上门为独居或需要帮助的老年人进行医疗护理和生活服务。对于健康老年人，以老年人俱乐部为中心，开展丰富多彩的活动，促进老年人的社会交往，保持身心健康。

2. 日本老年保健制度的成功经验

(1) 日本老年保健工作是以立法的形式来开展的，并以多个五年计划来不断修正保健目标。以法律来保障老年保健制度的实施，是日本老年保健制度取得成功的重要因素。

(2) 日本为了应对老年人医疗保健费用的不断上涨，1996 年秋天议会通过了《照顾保险法》，提出以增加税收来补充老年保健费用。日本政府为完善老年医疗保险制度，采取了强有力的措施。

(3) 日本目前已经建立了相当规模的老年福利中心，但仍然不能满足老年人的健康需求。为了降低老年福利中心的压力，日本开始发展家庭看护模式。从福利中心转向家庭看护，一方面可以节省国家开支，另一方面也可以使老年人享受到家庭生活。

(4) 日本老年保健以“一生的保健”为宗旨，从普及健康知识入手，提高个人保健意识。日本目前提出的口号是“让 80 岁的人拥有 20 颗自己的牙齿”，简称“80：20”工程，其目的是为了提高全民的健康素质。

（李俊）

第二章　老年护理

第一节　老年护理学概论

一、老年护理学概念及发展历史

老年护理学是对所有老年人而不仅限于弱病残老人的现有或潜在健康问题的诊断、治疗的学科。老年护理工作包括老年人日常生活保障工作（社会福利）、健康的保持和增进、疾病的防治和康复、心理状态等，使老年人身心处于最大限度的安适状态。

随着科学的进步和人类认知领域的不断拓展，大约从 18 世纪后兴起的现代生物医学模式愈来愈显露出其局限性，并逐步转化为生理—心理—社会医学模式。护理学模式也相应地从生物学转变为生物—心理—社会模式。从这一模式出发，护理学范畴和内容愈来愈从纯粹的生物学逐渐扩大，与许多学科交叉，发展成为崭新的社会护理学。

老年护理学的发展起步较晚，在美国发展情况如下：① 1904 年美国护理杂志（American Journal of Nursing）登载了第一篇关于护理老年人的文章，其中的许多老年人的临床护理原则一直延用至今。然而老年护理在临床护理中一直是不受重视及不被护理人员热爱的工作。老年病科室的护士通常给人以不好的联想，它似乎暗示着能力较差，或不能胜任急症医疗的服务，甚至是即将退休；加之学校教育缺乏对老年群体的关注，不但缺乏对老年人口在生活质量方面的了解，更是将重点放在病弱残者上而非健康的老年群体。事实上，健康者往往更能代表老年群体。这类情况，使服务于老年病患机构的优秀护理人员更加失望。但直至近年老年护理学才在一些护理院校所开设的课程中出现。②美国护理学会（ANA）于 1961 年提议成立老年病专科护士小组。③ 1962 年隶属美国护理学会的“老年病护理执业研讨小组”召开第一次全国大会。④ 1966 年晋升为“老年病护理部”，至此其护理专业角色便完全被确立。⑤ 1969 年完成了老年病护理执业标准，并于 1970 年首次正式公布。⑥第一批有 74 位护士于 1975 年获此证书。同年老年护理杂志诞生，这是第一本满足老年科护士特殊需要与利益的专业杂志。⑦由于老年病科是以患病的老年人为对象，而照顾老年人的护士，不但要在个体患病时提供专业护理，而更主要的目标是协助个体减少及消除自我照顾限制以发挥其最大潜能，安度晚年。1976 年老年病护理部更名为老年护理部。老年护理显示出其完整的专业化发展历程。1960 年前老年护理学的教科书也很少，到 1970 年时已经有数十种，且此后不断增加，有关老年护理的文章也成倍增加。老年护理的专业化进展处于加速发展的阶段。

我国高等护理教育于 1984 年恢复至今，在临床护理、护理教育、护理科研和护理管理等各个方面取得了可喜的成绩。老年护理更由于高等护理教育的一度停滞而发展缓慢。我国在 1969 年、1981 年、1984 年分别召开了第一、二、三届全国老年医学会，在第二届老年医学会上成立了中华老年医学会。随着老年医学的发展，老年护理学也作为一门新兴的学科于 20 世纪 90 年代初陆续被全国多所护理高等院校列为必修课程。由于我国护理人员的努力，

20世纪80年代后期陆续出版了有关老年护理的资料及逐渐完善的教材。

改革开放以来我国老龄事业有了较快的发展。21世纪来临，我国老年人口60岁以上超过总人口的10%，我国已步入老龄化社会，今后一个时期我国老年人口还将以较快的速度增长。解决老年人不断增长的物质和文化需求，创造良好的敬老、爱老的社会环境，使其安度晚年是一项重要而紧迫的任务。为此我国结合人口老龄化的实际，制定了中国老龄事业发展“十五”计划纲要（2001~2005年）。其目标是解决老龄事业发展中的突出问题，落实：“老有所养、老有所医、老有所教、老有所学、老有所为、老有所乐”。这给老年护理人员提出了更高的挑战。随着社区工作的开展，老年护理学不再局限于教学活动中，它已经作为一门临床应用学科被广泛地运用在护理实践中，并在实践中不断地完善和发展。

二、老年护理原则

从马斯洛的人类需要层次论来讲，老年护理的原则也应基于满足老年人的多种需求。老年人的需求包括：健康的需求、自我照顾的需求、和睦的需求、安全的需求、支配的需求、尊敬的需求、求偶的需求、自我实现的需求。此外，老化是所有生物机体的自然过程。遗传、营养、健康状况、生活经历、环境、活动及压力等都是影响老化过程的因素，退休、衰老、家庭关系、经济能力下降等影响老年人心理状态。且每种因素具有独特的个别性。护理人员应当能够将正常及病态老化生物过程及老年人独特的心理社会特性与一般的护理知识相结合，使护理的范围不仅是执行医嘱或完成一项护理操作，而是提供满足个人所需的一系列的照顾内容。

老化不是残障疾病，老化本身也不应该减少老年人获得快乐、满足及独立的机会。护理人员应当增加对老化过程的认识，尤其要重视老年人自我照顾的需求的满足。但在具体的护理过程中这一需求往往被忽视：常常是强调他人的被动护理，而对老年人自己的主动护理、自我康复训练注意得不够。事实上，老年人与青年人一样具有自我照顾的需求。经自我照顾，老年人可以独立完成满足生活需求的一些活动，从而提高了生活品质和自我满足感。

护士在完成护理活动时，应当首先考虑到这一最基本的着眼点即一切护理活动的目的是：强化个体的自我照顾能力；消除或减低自我照顾的限制。在需求无法独立达成时，借助代理、代作或部分协助来提供直接的护理指导和照顾。护理活动的主要内涵即在尽可能的维护个体的独立。也许这样相对费时和困难，但通过护理活动促进老年人最大限度的独立，将有助于他们生理、心理及社交的健康。因此，避免老年人过分依赖他人护理是护理老年群体的基础原则，同时也是老年护理专业发展的基石。故老年护理过程中应始终贯彻的原则有：

1. 老年护理的普遍性：即老年护理的对象是一切老年人，其中包括健康的老年人。

2. 老年人均有自我照顾能力及限制。

3. 护理工作是强化个体自我照顾能力，消除、减低自我照顾限制。

4. 老年护理“宜早”的原则：衰老起于何时，尚无定论。老年护理的实施应在中年期开始入手，进入老年要更加关注，以确保老年期的健康。

5. 多侧面多层次原则：人类具有生理、心理和社会等多侧面，而每一侧面又有多层次性，如生理侧面分为健康老人应保持健康；患病老人应重视康复或延缓疾病发展，彼此相互交错和影响，故老年护理是护理工作的顶点。

6. 持之以恒的原则：随着衰老，老年人的生活能力将日益降低，心身均易受衰老及环境因素的影响而导致疾病或心理失调。因此，对各年龄段健康老人、患病老人均应做好身心整体护理。

7. 个体化的原则：老化程度因人而异。特别是掺入病理性衰老后，老年个体的状况差别很大，因此，老年护理既要奉行一般性的原则，又要执行个体化的原则。

一位老年科护理人员，须同时具备熟练的操作技能和全面的专业知识才能够胜任老年护理工作。今天的护理工作者已日渐了解到老年护理的复杂性和挑战性，与其他护理对象相比老年护理专业需要学习众多相关学科的知识。可以预见，老年护理学必将获得更大发展。

（李湘萍）

第二节　老年人一般护理特点

一、日常生活环境及社会环境

（一）老年人对环境的要求

老年人生活在自然环境和特定的社会环境中，自然环境、文化背景、教育、经济状况，社会地位，家庭等因素对老年人的心身健康都会产生不同的影响。老年人对环境的要求应从舒适、安全、便利、整洁等方面进行考虑。以老年人周边环境为出发点，去除妨碍生活行为的因素；或调整环境，使环境发挥补偿机体缺损的功能，以促进生活质量的提高。

1. 生活环境

(1) 居室的温度、湿度：适宜的室内温度，有利于老年人的休息，使其感到舒适、安宁，减少消耗，利于散热，并可降低肾负担。室温过高会使神经系统受到抑制，干扰消化及呼吸功能，不利于体热的散发；室温过低则因冷的刺激使人缺乏动力，尤其老年人御寒能力降低，往往因此易患感冒、面部神经麻痹、关节炎等疾病，应特别注意。居室适宜的温度一般是 22±4℃；湿度是 50%±10%；室内应备有温度计以随时了解室温变化，并根据气温变化采取保温和防暑措施。冬季使用取暖设备的家庭，湿度过低时，会出现口舌干燥，甚至咽喉痛。可在居室内养植花草，放几盆水，或通过开窗通气来调节湿度。夏季湿度过高，蒸发减少，老年人出汗减少，可感觉闷热，尿量增加，对患有心、肾疾病的老人尤为不利。可用空调调整湿度；当皮肤湿度过高而"潮湿"时，可清洁皮肤以促进舒适感。

(2) 室内的光线及通风：室内亮度，将影响老年人的舒服感。老年人的居室应保证阳光充足，分布均匀，日照时间不少于 3 小时。较弱的亮度通常有助于休息与放松。需要看书学习，长时间用眼时，可适当调整光线亮度，以免光线过弱导致眼睛疲劳、头痛以及烦躁不安；或光线过亮，尤其是直接照射眼睛时，会引起目眩。居室照明灯应具有使用安全、照度足够，光源固定，光谱接近日光，悬挂地点与高度适当，除一般吊灯外，床头灯最好为光线可调节型，其开关应放置在老年人易触及的地方。居室内应保持定时通风，清晨或雨后，空气新鲜，含氧量较高，而污染物和尘埃少，是理想的通风时机；冬季气温较低，开窗时间可短一些，可选择中午开窗换气。而夏季，应避免中午开窗，以免室外热空气进入。另外，厨房应有良好的排气装置和通风设施。通风不但能调节室内温度，也可清除室内烟气、汗污臭味，增加室内空气的清洁度。

(3) 居室的布局：居室应整洁美观、布置得体、色彩协调。居室色彩最好用绿色，因为绿色能调节和改善机体的功能，消除眼睛疲劳。由于老年人使用的东西较多，例如老花眼镜、助听器、假牙、轮椅等，而且老年人易健忘，尤其在老年病房里常要放置日历、时钟、全家福照片及老人喜欢的物品等，显得较为杂乱，因此不仅要整理好床单位，还要整理老人用物，让老人有在家的真实感觉，以减轻老人的孤独感。

室内环境收拾整齐，移去影响老年人活动的障碍物；室内有供步态不稳老年人使用的扶手、拐杖等。床周围和房屋出入口等处是老年人经常变换姿势和方向的地方，如果有台阶和障碍物，对于平衡功能衰退的老年人来说，很容易摔倒。因此，要注意使用扶手、改造台阶、使用拐杖、增加照明等措施，以防摔倒等意外的发生。

厕所与浴室是老年人使用频率较高而又容易发生意外的地方，厕所和浴室的设计一定要适合老年人的需要。如为老人提供可以加温的坐式便桶，便桶两侧安置不同高低的扶手。

(4) 音响：音响指声音存在的情况。患病、疼痛或处于压力下的老年人，只要听到不大的噪音也能引起不舒服。噪音强度在 50～60 分贝时，即能产生相当的干扰，长时间暴露于 90 分贝以上噪音的环境中，能引起头痛、头晕、耳鸣、失眠等症状。护士应尽可能地使病室保持安静，做到说话轻、走路轻、操作轻、关门轻。病室的门及椅脚应钉橡胶垫，推车轮轴应定时滴注润滑油，以杜绝噪音产生。

在杜绝噪音的同时，也应避免绝对的寂静。以免令人产生寂寞感，增加老年人的孤独感和隔绝感。有条件的病室，可增设电视、录像、耳机装置，根据病人的喜好选择适当的音乐等节目，悦耳动听的音乐对大脑是良好的刺激。

2. 社会心理环境

由于老年人生活方式的改变，特别是人际关系的变化，或者交流渠道不畅；有些老年人因为机体的老化，体弱多病，投入社会交往的精力减退，甚至由于某种疾病不愿参与社交活动，使老年人对自我概念产生了困惑。另外，一些客观的社会因素，如亲属朋友的相继离去，经济承受能力下降，社会提供适合老年人参与的环境较少等，易使老年人的社会交往的能力逐渐丧失，致使老年人产生孤独感。

(1) 建立良好的护患关系：护士应注重与老年患者进行思想和情感的交流。首先要对老年人进行评估，既要注意到丧失的功能，还应该看到残存的功能，要使老年人知道护理人员包揽一切的做法有害无益；要鼓励老年人最大限度地发挥残存功能的作用，使其基本的日常生活能够自理，而不依赖他人；鼓励老年人尽量独立完成日常活动。这不仅有利于身体健康，还能增强生活的信心，充分发挥身体内的潜能。

(2) 个体性的关怀：日常生活有其共同的行为和性质，但每个人也有其独特的地方。个体性是指每个人所具有的个别的生活行为和社会关系，以及与经历有关的自我价值。由于老年人有着自身的社会经验和个人生活经历，其思维方式和价值观也不尽相同。尤其是老年人有丰富的社会经验，为社会贡献了毕生精力，为家庭做了很大贡献，从生活经历而来的自我价值很强烈，如果受到侵害，其尊严将被损伤。对老年人个体性的关怀，首先是尊重老年人的习惯和信仰，如有阅读书报能力的老年人要坚持每天阅读。因患病而丧失某些能力，处在疾病恢复期的病人应鼓励重新练习感兴趣的技能，如书法、绘画、篆刻、缝纫等，以保持手的功能，力求尽可能恢复。另外，住院期间应尽量避免看到和接触到令人产生焦虑或恐惧感的情景，如其他患者的抢救或死亡等。如果已有影响老年病人心理舒适的情况发生，护士应充分利用已建立的良好的护患关系，给予患者以心理支持。

(3) 排泄、淋浴、更衣等是需要私人空间的生活行为。躯体的敏感区域，或者不愿被人注视的部位如畸形、残疾等，护士需要特别留心，要善于利用窗帘、屏风等，确保私人的空间。一般人的羞耻心都很强烈，如果让人产生羞耻感，就相当于伤及其人格。因此，在护理过程中，无论进行何种护理活动，首先要确保病人的隐私权。包括护士进入房间时应敲门，在征得病人同意后再打开其抽屉、衣橱等，整理病人的东西、衣物前也应先取得其同意。一定要注意尽量保证老年人的私人空间，保护老年人的隐私。

（二）老年人对环境安全的需求

1. 影响老年人安全的心理因素　一般有两种心理状态能危及老人的安全，一是不服老，二是不愿麻烦他人。尤其是个人生活上的小事，愿意自己动手，如有的老人明知不能独自上厕所，却不要别人帮助，结果难以走回自己的房间。有的老人想自己倒水，但提起暖瓶后，就没有力量将瓶里的水倒进杯子。对此护士要做好健康指导，使老年人认识自身的健康状况和能力。另外要熟悉老人的生活规律和习惯，给予预见性的指导，使其生活自如。

2. 老年人常见的安全问题　因为衰老导致意识模糊、失去定向力、判断力差、记忆力减退及应变能力降低等，增加了老年人在安全方面的危险性，严重威胁老年人的健康、甚至生命。老年人常见的安全问题有：跌倒、呛咳、坠床、误服药、交叉感染、意外伤害等，护理人员应意识到其重要性，加强老年人的安全保障措施，保证老年人的安全。

（1）防跌倒　老年人常发生跌倒，其原因有眩晕而身体失去控制、体位性低血压、视力或听力的改变，及环境因素等。因此，预防跌倒的关键措施是，帮助老人熟悉环境，加深对方位、布局和设施的记忆，以加强感觉器官的感受。衣、裤、鞋不宜过于长大，尤其是裤腿太长会直接影响行走，走动时应穿合脚的布鞋，尽量不穿拖鞋，穿脱袜子、鞋、裤应坐着把脚抬高进行。在老人走动的范围内，应有足够的采光，地面或地毯保持平整、无障碍物，水泥地面应避免潮湿，如有条件铺塑胶地板，其优点是光而不滑，平而有弹性。卫生间应装坐便器，并设有扶手。澡盆不宜过高，盆口离地不应超过 50cm，以使老年人不易跌倒便于进出，盆底垫防滑胶毡，以防老人滑倒。老人变换姿势时起身不要太快，在行动前应先站稳、站直后再起步。老人小步态行走时应有人搀扶或自拄拐杖。对反应迟钝，有体位性低血压，服用冬眠灵类药物以及用降压药的老人，尽量夜间不去厕所，如夜尿较频，应在睡前准备好夜间所需物品和便器，必须下床或上厕所时，一定要有人陪伴。

（2）防呛咳　具体措施首先是为食物量少而营养丰富，易于消化少量多餐，进食时不讲话，注意力集中，速度不宜过快，喝稀食易呛咳者，应把食物加工成糊状。进食的体位要合适，尽量采取坐位或半卧位，卧床病人也应将床头抬高。防止呛咳造成吸入性肺炎。对于吞咽困难的病人应给予鼻饲。

（3）防烫伤　老年人由于动作迟缓，反应慢，在日常生活中易被开水、热油、灶火烧伤、烫伤。医院环境内应避免治疗性用热所致的烫伤。在为老年病人进行各种热疗如烤灯、热水袋等时，一定要附近设有可触及的呼叫装置，以便随时求援之用。对于病人自己使用的设备，如电动按摩器，护士要耐心讲解使用方法，直到病人熟练掌握为止。在做热疗期间，鼓励病人及时反映不适，必要时有专人陪伴。

（4）防坠床　意识障碍的老年病人应加床档；睡眠中翻身幅度较大或身材高大的老人，应在床旁用椅子护挡；将老年病人常用的东西放在其容易拿取处，以免取用时发生坠床。

（5）防化学性伤害　化学性物质可能造成人体烧伤、中毒或出现刺激性反应。化学性伤害可能因误食药物、油漆、清洁剂，以及吸入有害气体造成。因此，护士有责任对老年人进行健康指导，注意按时服药和药物浓度检测，以保证用药的安全。

（6）防意外伤害　老年人单独外出活动时，家属或护士应注意检查衣服、鞋帽穿着是否适宜和需用物品是否齐备，并了解其去向、离去时间及预计回家的时间。外出活动时间不宜太长，高龄老人最好有人陪伴。外出活动要预防摔倒和被撞伤，可以借助手推车或手杖协助行走，并注意避开人多拥挤的高峰时间，以免人多冲撞而发生危险。

(7) 防止交叉感染　老年人免疫功能降低，对疾病的抵抗力弱，应预防感染性疾病。病人之间尽量不要走动；在感染性疾病流行期间，减少在公共场所的活动，尤其是避免接触呼吸道感染患者，必要时戴口罩。

二、皮肤清洁及衣着护理

(一) 皮肤衰老的特征

皮肤组织一般在 40 ~ 50 岁开始老化。皮肤组织、附属器、皮下脂肪发生萎缩及功能衰竭，并随年龄增长而日益明显。老年性色素斑在 50 岁以后逐渐增多，多见于面部、手背和前臂等暴露部位，为 0.5 ~ 2cm 大小的黄褐色斑，稍高于皮肤。老年性紫斑一般在 60 ~ 70 岁以后出现，多因轻微损伤或自发地发生瘀斑，主要在手背或前臂部位。一般皮脂腺分泌减少，绝经期妇女更明显。皮脂腺的变化主要取决于性激素水平。老年人的汗腺可受内分泌影响而活性减少，出现部分腺体萎缩；汗腺的数量及分泌量均可能减少，以致皮肤干燥。老年人指甲生长缓慢，可见甲片肥厚、色混浊、变脆。趾甲增厚变弯，呈爪状，穿鞋过紧可造成嵌甲。易致甲沟炎，多见真菌感染而患趾甲霉菌病。

(二) 影响皮肤老化的因素

皮肤老化可分为病理性与生理性。病理性皮肤老化，包括光照致老化和某些疾病引起的皮肤老化；生理性皮肤老化，主要是随着年龄增大而发生的皮肤老化。一般说来，人在 25 岁开始出现外眼角小皱纹，30 岁以后皮肤开始松弛，但皮肤老化的程度与速度主要与个人体质，健康营养状况、遗传因素、生活环境、工作性质、心理情绪及日常保养等因素有关。

1. 自然因素

风、沙、冷空气、热流的刺激易使皮肤老化，皮肤衰老的最大因素是日光、紫外线照射。人们在户外活动时所受到的光照射，其实不仅是从太阳直射而来的“日光”，还有来自周围天空的“天光”。所谓天光是日光通过大气层时被云彩、灰尘、水气等大量散射形成的。因此，自然光线对皮肤的损伤程度常受下列因素影响：

(1) 海拔 2000 米处的紫外线比海平面高；

(2) 夏季日光中紫外线强度明显高于冬季；

(3) 烈日当空时日光与天光的比例是 1:1，对人体损伤较大；

(4) 水面与积雪反射大量紫外线；

(5) 现代化社会中高强度人工光源，如高能弧光灯、紫外线灭菌灯等，以及人工光化疗法的滥用，均可带来不良后果。

由此可见，皮肤的老化取决于紫外线的累积照射，如喜爱日光浴或长期生活和工作在上述环境中会使皮肤过早衰老，而且易发生各种良性或恶性皮肤病变。

2. 人为因素

人们在日常的生活中忽略了皮肤护理，致使皮肤早衰。

(1) 用热水肥皂烫洗皮肤易使皮肤老化。

(2) 过多或手法不当的按摩，反增加皮肤的皱纹。

(3) 吸烟或生活在烟雾弥漫的环境中，会加速皮肤皱纹出现。

(4) 过多使用敷面剂或滥用化妆品会刺激皮肤早衰。

（5）面部皮肤病治疗不当也会使皮肤老化。

（6）经常熬夜或失眠、过度疲劳以及缺乏运动，会加速皮肤老化。

3. 饮食因素

（1）暴饮暴食会导致皮肤皱纹发生。

（2）食物中缺少铁质与维生素不足会发生皮肤老化。

（3）经常酗酒可使皮肤早衰。

（4）偏食甜点心、巧克力、肉类，会使皮肤失去弹性而松弛。

4. 精神心理因素

（1）忧愁、悲伤等不良情绪所产生的表情，可使面部相应的表情肌持久性收缩而使皮肤皱纹增多，加速老化。

（2）急躁易怒的人，皮肤老化速度加快。

（3）身心过度操劳、生活不稳定，久处于紧张动荡环境则皮肤早衰。

（4）性生活不和谐会使皮肤早衰。

（5）家庭、邻里关系不和、常处于多吵、猜疑和烦恼中，会使皮肤早衰。

（6）无爱好、少情趣、生活空虚，萎靡不振，皮肤易早衰。

心理学家认为，老年人经过打扮不仅显得大方、潇洒、有风度，而且对健康十分有益。人在心情愉快时，机体可分泌有益的激素、酶和乙酰胆碱，能使机体代谢活动调节到最佳状态，并可增强免疫系统的功能。老年人皮肤衰老是不可避免的自然规律，但是，注意预防皮肤老化的要领，加强皮肤护理与保养，还是可以改善容貌，焕发年轻光彩的。

（三）皮肤护理　皮肤护理是保养皮肤的重要手段。

1. 清洁皮肤　去除灰尘及化妆品

（1）用物：洁面品选择带有滋润作用如乳状、液状、膏状均可、毛巾、脸盆；温水。

（2）方法：每天用温水洗面，用热毛巾敷面 1 ~ 2 分钟，以软毛巾轻轻沾干皮肤上的水分。一般晚上用鲜奶或抗皱洁面品洗脸，使用时先将洁面品涂于手掌，蘸水形成泡沫。再抹在面部立即洗净。可选用干性皮肤用的收缩水在洗脸后轻轻拍于面部。定期淋浴、洗头，避免碱性肥皂的刺激，保持皮肤酸碱度（pH 值）在 5.5 左右。对皮脂分泌较多者可用温水及中性洗发液洗头。头皮和头发干燥者则清洁次数不宜过多，可用多脂皂清洗，发干后可涂以少许润滑油。

2. 按摩皮肤　是指在身体肌肉或关节处的皮肤上做有节律的动作，刺激组织血液循环，增加血液供应、营养滋润皮肤、松弛肌肉、消除疲劳、减轻肌肉或关节的疼痛，可预防和减轻水肿。

按摩有四种手法：①按抚法：是利用按压与抚摩的动作，用手掌与病人皮肤完全接触，手掌移动，以促进肌肉松弛的作用。②摩擦法：是用大拇指在较小的部位，由皮肤推动皮下组织作环形运动。③指捏法：以大拇指及其余四指一起或拧起大块肌肉，做有节奏的压缩动作。④叩击法：以两手掌相握，叩敲整个背部或肩部，以促进血液循环。

（1）脸部按摩：按摩前涂上营养霜如含有人参、维生素 E、水解蛋白等的营养霜，也可选用蜂蜜、精华素等。通过按摩促进营养成分渗入皮肤，但应注意以下问题：

1）脸部按摩自下而上，因为皮肤的疲劳是自上而下，可以帮助皮肤解除疲劳，加快复原；

2）要由中间朝外按摩，以帮助皮肤绷紧防止皱褶；

3）沿口和眼的周围按摩，这部分皮肤活动最频繁，最容易疲劳起褶；按摩的时间一般3分钟左右即可。也可每晚睡前做1次。

（2）长期卧床老年病人的背部按摩：对卧床老年病人常选用全背按摩及局部按摩，具体方法为：

1）全背按摩：暴露全背皮肤，双手掌心沾适量乳液或50%红花酒精涂于背部，行全背按摩3~5分钟。其方法是两手沾润肤乳液或50%红花酒精，先从病人骶尾部开始，沿脊柱两侧边缘向上按摩至肩部，进行环行按摩，按摩后轻轻滑至臀部尾骨处，如此反复数次后；再用拇指指腹由骶尾部开始沿脊柱按摩至第七颈椎处，每次3~5分钟，力量要足够地刺激肌肉组织。

2）局部按摩：用手掌大小鱼际沾少许酒精后紧贴受压部位皮肤，进行环行按摩，压力要均匀，每次3~5分钟，注意避开局部病变皮肤，如已有红、肿、热、麻木、触痛或有紫红色、硬结、表皮有水泡形成。局部按摩也可采用电动按摩器，根据不同部位，适用适宜的按摩头，紧贴皮肤进行局部按摩。按摩中随时询问和观察病人的反应，按摩结束用干毛巾擦净背部，观察受压处局部皮肤情况。

（四）老年人常见皮肤问题的护理

1. 老年人冬季皮肤瘙痒护理

（1）原因：老年人皮肤老化，皮肤缺少皮脂滋润，角质层含水量极度降低，皮肤发生不同程度的干燥。另外冬季空气中湿度降低，气温变得寒冷，生活在这种环境中的老年人，冬季晚上脱衣时寒冷刺激微血管收缩，兴奋神经末梢，引起皮肤瘙痒；温度升高皮肤血管扩张，也会引起皮肤发痒；北方冬季房间生炉子，有暖气，室内空气更加干燥，会使皮肤蒸发加快，角质层失水，伴有痒感。如果再加以不适当的沐浴，如热水洗烫，用碱性强的浴皂、浴液，洗澡次数超过每周2次，用力搓擦，会加重皮肤干燥、皲裂。

（2）护理

1）居室温度以18~22℃；湿度50%左右为宜。

2）冬季洗澡次数每周1~2次，水温不超过32℃，不宜用碱性强的浴皂。

3）贴身内衣是光滑纯棉制品最佳，避免刺激性制品。

4）尽量避免搔抓、洗烫。如果已发生瘙痒，治疗原则是润肤止痒。外用含有油脂的乳剂、霜剂、油膏等。以及常用的甘油水、冰霜、硅霜等润肤止痒剂。根据皮肤瘙痒情况，每日涂2次，或每晚睡前涂1次，也可在浴后涂1次。

5）瘙痒较重且影响睡眠者，可试服有止痒作用的镇静、抗过敏制剂，如安他乐25~50mg，或酮替芬1mg，每晚1次。服安定或硝基安定对止痒也有帮助。

2. 老年人手足皲裂护理

皲裂是发生于手足部位皮肤裂口，可引起疼痛，影响劳动和生活。

（1）原因　老年人新陈代谢降低，皮肤角质层脱落减退，堆积增厚，汗腺、皮脂腺分泌减少，皮肤缺乏滋润，再加上过多的洗涤，用碱性强的浴皂，或日常劳动时，不断的摩擦，促使表皮角化过度，或由于气候干燥、皮肤水饱和度降低等因素均与老年皮肤皲裂有关。另外，老年人患足癣时易发生足跟、趾间皲裂。

（2）易发生的部位：手指关节部，指尖、掌心、手掌屈侧。足跟、趾底。

（3）护理

1）预防皲裂发生，要避免皮肤角化增厚，减少摩擦。治疗足癣，洗净双足后涂治脚癣的软膏，每天换袜子，保持双足干燥。

2）冬季易发生皲裂者，指导发病前就注意热水浴后去除角化增厚的表皮，经常涂滋润皮肤的霜剂。

3）使用具有保湿作用乳胶护跟套。

4）配合口服维生素 A。

5）已发生皲裂者，将皲裂皮肤在热水中浸泡 10～20 分钟，变软后削去周围厚硬的表皮，再涂以促进裂口愈合的药膏如复方苯甲酸软膏、愈裂膏等，若裂口较深，涂药后可用塑料薄膜封包或用橡皮膏贴于皲裂口，可减少疼痛加速愈合。

（五）衣服穿着护理

衣着可调节体温、保护身体、适应活动。衣着与身体间的温度、湿度，以及衣着的通透性，被称为“被服气候”。对于老年人的服装设计，要考虑表现个性、社会性和实用性的作用。既能够使老年人获得美和享受，又有利于人体的健康。由于着装对老年人生理、心理有较大影响，故应注意以下几点：

1. 穿着面料：以软、轻、穿起来感觉舒适为原则。老年人体温调节中枢功能降低，尤其对寒冷的抵抗力降低，还应考虑有保暖功效。

注意事项：

1）各种织物的通气性、透温性、吸水性、保暖性能不同。因此，应选择质地优良的棉织品做老年人内衣。

2）内衣慎用化纤织物。因为其原料是从煤、石油、天然气等高分子化合物或含氮化合物中提取出来的，其中有些品种很可能成为过敏原，一旦接触皮肤，容易引起过敏性皮炎。另外，化学纤维的衣服带静电，有刺激作用，更容易引起老年人皮肤瘙痒。

2. 衣服款式：衣服款式要符合容易穿脱，不妨碍活动、宽松、便于变换体位的特点。内衣和外衣、上装或下装等的配合协调，外观庄重大方。

注意事项：

1）关心衣着的社会性，在尊重老年人习惯的基础上，衣服款式要适合老年人参与社会活动。

2）衣着要安全、舒适，衣服大小要适中，过小影响血液循环，过大过长又有容易绊倒以及做饭时引发火灾的危险。

3）衣着色彩选择柔和、鲜艳不变色、容易观察到是否弄脏的色调。

三、饮食护理

饮食与营养对维持老年人的健康有重要作用。因此，老年人饮食要求的特点是①保持老年人的营养平衡，适当限制热量的摄入，保证足够的优质蛋白、低脂、低糖、低盐、高维生素和适量补充含钙、铁食物；②饮食应易于消化吸收，食物加工应细软、松；烹调宜采取烩、蒸、煮、炖等方式；③食物的温度要适宜，饮食宜温偏热。冬季可吃些热性食品如狗肉、羊肉等；④养成良好的饮食习惯，少量多餐，不吃咸，少吃甜，脂肪限量，不偏食，避免暴饮暴食。不吃烟熏、烧焦、腌制、发霉或过烫的食品，以防疾病和癌症发生；⑤遵循早餐吃好，中餐吃饱，晚餐吃少的原则，晚上可多吃些蔬菜和碳水化合物较多、易于消化的食物。

（一）老年人营养需求特点

1. 热能

由于基础代谢率下降，体力活动减少，老年人对热能的需要量也相对减少。因此每日膳食中总热能的摄入随年龄增加而适当降低，有利于延缓衰老。原则是热能摄入应与其消耗量保持平衡，并以维持接近标准（身高 cm－105cm）体重为宜。避免过剩的热能转变为脂肪存于体内而引起肥胖，或伴发一些常见的老年病，如冠心病、高血压等而影响健康。

2. 蛋白质

随着年龄增长，老年人体内蛋白质分解代谢旺盛，合成速度减退，容易出现负氮平衡；尤其是高龄老人，易有水肿、营养性贫血和低蛋白血症。因此，需要较为丰富的蛋白质来补充组织蛋白的消耗。要尽量供给生物效价高的优质蛋白，如鱼虾、乳类、瘦肉等。此外，肝肾功能减退的老年人，蛋白质摄入过多可加重肝肾负担，应在医生的指导下，控制每日蛋白质的入量。

3. 碳水化合物

老年人空腹血糖易偏高，原因是老年人的糖类代谢能力下降。碳水化合物摄入过多易诱发糖尿病、高血脂症、动脉硬化等。因此，碳水化合物供给热能的 70% 以下为宜，不要过多摄入蔗糖，膳食中应有适量粗纤维。

4. 脂肪

老年人体内肌肉组织逐渐减少，脂肪组织逐渐增加，过多的脂肪对心脑血管系统、消化系统产生不利影响；另一方面，若进食脂肪过少，又将影响到脂溶性维生素的吸收。总的原则应限制含胆固醇较高的食物，如动物内脏、蛋黄、蟹黄等。每日胆固醇的摄入量不宜超过 300mg。尽量选用含不饱和脂肪酸较多的植物油，如花生油、豆油、菜油、玉米油等植物油，减少猪油、肥肉、酥油等动物性脂肪。

5. 矿物质与微量元素

老年人群中容易有钙、铁、锌、硒、碘的缺乏，应给予及时补充。老年人由于胃肠功能有降低，胃酸分泌减少，肾功能降低，钙的吸收能力下降，形成 1,25 双羟维生素 D_3 的功能也下降，更不利于钙的吸收。另外，老年人户外活动减少，缺乏日照，使皮下 7－脱氢胆固醇转变成维生素 D_3 的来源减少，也影响钙吸收，使老年人易出现负钙平衡。特别是女性，在绝经后，由于内分泌功能的衰减，骨质疏松的发生机会将增多，骨折的发生率也增加。因此，钙的充足供应十分重要，我国营养学会推荐的成人每日膳食钙的供给量至少 800mg，才能满足老年人的需要。钙质较好的食物来源有：奶类及奶制品、豆类及豆制品、虾米、虾皮、海带、小鱼等。另外，在补钙同时还要补充磷和镁，因为磷、镁是构成骨盐的元素。老年女性骨质疏松症病人，补钙同时还应按医嘱适当服用雌激素。

铁缺乏会影响体内细胞代谢过程，导致肌肉无力、胃肠粘膜萎缩、胃酸分泌减少和食欲减退。老年人为了获得较充足的可利用铁，膳食每日铁摄入量为 12mg。注意选择猪肝、家禽和鱼类含铁高的食物，同时还应补充维生素 C，以利于铁的吸收。

正常人大约每日需要 15mg 锌，老年人若因疾病导致腹泻、肠瘘、引流、丢失肠液，则人体对锌需要明显增加。含锌较高的食物有牡蛎、动物肝脏、肉类、花生、杏仁等。

硒是谷胱甘肽过氧化酶的成分，参与辅酶 Q 和辅酶 A 的合成，可防止衰老，延长寿命。“黑色食品”，即黑米、黑豆、黑芝麻、黑木耳等含硒量较其他食品为多。老年人膳食中硒供给量每日为 50 μg。

一般老年人每日需碘 150 μg，许多食物如海带、紫菜等海产品中含碘量丰富。近年来，我国规定市场供应的食盐必须含有一定量的碘。

6. 维生素

富有维生素 A、B_1、B_2、C、D、E 和叶酸的饮食，可增加机体的抵抗力，对延缓衰老，防止慢性疾病有其特殊作用。特别是 B 族维生素能增加老年人的食欲。蔬菜和水果可增加维生素 C 和膳食纤维的摄入，对于老年人有较好的通便功能。老年人由于牙齿松动甚至脱落，咀嚼能力降低，消化腺分泌减少，限制了老年人摄取蔬菜和水果，从而减少了相应的维生素的摄入，因此老年人应该摄取一些鲜嫩的蔬菜和瓜果，在烹调上可加工成菜汁、菜泥等。

（二）营养摄取障碍及护理措施

老年人随着年龄增长，各脏器功能逐渐减退，机体抵抗力降低，引起各种疾病和器官功能的损害，导致营养素摄取吸收和利用障碍、常见的原因有：①食物摄取功能障碍，如胃肠疾病、食欲减退、牙齿脱落等；②营养吸收障碍，如胃肠手术切除后营养吸收面积减少、无胃酸和胆汁，尤其是阻塞性黄疸；③营养素利用障碍，酒精中毒引起的肝功能异常、糖尿病、甲状腺功能低下、癌症放疗或化疗等。随着医学科学的发展，及时适当的营养支持不仅对原发病的治疗极其重要，而且可避免人体过度消耗所致的并发症，有助于提高机体免疫力，减少体内蛋白质分解，促进蛋白合成，维持水电解质及酸碱平衡等。常用的营养支持方法有管喂饮食和完全胃肠外营养。

1. 管喂饮食：是肠内营养，指胃肠道有一定的消化功能，但由于病理因素的影响，如恶心、厌食、拒食、昏迷或因某种治疗需要，如超高代谢状态，而需从鼻饲管或胃肠造瘘管输入营养素的治疗方法。

（1）适应证

①神志不清及昏迷的病人，如中风、脑肿瘤等；②不能经口进食的病人，如喉癌术后等；③不能经口进食或经口进食不能满足病人的需要如食管或胃部肿瘤等；④各种原因引起的恶液质病人。

（2）使用原则

1）管喂饮食前评估病人的营养状况；

2）考虑消化吸收功能；

3）注意输入部位；

4）输入营养物质注意温度及浓度，宜保持在 38℃～40℃，速度宜慢，以免引起胃肠蠕动加快、大便次数增多、消化吸收不完全、脱水等，300～400ml/次，浓度不宜过高，一般输入物质固体成分应低于 30%，尤其是蛋白质应占总热能 16%～20%为宜，避免因蛋白质过高而增加肝肾负担；

5）注意饮食清洁卫生。

（3）常用饮食种类

1）流质饮食：是极易消化、含渣少、呈流体状态的饮食。不能供给充足的热量、蛋白质及其他营养素，故不宜长期使用。

2）混合奶：常用为一般混合奶和高热能高蛋白质混合奶。配制一般混合奶时可选用的食物有牛奶、米汤、蔗糖、鸡蛋、植物油等。配制时应注意饮食种类和营养素平衡，蛋白质、脂肪、碳水化合物之间比例要恰当，营养素种类齐全，各种维生素、矿物质和微量元素的供给应充足。每日进餐次数、容量应根据病情而定；一般每次 200～300ml，每 2 小时 1

次，6～8次/d。观察病情，及时了解消化吸收情况，大小便次数及性状，按病情供给适当的饮食。

3）匀浆饮食：是用天然食品配制，可根据病情随时修改营养素组成的糊状、浓流体形式的饮食，由大分子营养素组成，需要经消化后方可吸收。可以经鼻饲、胃、空肠造瘘置管滴入，或以灌注的方式给予的经肠营养。一切食品必须先煮熟后再捣碎。另外要保证食品新鲜卫生，最好每餐烹制后即灌注，如放置几小时必须装瓶，用高压蒸汽或放入锅内蒸20～30分钟，也可灌注前再重新煮沸消毒，防止细菌生长。

4）要素饮食：是一种化学精制食物，包含游离氨基酸、单糖、主要脂肪酸、维生素、无机盐类和微量元素，含有全部人体所需、且易于吸收的营养。它的主要特点是无须经过消化过程，可直接被肠道吸收，因此，对不能经口进食，急性胰腺炎、克隆病等消化道疾病、烧伤、严重感染、肿瘤、重度营养不良、外科手术前后需补充营养等病人非常适合。常用硅胶管鼻饲法和胃造瘘、空肠造瘘点滴法。护理中应注意老年病人容易发生吸入性肺炎，滴注时宜适当抬高头部，夜间滴注速率应减慢，检查胃管的位置是否正确；有少数老年病人因焦虑不安而自行将胃管拔出，护士要尽量做好解释，并固定牢靠，加强监护；老年病人在应用要素饮食时需保持液体温度在34℃～40℃，防止病人因摄入冷溶液而产生腹痛、腹胀、腹泻等消化道反应。

（4）护理中注意问题

1）护士插管动作应轻柔，特别是在通过食管三个狭窄处（环状软骨水平处、平气管分叉处、食管通过膈肌处），以免损伤食道粘膜。

2）每次灌注前都应检查胃管是否在胃内，并给予确定。一次灌入的管喂饮食液的温度为38℃，温度过高易烫伤粘膜，过低病人会感到胃部不适。

3）为了保证摄入的饮食配制清洁，必须采用无菌操作；饮食最好新鲜配制，以免细菌污染而腐败变质。

4）长期鼻饲者，护士应每天为病人进行口腔护理，胃管需每周更换，晚上拔出，次日晨再由另一鼻孔插入。

5）须用药物的鼻饲病人，护士应将药片研碎，溶解后再灌入。

6）食道静脉曲张、食道梗阻的病人应慎用管喂饮食方法。

2. 完全胃肠外营养

指由静脉途径将完全的营养成分输入病人的血液中，基本上可代替消化道的营养功能。

（1）适应证

1）适用于不能从消化道正常进食物者如食管癌、空肠瘘、短肠综合征、放疗或化疗期间胃肠道反应等；

2）代谢过盛或过度消耗者如大面积烧伤、严重创伤或感染等；

3）胃肠道自身免疫性疾病如溃疡性结肠炎、长期腹泻等；

4）其他如坏死性胰腺炎、急性肾功能衰竭或多器官功能衰竭等。

（2）营养要素　完全胃肠外营养提供氨基酸、葡萄糖、脂肪乳剂、多种维生素、电解质和微量元素等全面营养。

（3）途径　采用中心静脉与周围静脉输液两种方式。周围静脉营养适用于病人需要营养支持在2周以内，或因肠内营养不能满足需要而同时辅以静脉营养的病人。但是周围静脉不能耐受高浓度营养液的输入，而中心静脉则可输入较高浓度的营养液。中心静脉适用于估计病人在 2 周内不能应用肠内营养或因需要的热量高而难以由周围静脉营养提供时。中心静脉营养一般采用经皮穿刺锁骨下静脉或颈内静脉及颈外静脉置管，因此在技术和护理上较周围静脉营养复杂。

（4）注意事项

1）胃肠外营养支持有其明确的适应证，不可滥用。尤其长期胃肠外营养不但可能发生并发症，而且胃肠道长期无食物刺激会导致功能减退，肠道屏障功能受损，肠道细菌移位等。因此，一旦胃肠道功能恢复或部分恢复，应逐步开始经胃肠道内进食。

2）营养液内不得加入其他药物。

3）最好现用现配，在 24 小时内输完。

4）配好的营养液口袋上注明成分，病人姓名及配制时间。

5）放置中心静脉导管过程中，严格执行无菌操作原则；护士应密切观察有无导管阻塞及并发症的发生。

四、排泄的护理

（一）排泄存在的问题及护理措施

老年人随着年龄增加，代谢降低，导致摄食的总热卡减少，每餐摄入量减少，从而胃结肠反射性刺激减少；老年人体力活动减少、心情抑郁、长期服用泻剂等因素均会导致便秘及粪便嵌塞。另外小肠与大肠部分粘膜萎缩，而小肠壁吸收面积也随之减少。肛门内括约肌因年龄增加而松弛，粪便的滞留延长，易造成便秘或粪便嵌塞。老年人膀胱与尿道括约肌松弛、容量减少、排尿反射减慢等，使老年人尿急、尿频与夜尿增多。同时一些老年男性前列腺肥大而造成排尿困难；老年女性常会在大笑、咳嗽或打喷嚏时发生压迫性尿失禁。老年人存在的大小便排泄问题可对其身心健康产生极大的影响。

1. 排便的护理

（1）便秘的护理　护士对便秘的老人首先要帮助其寻找便秘的原因，若为器质性便秘，针对治疗采取相应的护理；如为功能性便秘，可采取以下护理措施：

1）多活动多食蔬菜、水果、多饮水：鼓励病人尽可能地活动，不能活动的老年病人应定时被动活动。增加富含纤维素的食物，多食水果，多饮水，以促进肠蠕动和使粪便软化，而易于排出；

2）协助老年病人建立正常的排便习惯，按时给予卧床病人便器，创造排便环境，如用屏风遮挡，还可根据排便习惯，维持自然排便姿势，使用床边便椅。

3）按摩促进排便，按摩腹部前排空膀胱，按结肠走行方向适当加压，按升结肠、横结肠、降结肠、乙状结肠的顺序，顺时针作环行按摩，可起到刺激肠蠕动，帮助排便的作用。

4）采取辅助排便措施如口服蜂蜜、蕃泻叶、酚酞（又名果导）等缓泄剂。便秘严重可给予开塞露、甘油栓等粪便软化剂。必要时灌肠。

5）指导老年病人不要随意抑制便意而影响正常的排便；养成良好的排便习惯；加强体育活动，如散步、慢跑、太极拳等，锻炼腹肌、膈肌、盆腔肌等力量，预防便秘。

（2）粪便嵌塞护理　粪便嵌塞是便秘的一种特殊形式，由于对已经出现的便秘未及时处理，使大量坚实的粪块聚积在直肠内，病人肛门剧痛，全身不适，无法自行排出。对于粪石小可作油类保留灌肠，2～3 小时后再清洁灌肠。粪石较大需戴手套帮助病人从直肠内取出粪结石。注意动作轻柔，切忌暴力硬挖，以免损伤肠粘膜，或增加病人痛苦。

2. 排尿的护理

(1) 保证充足的液体摄入　老年人每日饮水量为1500ml，若有液体额外丧失如发热、大量出汗、或有呕吐腹泻及液体引流则需增加摄入。

(2) 保持一定的运动量　运动可增加腹部和会阴部肌肉的张力，有助于排尿。活动受限者，则应做局部肌肉的锻炼，可有节律地做会阴部肌肉的收缩和放松活动，以增加会阴部肌肉的张力。

(3) 维持原有的排尿习惯　尽可能协助病人维持原有的排尿习惯。老年人排尿时，等候者不要催促，以免影响排尿。

(4) 提供隐蔽的排尿环境　隐蔽性有利于老年病人自我放松，尤其在病人处于疾病及住院压力造成的焦虑状态时的排尿，尽可能让无关人员避开，夜间要在床边放置便器，以减少顾虑心理。

(5) 维持有利的排尿姿势　正常的排尿姿势是利用重力作用及腹内压促进排尿，因此要尽可能协助维持男性站姿、女性坐姿排尿，如因手术需床上排尿则需在手术前练习床上小便，并尽可能在排尿前解除病人不适。

(6) 利用暗示的效果　对于尿潴留老年病人，首先让病人听流水声，轻揉大腿内侧，用温水冲洗会阴部、热敷等促进其排尿。尽量避免留置导尿管，以预防泌尿道感染。

(二) 大小便失禁的护理

1. 大便失禁的护理　大便失禁是由于某种器质性病变或支配肛门括约肌的神经作用失常，造成肛门括约肌的控制功能发生障碍的表现。任何引起肛门括约肌功能完整性受损的情况均可导致大便失禁。其护理如下：

(1) 饮食原则　进食营养丰富，容易消化、吸收、少渣少油的食物，以减轻胃肠道的负担。如饮食所含营养不能满足身体的需要时，应从胃肠外补充营养。腹泻老年病人，酌情给予清淡的流质或半流质饮食；必要时可短期禁食；止泻后，吃软食，如蛋羹、菜泥、瘦肉末、软饭等。

(2) 补充水分　饮水量不够时，可口服补盐液或静脉输液，保持水及电解质平衡。

(3) 卧床休息　腹泻使营养大量流失，造成老年人身体虚弱，为减少热量消耗，需适当休息，必要时观察血压和皮肤弹性，注意有无脱水及电解质失衡现象。

(4) 皮肤护理　保护会阴部及肛门周围皮肤干燥以防破溃；肛门周围的皮肤常因频繁的稀便刺激发红，可涂氧化锌软膏。严重者每日两次局部烤灯，每次20~30分钟，以保持皮肤干燥；

(5) 掌握卧床老年病人排便的规律，及时给予便盆，保持被单整洁，脏、湿后及时更换。

(6) 观察大便色、性、味、量，尽早采集标本送验，协助诊断以及时治疗。

(7) 怀疑有传染病的腹泻老人，应按消化道隔离进行处理。

2. 尿失禁的护理　指排尿失去控制，尿液不自主地流出。

(1) 心理护理　尿失禁老年病人心理压力较大，常感到自卑和忧郁，期望得到理解和帮助，护士应给予安慰和鼓励，使其树立信心，积极配合治疗和护理。

(2) 皮肤护理　保持皮肤清洁干燥，床上铺橡胶或塑料单及巾单，并用温水清洁会阴部皮肤，定时按摩受压部位，以预防褥疮的发生。

(3) 设法接尿　对病人要用女式尿壶紧贴外阴接取尿液；对男病人可置尿壶于外阴部合

适部位接取尿液，便壶口与皮肤接触处垫以较软的手纸或棉布类，以防壶口长期刺激局部皮肤引起不适；每次尿后及时倾倒，冲洗便壶，空干后再用；或采用阴茎套连接尿液引流袋接尿，但只能短时间使用，并保持管道通畅，防止引流不畅，造成尿液浸泡龟头，引起糜烂。

（4）留置导尿管引流　对长期尿失禁病人给予留置导尿管持续或定时放尿，导尿操作及留置尿管的处置应严格无菌操作，防止泌尿系感染。并避免尿液浸湿床褥，刺激皮肤发生褥疮。

（5）观察排尿反应　掌握老年病人排尿规律，可每隔 2 ~ 3 小时给便器一次，有意识地掌握排尿时间。

（6）指导老年病人多饮水促进排尿反射，并可预防泌尿道感染，但入睡前限制饮水，以减少夜间尿量。

（7）训练膀胱功能　每隔 1 ~ 2 小时让老年病人排尿，以手掌用柔力自膀胱上方持续向下压迫，使膀胱内尿液被动排出，并锻炼骨盆底部肌肉，促进排尿功能恢复。

（8）当需要时间较长的治疗、检查或外出活动时，应事先排尿。到新环境时首先了解厕所的位置，以便及时排尿。

（罗　萍）

五、活动

（一）影响活动的因素

人到老年，机体、内脏、形态、功能都将逐步出现衰老退化的现象，其后果是对老年人维持活动的能力提出了挑战，同时也是老年护理工作需要面临的一系列相关的护理问题。

1. 心搏出量减少

活动无耐力：与心肌萎缩、收缩无力和心输出量减少，不能维持全身组织供血有关。

2. 呼吸能力减低

活动无耐力：与肺活量降低致呼吸困难有关。

3. 骨质疏松，骨关节病

躯体移动障碍：与四肢关节活动度缩小及疼痛有关。

有受伤的危险：与骨质疏松有关。

疼痛：与类风湿性疾病所致关节病变；老年性骨关节病有关。

4. 肌肉萎缩，肌力减弱

活动无耐力：与肌肉萎缩无力有关。

5. 自我形象紊乱：与皮肤出现皱纹，头发变白、脱落有关。

6. 社交活动障碍：与近期记忆力下降、听力、视力减退有关。

7. 有受伤的危险：与视力、听力减退有关。

8. 有皮肤完整性受损的危险：与皮肤触觉、痛觉降低有关。

9. 便秘：与胃肠活动减弱，基础代谢率降低有关。

上述衰老因素是阻碍了老年人的活动能力，使老年人维持身体活动的困难逐日增加。老年护理工作者最重要的工作是使老年人及其照顾者认识到身体活动对老年人健康维护的重大意义。老年人辛苦多年，家人多认为让老年人安静休息才是孝敬他们。实际上，协助持家，不但可以增进老年人身体各系统的良好功能，同时也可以提高老年人的自我价值感和被需要的幸福感。在日常生活中可以让老年人做一些力所能及的家务活，如饭前饭后碗筷餐桌的准备和擦洗，可以活动掌指关节，锻炼协调性。对于老年人的劳动持家应当给予肯定，并表示尊重和感谢，这同样可以提高老年人的自信和自我认同感。

（二）老年人活动的意义

现代医学认为："生命在于运动"。生物学的观点："用进废退"，即经常使用的器官和系统就发达起来，不用的器官或系统会因废用而逐渐退化。

老年人的活动可以是一般的家务劳动也可以是体育运动。劳动和运动可以改善各器官和系统的功能，促进新陈代谢，延缓器官的衰老。坚持劳动和运动，可延衰益寿对保持和增进身体健康有很大的功效。老年人的机体结构和功能随年龄的增长而发生退行性变化，但仍有提高和改善的可能性，适当的运动和劳动使老人机体功能得到改善和增强，减慢、减轻老年人退行性进程。一些人认为体力劳动者不需要体育锻炼，这是错误的。体力劳动不能够代替体育锻炼。因为劳动仅是部分肢体参加的紧张性、强直性运动；体育锻炼是全体关节、肌肉参与的协调性运动。

（三）适合老年人的运动项目

老年人生理、组织结构退行性改变，各器官功能减弱，如神经系统反应慢，协调能力较差；心肺功能明显下降；肌肉萎缩，肌力减弱等。由于上述改变，适合老年人的运动项目应动作缓慢柔和，能使全身得到活动，活动量易于调节又简便易学。适合老年人的运动项目有：

1. 步行　步行是最简单、安全的运动，世界卫生组织将步行列为世界上最好的运动项目。美国三所大学联合进行的一项大规模调查表明，老年人坚持散步对健康有益，特别是每天散步超过 2.4 公里的老年人，心脏病发作的危险会降低。

步行锻炼可分为两种：一种是速度较慢的普通散步，一般速度是每小时 3～4 公里，每分钟 60～90 步；另一种是速度稍快的步行锻炼，一般速度可在每小时 5 公里以上，每分钟 90～120 步以上，这种速度较快的步行往往用于增强心脏功能和减轻体重。

2. 慢跑　慢跑能使全身得到活动，对心肺锻炼作用大，且速度可控制，是老年人健身的好项目也是防治老年人肌肉萎缩的有效方法。

开始练习慢跑的老年人速度一定要慢，从短距离开始，逐步适应并增加距离，或者从走跑交替开始，逐步过度为慢跑。慢跑开始时可隔天一次，适应以后逐步过渡到每周 4～5 次直至每天进行。

3. 太极拳　太极拳是适合老年人生理特点而又安全的运动，尤其适合体质弱及患有慢性疾病的老人。它的价值在于：保持较好的柔韧性和骨关节系统健康，预防骨质变性和关节僵硬的发生。

练太极拳时要注意：①动作柔和、体态舒展；②呼吸匀长、自然，不要憋气；③思想集中，形意相合。

初练太极拳可从简化太极拳入手，学会后早晚各练一次，每次打 1～2 遍，体质好的老年人可进一步学各式太极拳，而体质差或记忆力不佳的老人可学会某些动作后反复练习也能有效。晚上失眠的老人睡前练习 1～2 遍简化太极拳有助入睡。

此外保健体操、气功、保健按摩等也是适合老年人锻炼的项目，体质较好的老年人也可根据爱好及身体条件进行游泳、网球、骑车、登山等活动。

（四）老年人运动的原则

1. 一般可参考"三、五、七"的原则：三是指每天步行 3 公里，每次 30 分钟以上；五是指每周至少运动5次；七是指运动后的最佳心率=（170－年龄）次/分，比如一个55岁的老人其运动后的最佳心率为115次/分（170－55）。

2. 循序渐进，是老年人进行锻炼必须遵循的原则。锻炼时间应从短到长，动作从易到难，运动量一定要从小到大。坚持不懈才对老年人的健康有益。

3. 不参加竞赛性或突击性的紧张项目，避免进行加速、旋转、爆发力强、前倾后仰、低头、过度活动颈部、深弯腰等动作。

4. 活动前充分作好准备，活动后作好整理活动。严格控制活动时间，掌握适当的运动间隙与合理的休息。

5. 锻炼过程中加强自我监测，防止发生意外。最简单的方法就是检查心率。可在运动前后检查脉搏，观察晨脉变化，即在早晨醒后即测脉搏，测出数字与前一天比较，如与前一天相同表示运动量合适，如超过就应考虑运动量过大，经24小时后脉搏跳动尚不能恢复，就应重新考虑运动项目与时间的安排。

6. 锻炼时间和地点的选择，每天锻炼最理想的时间是清晨，早晨空气新鲜宜人，地点最好是距家较近有花草树木的地方。遇到气候变化如：下雪、大风、降温、酷热时，可减少锻炼的时间或停止锻炼，或地点改在室内空气比较流通的地方。

体育锻炼会给老年人的健康长寿带来诸多益处。老年人健身的同时还需健脑，最有效的方法莫过于经常从事一些有兴趣的脑力活动，例如：根据自己的爱好选择读书，阅报，闲暇时也可以写随笔、散文，甚至下棋、搓麻、玩桥牌等均是良好的休闲益智活动。

六、睡眠

（一）建立饮食起居的规律

早在我国古代《素问·上古天真论》中，就提出“起居有常”的养生之法。起居有常，一方面指人要遵守合理的作息制度；另一方面也泛指生活的各项细节也要合乎养生的要求，包括饮食、起居、运动、性生活等。因此老年人更应建立起良好的生活制度。

老年人由于不再有上下班的纪律约束，很多人作息时间放松了，有的晚上看电视到很晚、玩麻将到午夜，有的晨间起床很晚。这种不符合生物钟的起居方式，必然影响饮食的规律。常此下去将加速衰老的进程。因此，老年人退休后仍应遵循在岗时的生活起居方式，按生物钟规律安排自己的作息时间，保证生物钟的正常运转。一般认为，以晨5时起床，起床后进行一小时的户外活动，8时早餐，12时午餐，13时午睡半小时，18时晚餐，21时就寝为好。

老年人需将活动平均安排在一整天，在活动之间要有充足的休息及小睡时间。护理人员可通过对老年人一天中活动的观察，协助他们建立良好的活动、饮食起居习惯。

（二）失眠原因及使用镇静剂注意事项

老年人入睡困难较多见，主要是由于大脑皮层抑制功能减弱和兴奋过程增强所致。常造成老年人失眠的原因是：

1. 精神因素：由于某种原因引起情绪激动，特别是老年人往往对一些事情放心不下而引发焦虑，最易造成短期失眠。此外有些老年人习惯上床后思考一些问题，久之形成习惯而致失眠。

2. 身体因素：老年人常患有多种慢性疾病，如疾病引起的疼痛、咳嗽、瘙痒、呼吸困难和尿频等，均可影响睡眠。

3. 环境因素：老年人对外界环境变化较为敏感，如声音、光线、燥热、以及卧室环境的变化等，住院的老年人在住院期间常表现出对环境改变不能适应而造成失眠。

4. 药物因素：如苯丙胺、咖啡碱、麻黄素、氨茶碱、异丙肾上腺素等均可引起精神兴奋，影响睡眠。此外，茶是兴奋剂和利尿剂，睡前几小时饮浓茶可导致失眠。

大多数老年人选择增进睡眠的方式是服用各种镇静剂。老年人可在医生的指导下进行药物治疗，但最好只作偶然性或短期内使用，否则容易发生依赖性，并且对老年人的食欲和排便产生不良影响。老年人用药剂量宜小不宜大；疗程宜短不宜长；药物宜交替应用不宜固定一种安眠约；不宜与酒类或兴奋药合用。

（三）促进充足的睡眠及护理要点

人体的健康与身体的免疫力息息相关，而决定人体健康的一个重要因素就是保证充足的睡眠。老年人大脑协调昼夜变化关系的松果体萎缩，睡眠节律发生紊乱，难以做到充足的睡眠。熟睡程度差，机体得不到充分的休息，反过来又影响免疫机能，使免疫力不断衰减。鉴于保证充足的睡眠时间，有助于提高老年人的机体免疫力，这就要求老人要调整自己的身心，克服在睡眠问题上的心理障碍，确保每天充足的睡眠时间。

对老年人睡眠的护理首先要作护理评估，评估老年人的一天的活动安排。若一天中大部分时间在静坐或卧床休息或整天坐轮椅，自然可能晚间无法入睡，应指导适当增加白天的活动，做些体力活动、家务劳动或娱乐。每天睡眠总时间也需要评估，由于老年人的睡眠需求增加不著，每晚 7 到 8 小时的睡眠已经足够。老年人应在睡前作到以下几点：

1. 避免睡前过度兴奋：睡前不宜做强度大的活动，不宜看紧张的电视节目和影片，不看深奥的书籍，勿饮浓茶或咖啡。

2. 睡前勿进食：睡前进食，尤其是油腻及糯米类的食物，会增加胃肠的负担，使膈肌上抬，胸部受压，腹部饱胀，易引起多梦。因此老年人晚餐不要太晚，宜少吃。

3. 睡前要放松：老年人睡前在室外空气新鲜的地方慢慢散步半小时，练练太极拳，作作气功，自我按摩一下腰背肌肉，听听轻快的音乐可使心神宁静，对睡眠有利。

4. 睡前热水泡脚：促进下肢足部血液循环，有利睡眠，可使入睡时间缩短。但应注意由于偏瘫或糖尿病而存在肢端感觉障碍的老年人在泡脚时应有人看护，以免发生皮肤烫伤。

5. 睡前一杯水：睡前一杯水可防脑血栓。研究证实，人的血液粘稠度在一天之中不停地变化着，并有一定的规律；在早晨 4 点到 8 点血液粘稠度最高，以后逐渐降低，至凌晨达最低点，以后再逐渐回升，至早晨再次达到高峰值。这种规律性的波动在老年人表现得更为突出。因此医学界普遍认为，晚上饮水的确可以降低血液粘稠度，防止血栓形成，尤其对存在有心、脑血管疾病的老年人，养成睡前饮水的习惯对预防脑血栓的发生会起到一定作用。

6. 睡前排尿：老年人解小便后再上床可避免膀胱充盈，减少排尿次数。

7. 注意睡姿。睡姿以“卧如弓”为佳，尤以右侧卧为好，可利于肌肉组织松弛，消除疲劳，帮助胃中食物向十二指肠方向推动，还能避免心脏受压。右侧卧过久可调换为仰卧。舒展上下肢，将躯干伸直，勿将手压在胸部，不宜抱头枕肘，双下肢避免交叉或弯曲，全身肌肉尽量放松，保持血液循环通畅，呼吸自然平和。

8. 卧具的选择。由于老年人易发生骨关节疾患，应避免过软床垫，以木板床为宜。上垫床褥，宜柔软、平坦、厚薄适中，太厚易引起过热出汗，过薄则易受凉。被子、床单、枕头均须整洁，使人感到舒适。枕头应松软些，其高度以侧卧时头部与躯干保持水平为准。合适的床铺和枕头有利于老年人的休息，反之，不仅影响睡眠，还可能诱发或加重腰痛和颈肩痛。

老年人睡眠中的注意事项

1. 睡眠型态的改变，可能是老年人其他问题的先兆。虽然早起对于老年人较为常见，但是突然的早起或是失眠，则可能是情绪紊乱的表现；心脏或呼吸系统的疾病也可导致睡眠紊乱；夜间躁动不安及意识混乱可能是服用镇静剂产生的不良反应；夜尿次数增加可能预示糖尿病、高血压、肾动脉硬化等发生。因此护理人员在评估睡眠状况时，需要同时注意睡眠型态变化。

2. “睡眠呼吸暂停综合征”的护理：老年人睡眠多有鼾声。有鼾声时会伴有20秒或更长时间的“无呼吸期”。如果睡眠时一夜间无呼吸次数在30次以上，则称为“睡眠呼吸暂停综合征”。此征多见于肥胖、慢性阻塞性肺疾患和冠心病患者。这些老人如发生“睡眠呼吸暂停综合征”，可诱发猝死。对此护理时要靠近床头，仔细观察老年人的口鼻呼吸气流（如气流小，可用一棉絮放置在鼻孔前做提示物）。“睡眠呼吸暂停综合征”发生时可仍有胸腹肌呼吸运动，但无口鼻气流。要同时注意面色和心率，防范猝死。对于有鼾声和高度肥胖者，或伴有慢性阻塞性肺疾病患者，不要轻易服用安眠药或安定药，以免诱发“睡眠呼吸暂停综合征”。

七、独处与社交

（一）独处与社交的益处

周期性的独处与社交活动可以促进人们的成熟和增加满足感。社交活动为人类提供了情感疏散和交流的空间，使人们保持与主流文化和思想的统一和谐；独处则使我们远离社会多重的压力和刺激，借以休息和思考问题、重新确立自我。

短期独处对大多数老年人都是重要的。老年人生活在社会中，不断受到许多刺激与应激，独处则提供了一个休息与思考的机会。周期性的独处对老年人还具有治疗的意义。早期无法释怀的感受可能会在此时获得解决，而使个人达到自我满足。经过回忆、评价早年生活的方向与成就，老年人可由此找到对生活的满足感，得以弥补目前所面临的失落感。同时他们也可以产生对自我及他人的新观点和认识。

每天应给老年人留出一段不被打扰的时间。此期间无所是事的老人可以从事“心灵工作”；护理人员应给予尊重，不要打扰，使老人得以回味、思考既往生活。建议安排舒适的环境，如休息室、安静卧室，且保障隐私和尊重。

（二）社交的障碍及护理

随着机体的老化，人的视力减退，听觉迟钝，动作反应迟缓，记忆力下降，各种慢性疾病也随年龄增加而缠身。老年人出现外出困难，与他人交流受到阻碍，看电视、听广播时也将面临困难，生理衰老影响他们与社会和家人的接触，老年人在心理上容易产生抑郁、烦躁和孤独感。另外，老年人患慢性残疾，也能引起心理障碍。老人可因失去生活自理能力，成为家人累赘而失去生活的信心及生存的愿望，也易出现焦虑、抑郁心情或老年性精神疾病。

1. 老年耳聋：沟通能力是社交活动中的基本要素，感知障碍的老人在社交活动中必然受到限制。老年耳聋是老人常见的问题，可导致对话语听不见或曲解。老年人对这种沟通障碍非常清楚，因而会有意识地逃避面对的状况，例如主动不参与朋友、家人的聊天；另一方面，其他人也会减少与他们的交流，听觉的缺损还会影响到电话的交谈，如此则更加限制了他们与社会交流的机会。面对老年人的听力问题，首先应当通过专业评估，包括听力测试，评价存在的问题并给予处理和矫正。

助听器可以协助某些听力异常者矫正听力问题，并引导老年人重新回到社交圈，听力的测试可决定是否通过助听器能改善听力，但不是对所有听力减退者均有效。老年人绝不可以在没有经过任何医学检查且没有医嘱的情况下自行购买助听器。因此，护理人员应当教育老年群体及其社会家庭了解助听器的使用情况。即使在专科医生的指导下买到合适的助听器，在使用方面仍有很多问题需要学习。如果助听器使用不当，常造成声音变质，最终使老年人拒绝使用。对开始使用助听器的老人应当给予支持，指导老人逐渐加长每天的佩带时间，直至适应为止，并告诉其在嘈杂的环境中，如商场、车站等地应避免使用。另外助听器也要定期检查测试，确保耳罩区不被耳垢堵塞，及电池有电。

若助听器无法矫正听力减退，则说话时应尽可能的简洁、清晰、面朝向对方，以较低频率但能听得见的音量说话，避免高声喊叫，因为这样提高了声音的频率，会加重老人的听力障碍。和老人沟通时可以将手掌合成环状对准听力稍好的耳朵，直接向内说话，另外可以运用非语言沟通技巧如肢体语言、图片或指出所说的具体事物，这些都会有利于沟通。

家人及护理人员应当给听力障碍的老人创造良好的交流环境和沟通的多种渠道，而不是简单地不与老人交流或尽量的少交流。

2. 老年视觉障碍：在社交沟通中，视觉能力也相当重要。大部分老年人都不同程度地存在视力问题，需要配戴矫正镜片。视力的限制同样会影响沟通，因为与语言交流同样有重要意义的面部表情和身体动作，可能会因视力问题而未被注意到或是误解。另外，由于视力减退无法独立阅读及书写，通过报纸、信件获得信息及通过玩牌或其他游戏参与社交的活动都受到限制。

针对视力缺陷，首先应请眼科医师做彻底的检查，其中包括眼压的测定。每年应至少做一次眼科检查，这样不但可以了解视力的变化和镜片的矫正效果，还可以早期发现一些问题，如白内障、青光眼等眼科疾病。护理人员为弥补老人视力缺陷，说话时应当面朝向对方，并夸大面部表情及肢体动作。此外，房间内亮度的增加尤其重要，但必须是以多方位、间接、柔和的光源代替单一、耀眼、明亮的光源。可给老人选购一个合适的放大镜，用于读书看报，但必须同时提醒老人使用放大镜时间不可过长，否则易引起头晕等不适。

3. 其他：除了感知障碍影响了老人的社交活动外，老年人由于身体功能降低，精力较差，关节的疼痛、僵硬及其他不适，尿频与尿失禁等常使老年人不愿参与社会活动。外表的改变所造成的自我形象的紊乱，也会影响其参与社会活动的积极性。虽然这类问题是不易去除的，但是护理工作可以协助减轻参与社交限制。让老年人知道他们的许多障碍是自然老化的一部分，且是正常的自然规律，从而促进其参与社会活动。

护理人员可以应用老年护理知识及护理工作来促进老年人的社交活动。护理工作者首先了解老年人的每日作息规律，并尽可能保存精力并扩大社交机会。药物的给予应当有计划，务必使老人在参与社交活动时，止痛剂药效发挥较大作用、安眠药已被排出、利尿剂作用高峰已过，以及缓泻剂不会开始作用。在参与活动前安排饮水、入厕以减少口干、溢尿的恐惧心理，在活动中还应安排休息时间以便入厕。如果有效地控制了这些细节，通常可以增进老年人有效的社交活动。

八、性需求

（一）老年人性反应的特点

老年人存在性生活，但是随着生理功能的衰退，性生活已逐渐减少，同时个体差异极大，影响因素复杂，加上社会、文化、伦理及习惯等的压力，使一些老人的性生活不正常。

老年男女生殖力衰退，主要受激素的支配。男性性功能低下发展缓慢。50 岁以后随年龄增加而精子产生减少，睾丸分泌的睾酮在 20 岁前后达高峰，以后随年龄增加有所下降；女性一般为 50 岁左右绝经，卵巢对促性腺激素的敏感性下降。

老年人与年轻人的性生活不同。Masters 与 Johnson 指出：性反应及性高潮的频率会因年老而有下降的趋势。老年男性的性功能变化主要表现在勃起、冲动、射精速度较缓慢，有些老年人每次性交，没有射精发生，但可得到性满足，无反应期也随年龄增加而有所延长；老年女性最普遍遇到的问题是阴道粘膜萎缩，阴道润滑作用减弱，有性交痛的现象，阴道膨胀力减少，阴道壁亦较薄。但这决不意味着性欲的必然减退和获得性高潮的能力丧失。老年人性生活要求有更好的适宜条件，如稳定愉快的心理情绪及良好的隐蔽环境。若出现小的干扰可能产生较大的影响。

老年人的性行为，基于情感的冲动，需要拥抱与被拥抱，需要表达情感和接受别人的情感或向异性倾吐心情。这些性行为可以通过性活动而得到满足，不一定需有性交的出现。而且这些性活动不随年老而衰退。相反，老年人有较多的休闲时间和舒适隐蔽的环境，酿成性活动的机会较以前有所增加，反而可以享受新的性乐趣。

（二）性需求影响因素及护理

1. 心理障碍

心理因素对老年人性生活有很大的作用。心理障碍来自多方面。社会习俗对心理障碍有较大影响。我国旧的道德观念一般认为老年人尤其是老年女性无正常性功能和没有性行为才是“品德好”的表现，具有性欲望及性活动是不正派的行为。另外，如果老年人有性伴侣，但性伴侣对性不感性趣，并对他们的求爱予以拒绝甚至讥讽，则心理障碍更加严重。当一系列的心理障碍产生后，他们不再愿意或已不能进行性活动，而造成性功能不必要的丧失。护理人员应当协助教育各年龄层次的老年人，了解晚年性生活的实际情况及意义，使之正确认识和对待。

老年男性偶尔无法勃起是很平常的，且勃起极易因干扰而消失。然而这种情况会使老年人认为他们已失去性能力，即突发性无能导致产生将要永久失去性能力的焦虑和恐惧，而这种焦虑又将再次干扰勃起的能力，形成恶性的循环。护理人员最好在这类状况发生之前对老年群体进行性知识的教育，让其了解到偶尔的性无能并非异常或代表其已经不能再有性活动，公开地讨论及有威信的专家的讲座都会有助于老年人错误观念的转变。

2. 身体障碍

在许多病理状况下，如前列腺疾病、会阴部的感染、子宫脱垂、膀胱脱垂、心脏血管及呼吸系统疾病、糖尿病等都会在老年期影响性生活。但多数是可治疗的。全面的评估是协助老人面对这些问题的重要方法。对年轻人有意义的治疗活动对老年人同样有益，包括阴茎弥补术、润滑剂、手术及性咨询。

3. 药物

老年人服用的某些药物会影响勃起、性冲动、性高潮、射精。这些药物有：氯压定（降压药）、胍乙啶（降压药）、利血平（降压药）、镇静药、噻嗪类利尿剂、抗抑郁药。护理人员应当让老年人了解这些药物对性功能可能造成的结果，当出现性功能异常时，应回顾所服用的药物，若条件允许，最好采用非药物治疗方法或是换用其他对性功能无影响的药物。

护理人员对老年性需求的了解、尊重及鼓励是非常重要的。他们可以运用多种方法来协助增进老年人的性生活。通过知识讲座有关老年人的性生理特点，使各年龄层的老人了解到老化过程对性行为的影响。在护理评估过程中全面评估，包括性生活的生理、情绪、社会因素等，尊重老年人的性生活，并针对问题给予解决。

总之，全社会都应当正确对待老年人的性生活。性激素是延缓衰老的物质基础。老年人有正常而持久的性功能正是健康长寿的好预兆和促进老年人精力充沛的重要侧面。应当满足丧偶老人的再婚要求。全社会正确对待并开展老年人之间的有益、多样化的社交活动，不可任意干涉老年人的正常生活。了解老年人在性医学上存在的苦衷、无知和偏见，帮助老人树立正确的性观念，增进老年人的性生活。

（三）老年人的性生活卫生

老年人性生活要注意卫生，主要是适当节制性生活；在疲劳、酒后、情绪焦虑等情况下不要过性生活；以及患病时性生活的注意事项等。

1. 老年人性生活要有节制　健康老年人性生活过度将影响身体健康。我国古代医学家孙思邈曾言："恣其情欲，则命同朝露也。"是说纵情于色，不自控制，将会损害健康，导致未老先衰，甚至夭亡。由此可见，老年人的性生活一定要有节制，才能健康长寿。

2. 老年人性生活要有所禁忌　老年人的性生活应当审慎，有所禁忌，要知所忌而避之。酒足饭饱、极度疲劳、情绪焦躁、悲哀状况下最好不过性生活。

3. 老年病人性生活注意事项　老年病人尤其是患有心血管系统疾病患者要注意性生活卫生。性生活既是精神活动也是体力活动。性生活会使心肌耗氧量增加，加重心脏负荷。老年冠心病、高血压患者有可能承受不了性生活的活动强度，从而诱发心律失常、心绞痛、心肌梗死、脑出血等。当然患有冠心病的老人并不一定要禁止性活动，但是应当持以慎重的态度，当出现心绞痛时，应立即停止房事，房事后出现心律失常或心功能衰竭时，则应禁止性生活，并及时就医，在医生的指导下逐渐恢复体力活动。

（李湘萍）

第三节　老年人用药护理

一、老年人药物吸收、分布、代谢及排泄特点

（一）药物吸收　老年人胃粘膜处于缓慢萎缩改变，胃酸分泌减少，使药物溶解度降低，胃肠道血流量减少，65 岁老年人胃肠血流量减少约 40%，胃排空时间延缓，肠蠕动减慢，药物在胃肠道停留时间延长，从而使药物吸收时间延长。

（二）药物分布　一般老年人体液减少，脂肪增加，例如一般男性老年人脂肪从占体重 18%增至 36%；女性老年人脂肪从 33%增至 48%。以上情况影响老年人药物在体内的分布。水溶性药物（扑热息痛、安替比林、乙醇等）在老年人组织中分布会减少，血药浓度会增高；脂溶性药物（利眠宁、安定、利多卡因等）在老年人组织中分布增多，且作用持久。

（三）药物代谢　药物代谢主要场所是肝，老年人肝重量减少，有功能肝细胞数量减少，肝血流量减少，60 岁以上老年人肝血流量减少 40%～45%，肝合成蛋白质能力及肝微粒体药物代谢酶活性均降低，上述改变影响经肝代谢的药物灭活或活化。例如奎尼丁、西咪替丁、苯二氮䓬类、普萘洛尔、利多卡因、巴比妥类等随增龄而代谢降低，药物血浆半衰期（$t_{1/2}$）延长，药物易在体内蓄积而产生毒副作用。此外，结合型药物是指与血浆蛋白结合

后，生物活性丧失的药物，对老年人肝合成蛋白质能力降低，致使药物与血浆蛋白结合下降，结果使结合型药物减少，而游离型药物增多，血药浓度增高，故易引起药物中毒。老年人使用的药物，若主要经肝脏代谢，则应减少剂量，一般约为青年人用药剂量的 1/2 左右。

（四）药物排泄　大多数药物是从肾排出，由于老年人随增龄肾血流量、肾小球滤过率、肾小管分泌和排泄功能均降低，故老年人体内药物消除缓慢，血浆半衰期延长，如地高辛、别嘌呤醇、普鲁卡因酰胺、氨基糖苷类抗生素、头孢菌素类抗生素等。

二、老年人用药原则

（一）选药原则、剂量与剂型　老年人患病后必须用药者，选用药物种类要少，最好不超过 3～4 种；有相同作用或相同副作用的药物应避免合用，以免药物相互作用而产生不良反应。如镇静药、抗抑郁药、血管扩张药、降压药、利尿药均可引起体位性低血压反应，同时应用可增强反应导致严重不良副作用。

原则上老年人用药剂量应低于中、青年人，中国药典规定 60 岁以上老年人只用成人量的 3/4 或 1/2。老年人对药物反应个体差异大，要根据个体健康情况，疾病轻重及体重等酌情给予用药剂量。选择适合老年人的药物剂型，不宜用片剂、胶囊剂者可选用液体剂型。老年人使用缓释剂应小心，原因是老年人胃排空变慢、肠道运动减慢，可使药物释放增加而产生不良反应。

（二）提高老年人遵医嘱用药水平　老年患者是否遵医嘱用药，可直接影响药物疗效，据统计 75 岁以上病人有近半数患者不能按医嘱规定用药。分析原因可能与对医嘱理解不清楚、记忆力减退忘记服药、视力听力减退导致用药错误、患多种疾病用药多等因素有关。为提高遵医嘱用药水平，对老年患者应简化用药，减少用药种类用药次数，对患者及其护理者说明正确用药方法，并将药品标签用大字标出，注明用法用量。

（三）合理使用保健药物　老年人服用保健药物目的是增强体质、预防疾病、促进老年期健康，而保健药品合理应用是极为重要的。目前市场销售保健药品种类太多，由于我国经济发展，人民生活水平不断提高，社会盛行为老年人提供各种保健药品，大致分为蜂产品制剂、滋补强壮中药类、维生素类及微量元素等。老年人在选用保健药品时，应根据药理试验结果和临床疗效评价结果，特别是对 60 岁及以上老年人药效的评价，最好能在医生指导下，适当服用保健药品，才会获得保健效果。老年人适量补充维生素类如维生素 E、维生素 C 等都是有益的。

三、老年人常用药物不良反应及预防

（一）催眠、抗焦虑药物　本类药物中最常用的为苯二氮䓬类药物，小剂量能减轻或消除焦虑不安、紧张及恐惧，对各种原因引起的焦虑症均有显著疗效，中等剂量有明显镇静、催眠作用。常用药物有安定、利眠宁、硝基安定、艾司唑仑（舒乐安定）、阿普唑仑（佳静安定）、海洛神及舒宁等，目前临床选用催眠药物多为舒乐安定。本类药物口服后很快吸收，主要由肝脏代谢，最后由肾排出。

不良反应　治疗剂量时常见轻度头晕、乏力、困倦、口干、腹泻、便秘及视力模糊等；大剂量可导致共济失调、意识障碍、精神错乱，严重时可引起昏迷、呼吸抑制。老年人由于肝肾功能减退，对苯二氮䓬类药物敏感性增高，其血药半衰期常明显延长，一般临床经验认为老年人应用中枢神经抑制药，其剂量仅为青年人的 1/2。

（二）强心剂　临床应用最多为洋地黄类药物，主要治疗急性、慢性心功能不全患者。作用机理是加强心肌收缩力，心搏出量增多，心率减慢，使心室舒张期相对延长，增加冠状动脉回流。常用药物有静脉注射制剂西地兰，口服制剂地高辛。地高辛大部分以原形经肾排出，地高辛清除率与肌酐清除率呈线性关系，有关报道老年人平均地高辛半衰期为70小时，较中、青年30～40小时高1倍，且临床发现老年人地高辛中毒者明显增多，这与老年人肾功能降低、肾血流量下降及心肌退行性改变有关。一般认为老年人应用地高辛要慎重，对非急性心衰者地高辛为0.5mg/d，4～5天后改为0.125mg/d维持剂量，但应注意老年人个体差异很大，临床应用一定强调个体化，找出适合老年人自己的用量是极重要的。住院病人应监测地高辛血浆浓度。

不良反应　即洋地黄中毒表现有：食欲不振、恶心呕吐，视力障碍、黄视绿视及各种心律失常，常见为室早、二联律或心室率突然由慢增快至120次/分以上，或低于60次/分，发现以上任一情况都应立即向医生报告，以便及早处理。

（三）利尿、降压药物　利尿药直接作用于肾，促进肾排出过多水和电解质，使尿量增多，临床多用于治疗各种水肿、心功能不全及高血压，常用利尿药有呋塞米、氢氯噻嗪及保钾利尿剂等，呋塞米作用强且迅速而短暂，多用于严重水肿、急性肺水肿、脑水肿等；氢氯噻嗪是临床经常使用的口服利尿药和降压药；保钾利尿药包括螺内酯及氨苯蝶啶。

不良反应　呋塞米、氢氯噻嗪用量大或长期使用常易使老年人发生低血钾及低血容量。氢氯噻嗪与洋地黄类药同时使用治疗心衰时，当发生低血钾时更易诱发洋地黄中毒，故应注意补钾或与保钾利尿剂合用，以防发生低血钾。低血钾的表现为腹胀、肌无力、恶心呕吐等，有此情况应向医生报告且及时查血钾；另外，老年人对体液调节功能逐渐减退，口渴中枢不够敏感，易致摄入液体量不足，更促进低血容量发生。低血容量易致低血压，可造成全身重要脏器供血不足，甚至发生功能障碍。呋塞米、氢氯噻嗪可使尿酸排出减少，易引起高尿酸血症；氢氯噻嗪可抑制胰岛素分泌及葡萄糖利用，且使血脂升高，长期用药应监测血尿酸、血糖及血脂，对痛风患者禁用该类利尿药，糖尿病、高脂血症患者慎用。

目前降压药发展迅速，根据个体情况可单用或联合应用各类降压药。

临床常将氢氯噻嗪作为基础降压药，作用缓和，适用于轻、中度高血压，尤其是老年期收缩期高血压者，可单独用或与其他降压药配合应用。不良反应同利尿剂。

钙拮抗剂常用药硝苯地平已广泛被应用于高血压治疗，通过对心脏负性肌力、负性频率及舒张血管平滑肌，使血压下降，不易引起体位性低血压，同时对冠脉有较强扩张作用。由于反射性引起交感神经兴奋，致窦性心动过速，故可抵消抑制心肌作用。口服吸收快，15分钟生效，1～2小时达最大效应，持续作用6～8小时，经肝代谢主要由肾排出。适用于老年期高血压或伴心绞痛者，老年人肝、肾功能降低，故需小量使用，如每次10mg，每日2～3次为宜，但要监测血压变化，进行药量调节。不良反应：常见头痛、头晕、面部潮红，久用可致水钠潴留。

血管紧张素转换酶抑制剂（ACEI）是近年进展最快的一类药，降压作用是由于使血管紧张素Ⅱ生成减少，致血管扩张，血压降低。常用药物有卡托普利、依那普利、氯沙坦钾等，本类药作用强、疗效高，不产生体位性低血压，长期应用对脂肪、糖代谢无不良影响，口服易吸收，24小时内92%以上药物由尿排出。老年人应从小剂量开始一般为12.5mg，每日2～3次，饭前1小时服用，避免食物影响其吸收，监测血压调整剂量。不良反应：干咳发生率10%～20%，还有皮疹、头晕头痛、大便次数增多、肾功能低下者可引起血钾升高，上述反应停药后可消失。

β受体阻滞剂降压作用缓慢，1～2周内起作用，降压原理目前认为主要是心肌收缩力减弱，心率减慢，心输出量减少，及去甲肾上腺素释放减少，使血压下降。适用于轻、中度高血压病或伴心律失常、心绞痛者。常用药有普萘洛尔、阿替洛尔（氨酰心安）等，氨酰心安口服吸收快，85%～100%以原形由尿排出，血浆药物半衰期为6～8小时，老年人可延长达22小时，故老年人用药需适当延长给药间歇期。不良反应为易诱发、加重心衰，故心衰者不宜使用；易诱发心动过缓。

老年人高血压，约半数以上以收缩压升高为主，部分老年人高血压是由中年高血压病延续而来，老年人压力感受器敏感性减退，调节血压功能稍差，易造成血压波动及体位性低血压，特别在使用降压药物治疗时，一定要严密监测血压，嘱患者变换体位要缓慢。高血压病老年人需终身治疗，包括非药物及药物治疗。

（四）硝酸甘油　老年心绞痛者舌下含服吸收迅速，2～3分钟生效，4～5分钟达血药浓度高峰，持续时间10～45分钟，主要在肝脏代谢，肾排泄，药效维持24小时，舌下含服0.6mg，适用于心绞痛发作时。老年人肝肾功能减退，故硝酸甘油作用明显增强，剂量不宜过大。

不良反应　血管扩张作用可引起血管搏动性头痛、头晕、皮肤潮红，一般用药数日后自行消退，还有血压下降，心动过速，偶有体位性晕厥。

硝酸甘油片剂主要口含，不能吞服，有效期6个月，注意到期应更换，否则失效，青光眼者慎用。

（五）糖皮质激素　老年患者应用糖皮质激素类较年轻患者更易出现消化性溃疡、出血和穿孔，易致骨质疏松症，延缓创伤愈合，故老年患者使用时应特别重视该类药物不良反应的观察。

（六）降血糖药物　包括胰岛素和口服降糖药。胰岛素常用的有速效及长效胰岛素，分别于餐前半小时及早餐前1小时皮下注射。胰岛素促进糖、脂肪、蛋白质代谢，使血糖降低。多用于1型糖尿病及2型不易用口服降糖药控制者。口服降糖药常用类型有磺脲类及双胍类，常用药甲苯磺丁脲（D-860），格列齐特（达美康）、格列本脲（优降糖）均有刺激胰岛β细胞分泌胰岛素功能，适用于2型轻、中度糖尿病患者。D-860餐前数分钟服用，持续作用6～12小时，优降糖作用比D-860强，口服吸收快，作用持续24小时，上述药物均在肝内代谢，肾排出。

不良反应　低血糖反应常由胰岛素过量、进食不足、运动过度引起。表现为饥饿感，软弱无力，出汗心悸，严重者致昏迷死亡。嘱病人注射胰岛素必须与饮食配合好，运动时随身带糖果，且不要剧烈运动。胰岛素可引起轻度皮肤过敏，偶见过敏性休克，反复注射部位皮下组织可出现红肿、硬结、脂肪萎缩。格列齐特副作用最小，很少发生低血糖，而D-860、优降糖对磺胺类药物过敏者禁用，降糖作用明显，易发生低血糖，若与β受体阻滞剂合用更易发生低血糖。老年人肝肾功能减退，尤易发生低血糖，故老年患者应随身携带糖果。

（七）氨基糖苷类抗生素　包括庆大霉素、链霉素、卡那霉素、丁胺卡那霉素及新霉素等，该类药主要通过抑制细菌蛋白质合成发挥作用。低浓度呈抑菌作用，高浓度为杀菌作用，肌肉注射吸收迅速，在体内血药半衰期为2～4小时，大部分以原形由肾排出。本类药主要用于革兰阴性细菌感染。

不良反应　①耳毒性　易损害第八对听神经，链霉素、庆大霉素先影响前庭功能，出现眩晕恶心，如不及时停药，继之出现耳鸣耳聋，则不易恢复。卡那霉素耳毒性较大，易致难以恢复的神经性耳聋。老年人听力原本易减退，感觉迟钝，加之肾功能减退，则更易出现耳毒性副作用，应严密观察病人有无眩晕、耳鸣，及时发现及时向医生报告。②肾毒性　本类药对肾有损害，可引起蛋白尿、血尿等，停药后一般可恢复。新霉素毒性强，目前已少用，卡那霉素、庆大霉素、链霉素三种药物肾毒性依次递减，但用药超过5天，应常规作尿液检查。

（姚景鹏）

第四节　老年人生活自理及生存质量的评价

一、生活自理及生存质量的概念

（一）生活自理的概念

我国已进入老龄化社会，老年人健康问题是目前面临的重大问题，而老年人生活自理能力是衡量老年人健康状况的一个重要方面，对制定老年人社会保障制度，合理利用卫生资源具有现实指导意义。所谓生活自理是指个体为维持自身的生命、健康和幸福而需自我着手进行的一些活动。老年人随着年龄的增长，生活自理能力会逐渐下降，尤其是70岁以后，因此护理工作者应重视老年人生活自理能力的评估。

（二）生存质量的概念

生存质量（Quality of Life，QOL）是在生物、心理、社会医学模式下产生的一种新的健康测量技术，最早提出时是一个社会学概念。早在1929年，美国学者Ogburn Willam F就对这方面的研究表示了极大的兴趣，而生存质量作为一个研究领域的兴起则是在20世纪50～60年代，到70年代末期后生存质量方面的研究在医学领域中备受瞩目，出现了与健康相关的生存质量（Health-related Quality of Life，HRQOL）的概念，从80年代起至今关于生存质量的研究又形成了新的热潮。虽然对生存质量的研究迄今已经有50年左右的历史了，但对于生存质量的内涵至今在学术界仍存在争议。1993年世界卫生组织生存质量研究组将生存质量定义为不同文化和价值体系中的个体对与他们的生存目标、期望、标准以及所关心的事情相关的生存状况的感受。这一概念内涵广泛，它包含了个体的身体机能、心理状况、独立能力、社会关系、宗教信仰与精神寄托和生活环境6个方面的内容。在世界卫生组织对生存质量的定义下，生存质量主要是指个体的主观评价，而且这种主观的自我评价是根植于个体所处的文化和社会环境之中的。在此基础上，中华老年医学会将老年人生存质量定义为60岁及以上或65岁及以上的老年人群对自己的身体、精神、家庭和社会生活满意的程度和老年人对生活的全面评价。

生存质量作为一种新的健康测量与评价技术主要有以下几个特点：

1. 生存质量是一个多维概念，包括身体机能、心理功能、社会功能等方面。

2. 生存质量既测量健康不良状态，又反映健康良好方面，不象过去的健康测量指标如患病率、死亡率等仅反映健康不良方面的存在，其健康测量范围增大了。

3. 生存质量评定更注意疾病造成的后果，即更注重对疾病所造成的躯体功能、心理状态及社会功能的改变的测量，而不仅仅是疾病本身。

4. 生存质量是一个主观的评价指标（即测量被评价者的主观体验），应由被测试者自己评价，而客观的物质条件会影响个体的主观感受，因此对于客观指标的测量仍是重要的。

5. 生存质量是有文化依赖性的，必须建立在一定的文化价值体系中，因此在应用国外量表的时候一定要做翻译和回译，并做文化调试，检验新量表与源量表的等价性。WHOQOL－100（WHO Quality Of Life scale-100）是由世界卫生组织组织20多个国家和地区共同研制的跨国家、跨文化并适用于一般人群的普通性量表，其中文版在中国的使用具有较好的信度和效度。

6. 生存质量评价既可反映个体生存质量高低，又可反映群体健康状况。

二、老年人生存质量测定内容

20世纪90年代以来，许多老年学家、社会学家和心理学家开展了老年人生存质量研究，对生存质量的测定内容进行了统一，较公认的是以下四个维度：躯体健康维度、心理健康维度、社会功能维度、综合评价指标。

1994年10月中华医学会老年医学学会流行病学小组会议建议在全国有条件的地区进行老年人生存质量调查，并推荐了调查内容和评价标准，在此仅作简单介绍，内容如下：

（一）健康状况的评定：包括是否患有急慢性疾病，有无症状；视力、听力如何，是否影响日常生活；日常生活活动功能如何，是否需要他人照顾；智力如何，有无抑郁情绪等。

（二）生活习惯的评定：有无烟酒嗜好；睡眠情况；参与劳动及运动情况；参加文娱活动情况；生活是否规律等。

（三）日常生活功能的评定：生活自理及日常生活活动能力如何，包括吃饭、穿衣、修饰、上下床、入厕、沐浴、锁门关窗、出门坐车、上街购物、管理钱物、去医院看病、上下一层楼及行走250米等。

（四）家庭是否和睦。

（五）居住条件的评定：包括住房面积、与谁同居、住房的条件（包括供水、供暖、浴室、卫生间、厨房有无煤气等）、住房周围的环境（包括是否安全、噪音污染情况、空气污染情况等）。

（六）经济收入情况。

（七）营养状况的评定：体重是否正常；是否偏食；三大营养素比例是否恰当；进食是否定时、定量等。

（八）心理卫生评定：是否经历了离退休、本人或配偶患病、丧偶等33项生活事件。

（九）社会交往情况的评定：与家人、亲友、邻居等交谈和交往的频度，参加各种集体活动的频度。

（十）生活满意度评定：为自评项目，包括对经济情况、吃穿、居住、夫妻生活、文娱体育、子女孝顺、家庭和睦、身体健康、医疗保健、家庭生活、人际关系等项目的满意程度的自评。

（十一）体能检查：包括身高、体重、血压、视力、听力、牙齿、躯体活动能力等的测量。

（肖菊青）

第五节　老年人护理评估

老年人由于在生理功能上的衰退，听觉、视觉方面的缺损以及认知功能方面的改变，接受外界信息的能力和沟通能力均会有所下降，因此护理人员在为老年人做健康评估和采集病史的过程中，应熟练运用语言和非语言的沟通技巧，通过细致的观察、询问、体检等获得正确的主客观资料，从而正确地评价老年人的健康状况及功能状态。

一、生理健康评估

由于老年人机体老化和患各种慢性疾病的比例较高，因此对老年人进行躯体健康评估时除了要评估其生理功能及疾病本身外，还要对日常生活功能即自理程度进行评估。

（一）躯体健康状况评估

健康状况评估的重点是确定老年人的身体机能出现了哪些变化，包括正常生理功能衰退和疾病所致的健康问题。

1. 病史

目前不适的表现、这些不适发生的频度、强度及相关因素，患有哪些急慢性疾病、患病年限和起病时间、疾病严重程度、治疗情况、对日常生活活动能力和社会活动的影响；既往史，手术、外伤史，食物、药物、花粉等过敏史等。

2. 生活形态和环境评估

饮食、睡眠、运动、排泄、性生活形态如何；过去参与日常生活活动和社会活动的能力如何；有无不利于健康的嗜好，如吸烟、大量饮酒等；生活是否规律。环境评估包括物理环境和社会环境，主要包括住房条件、居住地区环境如何，经济状况如何，配偶、子女或其他亲戚健康状况，与配偶、子女、孙子女的关系如何等。

3. 体格检查

体检时应注意：保暖，防止受凉；尽量让老年人选择舒适的体位，防止受伤，避免让老年人过度疲劳。评估内容如下：

（1）体温、脉搏、血压、呼吸。

（2）意识状态、营养状况、体位、步态与动作的协调性。

（3）皮肤粘膜的色泽、温度、水肿、弹性、出血、皮疹和受损情况。

（4）全身浅表淋巴结尤其是颈部、锁骨上和腋下淋巴结有无肿大。

（5）视力、听力、感知觉、口腔黏膜、气味、牙齿、齿龈和义齿。

（6）颈部活动度，甲状腺和颈静脉状况。

（7）乳房有无肿物。

（8）呼吸音、啰音、心音、心律、杂音、腹部外形、有无压痛、肿块和肠鸣音多少等。

（9）四肢肌肉骨骼有无挛缩变形、活动受限。

（10）采集专科检查如盆腔、直肠和前列腺检查等结果。

一般认为，老年人应 1~2 年进行一次全面的健康检查，有人建议老年女性应每半年检查一次乳房，包括乳房 X 线照相，每年进行三次大便潜血检查，这样有利于早期发现乳腺癌和结肠癌。

（二）自理功能状态评估

自理功能状态是否完好在很大程度上影响着老年人生存质量的高低，由于机体衰老和各种慢性疾病的影响，老年人常会丧失某些功能，进而影响其心理健康和社会适应能力。自理功能状态的评估包括：①基本的日常生活活动（activities of daily life，ADL），其中包含了正常人日常生活中所必须完成的活动，如吃饭、穿衣、入厕、修饰、上下床活动等，丧失这一层次的功能即失去生活自理的能力；②工具使用的日常生活活动（instrumental activities of daily life，IADL），反映老年人社会适应能力，包括购物、处理金钱、打电话、做饭、做家务、旅游等内容，失去此层次的功能，则不能进行正常的社会生活；③高级日常生活活动（advanced activities of daily life，AADL），是由 Reuben 和 Solomon 定义的，包括一些与生存质量相关的活动，如娱乐、职业工作、社会活动等，而不包括满足个体保持独立生活的活动。高级日常生活活动能力的缺失一般比基本的日常生活活动和工具使用的日常生活活动能力的缺失出现得早，一旦出现，就预示着更严重的功能下降。

常用的测量工具有：①Lawton 和 Brody 制定的 ADL（activities of daily living）量表，共有 14 个项目，其中上厕所、进食、穿衣、梳洗、行走和洗澡这 6 项反映的是基本生活自理能力，打电话、购物、备餐、做家务、洗衣、使用交通工具、服药和自理经济这 8 项反映的是工具使用的日常生活活动能力。评分分 4 级：完全可以自己做（1 分）、有些困难（2 分）、需要帮助（3 分）、完全不能自己做（4 分）。总分大于 16 分有不同程度的功能下降。ADL 量表主要用于评定被试者的日常生活能力，简便易操作，应用比较广。②PULSES 量表，P 表示躯体健康状况（主要是各种慢性病的患病情况），U 表示上肢功能，L 表示下肢功能，S 指感观部分（包括语言、视觉、听觉能力），E 代表排泄功能，S 代表精神和情感状况，主要用于评价慢性病人和老年人的独立生活能力、预测康复的可能性、评估病情的进展情况等。③BARTHEL 指数，包含 10 个项目，反映进食、上下床活动、驱动轮椅、上下楼、穿脱衣服、大小便控制等，主要用于监测治疗前后独立生活活动能力的变化，体现需要护理的程度，适用于患有神经肌肉和神经骨骼疾病的长期住院的老年人及实施康复治疗的病人。④Katz 的独立生活指数（The Index of Independence in Activities of Daily Living）包括洗澡、更衣、入厕、移动、控制大小便、进食 6 个项目的评定，现用于测评慢性病的严重程度及治疗的效果。

二、心理健康评估

到了老年阶段，老年人常面临离退休、社会地位失落、患各种慢性疾病、身体功能受限、丧偶、亲朋好友去世、经济收入减少、空巢现象等生活事件，因此，在老年期，个体要完成的发展任务主要是：①适应衰老及衰老带来的身心变化，正确对待疾病甚至死亡这一人类生命的自然规律；②适应离退休，尽快完成离退休后的角色转变，建立健康的养老生活方式，培养有益身心的兴趣爱好；③对丧偶有心理准备，能尽快从丧偶的悲伤中解脱出来，适应环境，消除孤独感。当老年人不能有效地应对上述生活事件时就会出现焦虑、抑郁等不良情绪，严重影响着老年人的生存质量。另外，随着年龄的增长，老年人的认知功能也会下降，因此也应包括在心理健康评估的内容中。

（一）抑郁

抑郁是个体失去某种其重视或追求的东西时产生的情绪状态，其显著特征是情绪低落，甚至出现失眠、悲哀、行动受限、自责、性欲减退等表现。老年人离退休、子女离家、长期患病、丧偶等都可能和抑郁情绪有关。

常用的老年人抑郁评估量表有：①流调中心用抑郁量表（the center for epidemiological studies depression，CES-D），适用于一般老年人群抑郁症状水平的评估，在社区人群健康调查中应用广泛。②Zung的抑郁自评量表（self-rating depression scale，SDS），适用于筛查发现抑郁症的病人，使用简便，应用较广。③老年抑郁量表（The Geriatric Depression Scale，GDS）是专用于老年人的抑郁筛查量表。

（二）焦虑

焦虑是个体感受到威胁时的一种紧张的、不愉快的情绪状态，表现为紧张、不安、急躁、失眠等，但无法说出具体明确的焦虑对象。老年人常不明原因地对自己的生活担忧而出现焦虑情绪。

常用的焦虑评估量表有：①Zung的焦虑自评量表（self-rating anxiety scale，SAS），适用于有焦虑症状的成年人，和SDS一样，由于操作简便，应用广泛。②汉密顿焦虑量表（Hamilton Anxiety Scale，HAMA）是一个使用较广泛的用于评定焦虑严重程度的他评量表。

（三）认知功能

认知是人们认识、理解、判断、推理事物的过程，反映了个体的思维能力，并可通过个体的行为和语言表达出来，认知功能的受损与否严重影响着老年人生存质量的高低。应该注意的是进行认知功能评价时应考虑老年人的听力和视力情况，当听力或视力受损时会影响认知功能评定的结果。

常用的老年人认知功能评价量表有：①简易智力状态检查（mini-mental state examination，MMSE），包括时间定向、地点定向、即刻记忆、注意力和计算能力、物体命名、语言重复、阅读理解、语言理解等19项内容，主要用于筛查有认知缺损的老人，适合于社区和人群调查。②简易操作智力状态问卷（short portable mental status questionnaire，SPMSQ），评估内容包括定向、短期记忆、长期记忆和注意力，最后结合被测试者的教育背景作出判断，适用于评定老年人认知状态改变的前后比较。

三、社会评估

社会评估包括两个内容：①社会健康评估，社会健康表示个人与他人的关系如何，他人对其反应及对社会的适应程度；②社会功能评估，社会功能包含两个不同的概念，社会交往（访友或走亲戚等）以及社会关系对个体的支持程度。

老年人的社会健康评估应该包括个体、家庭和社区评估，同时必须考虑老年人生活社区的文化背景。个体评估包括对生活现状的看法、当前角色及近期角色改变、生活方式、文化背景、居住地点和环境、经济来源与现状、精神状态、将来的目标和打算等；家庭评估包括家庭对老人生活现状的认识，家庭结构、家庭的功能形态、家庭成员的角色作用；社区评估应包括目前生活社区中的特殊资源，对社区的特殊要求等。

做社会功能评估时应注意，社会交往只是片面地强调了交往的范围和数量（即社会资源的充分程度），未强调社会支持的效果和质量，故对老人的个人交往质量的评价更加重要。社会支持分情感支持和物质支持，而情感支持对健康和生存质量更有贡献，应得到广大护理工作者的重视。

四、角色功能评估

角色功能是指从事正常角色活动的能力，包括正式的工作、社会活动、家务劳动等，老年人由于机能的退化而使角色功能下降。对角色功能的评估一般采用开放式问题，如“你在家里承担多少家务劳动?”“什么事情对你来说最重要?”，在评估时要让老人描述其对自己角色的感知和别人对他们所承担的角色的期望。

五、主观健康评估

主观健康也称自我评价的健康，是个体对自身健康状况的自我评价。其特点是：主观健康不能从评估躯体、心理、社会、角色四个方面来获得，其次上述四方面的评估受功能障碍、活动受限及行为紊乱等影响，不能确实反映健康的整个范围，而主观健康评估弥补了这一缺陷，它可以反映从最佳健康状态到最恶劣的健康状态之间的各个水平的综合状况。主观健康的评估可以从“对健康的理解”，“与同龄人相比自身健康状态如何”，“对自身健康的预测和对健康问题的担心程度”等方面进行。

（肖菊青）

第三章　老年疾病病人的护理

第一节　呼吸系统疾病

老年生理改变

人体各器官中，肺脏是出现老化及功能减退最早的器官之一。人类的呼吸功能一般在30岁以后随着年龄的增长逐渐衰退，60岁以后衰退的速度更加明显。老年慢性肺部疾病的发生率、病死率也随增龄而增高。这些现象都与肺老化有关。

呼吸系统的老化包括解剖结构的改变及生理功能减退。

（一）老年呼吸道解剖结构变化

1. 上呼吸道

老年人鼻粘膜变薄，腺体萎缩，分泌减少，加湿和湿化气体功能减弱。鼻粘膜的萎缩使嗅觉迟钝。喉粘膜感觉减退，反应迟钝，喉头反射和咳嗽反射减弱。因此上呼吸道的防御和保护功能降低。这是造成老年人极易发生误吸、误咽的生理基础。

2. 下呼吸道

老年人支气管纤毛柱状上皮细胞发生萎缩，常见其纤毛粘连、倒伏、排列紊乱或纤毛脱失，因而阻挡尘粒入肺的能力减弱。这在长期吸烟与有害气体环境中生活和工作的老年人更为明显。不仅如此，还常见柱状上皮细胞和杯状上皮细胞脱落，基底细胞和上皮鳞状化生。由于气管上皮细胞损伤，刺激感受器容易受到刺激而致支气管反应增高，形成易发生喘息的病理生理基础。

老年人支气管的慢性炎症主要累及小气道，小气道的炎症向整个管壁及周围扩散，小气道缺乏软骨，管壁被炎症侵蚀后，经受不住管内外压力的变化，易于发生塌陷和扩张，从而导致部分小气道阻塞，引起阻塞性通气功能障碍和引流不畅以及肺通气不均的后果。

3. 肺的退行性变

老年人的肺脏随着年龄增长不断发生退行性变，肺组织弹力纤维中弹性蛋白减少，其性质也有所改变。围绕肺泡与肺泡管周围的弹力纤维趋于老化，所以肺泡管、肺泡囊和肺泡扩张，肺弹性降低，回缩力减退，有效呼吸面积减少，这是老年肺的组织学基础。

老年呼吸系统上的结构改变，必然导致功能的降低，而且随增龄加重。

（二）老年呼吸系统的特点及临床意义

1. 老年人呼吸节律的生理变化

老年人在睡眠期间，即使没有心肺疾患，也常发生呼吸紊乱。表现为间歇性通气降低和血氧下降。老年人睡眠中呼吸道肌肉力量减弱，对抗吸气负压的作用下降，而致下呼吸道塌陷，尤其是在熟睡时，骨骼肌完全松弛。舌后缩，腭脱垂，贴近咽后壁，形成解剖学的狭窄而影响通气，故老年人打鼾者甚多。有作者随机观察145例老年人，发现其中28%有睡眠呼吸暂停综合征。

2. 呼吸驱动力的减弱

CO_2是调节呼吸运动最重要的因子。健康人吸入浓度6%的CO_2，通气量可增加6倍以上。老年人呼吸中枢对CO_2的通气反应的敏感度降低，尤其是老年COPD患者可由于呼吸中枢对高碳酸血症的适应使得反应更加迟钝。

低氧血症通过外周化学感受器兴奋呼吸运动，表现为呼吸加深加快。一般这种低氧刺激呼吸增强的现象，在$PaO_2 < 70mmHg$时就可表现出来。老年人外周化学感受器对低氧刺激的通气反应较青、中年低。

3. 肺与胸廓的顺应性下降

老年人肺组织一方面由于弹力纤维的退行性变，肺泡的弹性回缩力变小。另一方面肺泡表面活性物质合成和释放减少，肺泡表面张力增大，因此肺的弹性阻力变大，也即顺应性下降。老年人由于骨质疏松，椎骨磨损塌陷，常会发生脊柱后突，加之骨关节韧带钙化，致使胸廓可活动幅度受到限制，也即是胸廓的弹性阻力增大或其顺应性下降。肺与胸廓的顺应性下降，必然导致呼吸费力，通气储备能力大大下降。

4. 气道阻塞改变

肺脏是一个开放性器官，长年累月受到外界各种不利因素的影响，迄至老年，气道不仅发生退行性变，而且多伴有慢性炎症。老年人气道阻力增加，特别是在呼气过程中，小气道更易陷闭，气体滞留于肺泡，不易被呼出。

5. 呼吸肌衰退

老年人呼吸肌与全身其他部位的肌肉一样，也在逐渐发生退行性变。吸气力量减弱，耐力下降，易疲劳。由于胸廓的顺应性下降，逐渐倾向于腹式呼吸代偿。呼吸肌强度和耐力下降，由于老年人膈肌变薄，重量减轻，活动度与肌肉的能量储备比中、青年差，如果合并肺气肿，这种现象更加明显。

6. 通气功能与气体交换均有减退

老年人由于胸廓以及肺组织衰退，其通气功能减退，反映肺通气功能的指标，如肺活量、补呼气量、一秒钟用力肺活量、呼气峰流速等减退而功能残气量、残气量、残气/肺总量增加。老年人肺的气体交换功能也随着年龄的增长而逐渐衰退。这是由于肺泡量在减少，通气不均，通气/血流比例失调的缘故。加之肺泡壁的退行性变可引起弥散功能减退，所以老年人血氧分压随增龄减退。由于二氧化碳的溶解度较高，受到的影响较少。一般只要肺泡通气量减低不显著，气道通畅，二氧化碳的排出量基本不受影响。所以老年人血二氧化碳分压的正常值与中、青年基本相同。

慢性阻塞性肺疾病（COPD）

一、概述

慢性阻塞性肺疾病（COPD）是指由慢性支气管炎或肺气肿所致的以气流阻塞为特点的一组疾病；气流阻塞一般呈进行性加重，可伴有气道的高反应性，气流阻塞可能为部分可逆。虽然慢性支气管炎和肺气肿被作为不同的疾病进行诊断和治疗，但是大多数的COPD患者同时具有这两种疾病的特点。国内外资料表明，COPD发病率和死亡率较高，患者生活质量极差，老年人尤其如此。

慢性支气管炎是指支气管粘液分泌得过度增加，至少连续2年，每年咳痰3个月或更长的时间，而没有其他可以引起咳痰的疾病存在。肺气肿是指终末细支气管远端的气腔异常而持续地扩张，伴有气腔壁的破坏，而没有明显的纤维化。需要说明的是慢性支气管炎是临床诊断，而肺气肿是病理诊断。

吸烟是已知引起 COPD 的最重要的原因。几乎所有吸烟者的肺功能减退均增加，并且与吸烟量和吸烟时间呈正比。据估计因 COPD 而就诊的患者 80%都有明显的吸烟史。空气污染、气道感染，以及过敏等也在慢性支气管炎的发生中起作用，遗传因素（α_1 胰蛋白酶缺乏）则与肺气肿的发病有关。肺气肿的发生机制可能为中性粒细胞、巨噬细胞和单核细胞分泌的弹性蛋白酶和其他蛋白酶对弹力纤维和肺基质的其他结构蛋白的过度溶解。特异质以及对非特异性气道刺激发生支气管收缩反应的倾向也可能是 COPD 发病的重要危险因素。

二、临床表现及特点

本病起病隐匿。大多数患者慢性起病，部分老年 COPD 患者起病于中青年期，而至老年期病情加重且顽固。部分患者在老年期发病。病程迁延起伏，临床表现随病型及病期的不同而异。

COPD 的早期可以没有任何临床症状。随着疾病的发展，出现典型的临床表现，即咳嗽、咳痰和气短；咳嗽初期早晨重，以后晚上也明显。痰为粘液性痰，合并感染时有脓性痰。气短逐渐加重，活动后明显。部分患者可发生喘息，此类病人多有长期较大量吸烟或较长期粉尘、烟雾或有害气体接触史。在发病过程中，常有反复呼吸道感染史，冬季发病多。随疾病进展，急性发作变得频繁。COPD 后期发生低氧血症及高碳酸血症；可并发肺部感染、肺动脉高压、肺心病和慢性呼吸衰竭。因病情加重所致的急性呼吸衰竭是引起死亡的常见原因。

早期 COPD 体征可不明显。COPD 胸部听诊可有呼气延长或呼气时干啰音。随疾病进展，出现胸廓膨隆、前后径增加、横膈运动受限。呼吸音减低，心音遥远。此外两肺底可有湿啰音及（或）干性啰音。晚期患者，呼吸困难加重，口唇发绀，呼吸时呈缩唇呼气。患者多采取身体前倾位，颈、肩部辅助呼吸肌参加呼吸运动。部分患者甚至可出现右心衰竭体征。

三、有关检查

1. 胸部 X 线检查：X 线检查对 COPD 的诊断敏感性不很高，可出现肺纹理增加、紊乱等非特征性改变，而主要为肺气肿改变，如肺容量扩大，胸腔前后径增大，肋骨走向变平；肺野透明度增加，横膈位置降低，膈穹隆变平以及心脏悬垂狭长，肺动脉及其主要分支增宽，肺野周围血管纹理减少、纤细等。

2. CT 检查：特别是高分子分辨率 CT（HRCT）比普通胸片有更大的敏感性与特异性。它可以确定小叶中心型或全小叶型肺气肿等病变，了解肺大泡的大小和数量，估计非大泡区域肺气肿的程度，对预计外科手术疗效有一定意义。

3. 肺功能检查：对 COPD 的诊断以及估计其严重程度，疾病进展和预后有重要意义。气流阻塞是通过第 1 秒用力呼气容积（FEV_1）和 FEV_1 与肺活量（VC）或用力肺活量（FVC）的比例减少来确定的。FEV_1/FVC 是轻度 COPD 的一项敏感指标。FEV_1 占预计值的百分比对中至重度 COPD 气流阻塞测定是很好的指标，它变异性小，容易操作因而常作为 COPD 肺功能检查的基本内容。肺容量改变，包括肺总量（TLC），功能残气容积（FRV）和残气容积（RV）增加，肺活量（VC）下降等。因肺总量增加的程度不及残气容积增加的程度大，故

RV/TLC 增大。由于肺泡毛细血管床丧失，弥散面积减少，二氧化碳弥散量（$DLCO_2$）减低，与肺气肿严重程度呈比例。动脉血气检查可显示轻至中度低氧血症。早期 COPD 不发生高碳酸血症，随疾病进展，低氧血症逐渐明显。可同时出现高碳酸血症。

4. 化验：COPD 患者可发生低氧血症和/或高碳酸血症，严重者可以发生呼吸衰竭，PaO_2 低于 60 mmHg 和/或 $PaCO_2$ 高于 50 mmHg；当动脉血氧分压（PaO_2）低于 55 mmHg 时常发生血红蛋白、红细胞增加，即继发性红细胞增多。COPD 并发急性感染时，痰培养常见病原菌为肺炎链球菌，流感嗜血杆菌，肺炎克雷白杆菌等。

四、诊断要点

COPD 诊断要根据病史，体征，有关检查等多方面综合进行。肺功能检查（FEV_1/FVC，FEV_1%，RV/TLC，RV）对确立气流阻塞及其严重程度，对肺气肿诊断有重要意义。如有 FEV_1%或 FEV_1/FVC 下降，即可诊断气流阻塞。根据 FEV_1 的下降将 COPD 分为三级（表 3-1）。

表 3-1　COPD 分级

分级	FEV_1 占预计值%
Ⅰ级（轻）	≥70
Ⅱ级（中）	50～70
Ⅲ级（重）	<50

五、治疗原则及注意事项

（一）抗生素应用：感染（包括病毒感染和细菌感染）是 COPD 加重的诱因。抗生素的应用是治疗 COPD 细菌感染急性加重的主要措施。COPD 常见的细菌为流感嗜血杆菌，肺炎双球菌以及卡他布朗罕菌。对于门诊较轻的患者，选择口服或肌注抗生素，住院较重的患者，采用广谱、静脉注射的抗生素。常用有青霉素、庆大霉素、头孢菌素及氟喹诺酮类等。

（二）糖皮质激素治疗：COPD 患者应用糖皮质激素需采取谨慎态度。在 COPD 急性期，当可能合并支气管哮喘或对 β_2 肾上腺素能受体激动剂有肯定疗效时，可考虑口服或静脉滴注糖皮质激素，但要尽量避免大剂量长期使用。

（三）支气管扩张剂治疗：舒张支气管平滑肌，缓解气流阻塞症状是支气管扩张剂治疗 COPD 的主要目的。此类药物包括 β_2 肾上腺素能受体兴奋剂，抗胆碱能药物以及茶碱类等。①茶碱：可解除气道平滑肌痉挛，在 COPD 应用广泛。茶碱还能改善心搏量，扩张全身和肺血管，增加水、盐的排出，兴奋中枢神经系统。与以上两类药物联合应用，可达到最大程度的解痉作用。②抗胆碱能药：常用药物有异丙托品，雾化吸入起效快，持续时间长，与 β_2 肾上腺素能受体兴奋剂合用疗效相加。③β_2 肾上腺素能受体兴奋剂：主要有沙丁胺醇（舒喘灵），间羟舒喘宁等制剂，短期定量雾化吸入，起效快；长效缓释剂口服对夜间及清晨症状缓解有利。

（四）祛痰药：COPD 气道产生大量粘液分泌物，分泌物滞留促使继发感染，并可影响气道通畅。清除痰液是治疗 COPD 的重要措施之一。目前常用的祛痰药主要有两类：粘液溶解剂（Mucolytics）可使粘蛋白破坏；痰液调节剂（Mucoregulators）通过改变粘蛋白合成以减少粘稠度。乙酰半胱氨酸（痰易净）具有粘液溶解作用，口服有一定疗效。盐酸溴环己胺醇（沐舒坦）是使痰液稀释的调节剂。这两种药物可口服或雾化吸入。实践中体验到某些中药具有祛痰作用，也可应用。对老年无力咳嗽且痰量多者应以化痰药为主，避免应用可待因等强镇咳药，以免抑制呼吸中枢，加重气道阻塞。

（五）氧疗：氧疗的目的是使氧饱和度（SaO_2）上升至 > 90%及（或）$PaO_2 \geqslant 60$mmHg 而不使 $PaCO_2$ 上升超过基础的 10 mmHg 或 pH < 7.25。给氧应从低流量开始（鼻导管流量为 1 ~ 2L/min）。但对严重低氧血症、CO_2 潴留不很严重者，可逐步增大吸氧浓度。长期家庭氧疗（LTOT）可改善 COPD 伴慢性呼吸衰竭患者的生存率。当呼吸衰竭稳定 3 ~ 4 周，$PaO_2 \leqslant$ 55 mmHg，无论是否有高碳酸血症都可进行 LTOT。LTOT 通常是经鼻导管吸入氧气，流量 1.5 ~ 2.5 L/min，PaO_2 一般可达 60 mmHg 以上。吸氧持续时间不应少于 15h/d，包括睡眠时间。我国目前限于条件，虽不能广泛开展家庭长期氧疗，但随着条件改进，LTOT 将会起到应有的作用。

（六）外科治疗

1. 肺移植：单侧和双侧肺移植治疗重症 COPD 的经验正在快速的积累。进行肺移植需要具备以下条件：严重的肺病、日常活动受限、内科治疗无效、病情危急、有肺功能康复的可能、如果不进行移植则生存期有限、其他器官的功能良好以及具有良好的社会保障系统。肺移植后肺功能和运动功能会有显著的改善。COPD 肺移植术后的两年生存率为 75%。并发症包括排异反应、机会性感染和闭塞性细支气管炎。单侧移植比全肺移植效果好。

2. 肺减容术：是一种减轻进展期弥漫性肺气肿和肺过度充气患者的呼吸困难症状，改善其活动耐力的新试验性外科手段。分别切除双侧 20% ~ 30% 的肺组织，可以使患者的肺功能、活动能力和呼吸困难有中等程度的改善。

3. 肺大泡切除术：是减轻患有严重大泡性肺气肿患者重度呼吸困难症状的一种已应用多年的手术。现在可以通过胸腔镜利用 CO_2 激光实施肺大泡切除术。

六、护理措施

（一）急性发作期的护理

1. 病情观察：痰量、痰颜色、是否粘稠不易咳出、意识状态、呼吸频率、测体温、血压、脉搏、有无紫绀，突然发生憋气时要注意有无痰栓阻塞，剧烈疼痛警惕气胸发生，了解血气检查结果。

2. 卧床休息：注意多变动体位，有利于痰液排出，可间断短时间床边坐位或室内走动。

3. 饮食：老年患者急性期发烧、脓痰，体内消耗较大，而消化能力又减弱，故保证营养摄入极重要，要求病人进食高热量、高蛋白、高维生素饮食，少量多餐，多饮水，饮水量 > 1500ml/d，可促使痰液变稀薄，易于咳出。

4. 吸氧：低流量持续吸氧。

5. 药物护理：遵医嘱给予抗生素，注意药物不良反应及静点速度，此点对老年人尤为重要，静点速度及补液速度易慢，以免诱发心衰。

6. 协助排痰：老年患者痰液粘稠不易咳出者①遵医嘱给予雾化吸入；②老年病人无能力咳嗽时，作呼吸练习前可先作胸部叩击。护士或家属两手手指并拢，拱成杯状，腕部放松，规律地在背部进行自下而上地拍背叩击 10 分钟左右。在餐前进行，病人穿单层布衣操作方便。叩击时注意病人感受，叩击力量适中，不可使病人有疼痛感觉；③咳嗽练习有助于病人排痰。协助病人坐起，作深而慢的呼吸，屏气 3 ~ 5 秒后用口慢呼气，作第二次深呼吸时，吸气后屏住呼吸，两次短而有力咳嗽，从胸部咳出痰液。

（二）慢性迁延期及缓解期的护理

1. 迁延期：仍应继续遵医嘱用药（抗生素、祛痰剂、止喘药等），注意保暖，多休息，少活动，保证营养，增强抵抗力，逐渐能够步入缓解期。

2. 缓解期

（1）建立规律养病生活方式：坚持每日适量活动，情绪稳定，防寒保暖，保证营养，对吸烟者一定说服病人要戒烟，并说明具体戒烟方法。

（2）呼吸训练

1）腹式呼吸：目的是加强腹肌、膈肌训练，以提高呼吸效率。具体方法如下：体位以卧位或半卧位、双膝半屈曲为宜，用鼻吸气用口呼气，呼吸要慢且均匀，吸气时腹部鼓起，呼气时腹部下陷，可将一手放在腹部，可感到腹部起伏，呼与吸时间比例为 2～3∶1，每日训练两次，每次 10～15 分钟。熟练后可增加训练次数，且各种体位均可练习。

2）缩唇呼气：目的是使肺气肿患者呼气时提高支气管内压，防止小气道过早陷闭，有利于肺泡气体的排出。具体方法：病人用鼻吸气，然后通过缩拢嘴唇慢慢呼气，边呼气边数数，开始病人可以数到第四、第五次做出一个“扑”的声音，全部呼气完了，经过训练，可以慢慢加长呼气时间，病人可数到第七、八次时发出“扑”的声音，呼出最后一口气。呼气时间长可使小气道陷闭更延迟，肺泡排出气体更多。

七、健康教育

（一）老年患者低抗力下降，生活环境中一定要注意保暖勿受凉，室内定时通气，避开室内打扫时多尘及油烟。对吸烟者应反复向病人及家属讲解吸烟对身体及疾病的危害，故必须戒烟。

（二）向病人说明慢性阻塞性肺疾病容易反复感染，应学会观察痰液颜色、量及气味变化，以便早发现、早治疗，以延缓肺功能损害。

（三）指导病人避免到人群多的地方，少接触灰尘、烟雾及刺激性气体，户外活动多去空气新鲜、人少花草树木多的地方。

（四）增强体质。首先保证营养，以高蛋白、高维生素、高热量饮食为主，试用冷水洗脸以增强耐寒锻炼，坚持运动如散步、太极拳、保健操等，有利于提高心肺功能。活动量及运动时间均应从小量开始，自觉呼吸困难较活动前明显加重则应立即停止活动。

（五）坚持腹式呼吸及缩唇呼吸训练，最好每天 3～4 次，每次 15～20 分钟。

（六）家庭氧疗指导：研究报告指出长期氧疗可改善 COPD 病人生存时间及提高生活质量，医生指导病人需作家庭氧疗者，护士应指导有关家庭氧疗的知识及使用、保养方法。病人应坚持治疗，定期门诊复查。

慢性肺源性心脏病

一、概述

慢性肺源性心脏病（chronic cor pulmonale，简称慢性肺心病）是由慢性肺、胸或肺血管病变所引起的肺脏结构和（或）功能的损害从而导致肺循环阻力增加，肺动脉高压、右心室肥大，晚期发生心功能衰竭的一类心脏病。

慢性肺源性心脏病是老年人的常见病之一，在各种住院器质性心脏病中，本病仅次于缺血性心脏病。慢性肺心病的病因，在我国以慢性阻塞性肺疾病最为多见，约有 80%～90%，其次是肺和胸廓疾病及肺血管疾病。慢性阻塞性肺病时，肺血管床面积减少，再因缺氧和二氧化碳潴留而引起肺小动脉痉挛，势必使肺循环阻力和肺动脉压力增加，加上血粘度增加和肺血容量增多，更使肺动脉压升高。由于肺动脉高压的存在，右心室后负荷呈病理性增加，早期为了维持正常的心输出量和心室充盈压，右心室发生代偿性肥厚。以后随着病情进展，肺循环阻力进一步增大，肺动脉压力更加增高，超过右心室的代偿能力而发生右心衰竭。

二、临床表现特点

本病从基础病的发生到慢性肺心病形成及右心衰竭出现，短者数年，长者数十年，一般在十年以上。由于病程较长，病理生理变化较大，故临床表现轻重不一，且复杂多变。

1. 心、肺功能代偿期

主要是慢性阻塞性肺病表现，多有慢性咳嗽、咳痰伴或不伴有喘息，冬季加重，常发生呼吸道感染。活动后呼吸困难、胸闷、心悸，且进行性加重。查体有肺气肿体征，肺部听诊可闻及干性及湿性啰音或哮鸣音。心脏搏动在剑突下明显，心浊音界缩小或者消失，心音减弱，P_2 亢进。右心室肥大主要靠 X 线、心电图、心向量图、超声心动图等检查来确定。

2. 心、肺功能失代偿期

主要表现为右心衰竭和呼吸衰竭，急性呼吸道感染诱发呼吸衰竭及右心衰竭（急性发作期），感染控制后，病情缓解，又可恢复到原来的代偿状态（缓解期）。

（1）呼吸衰竭　大多为Ⅱ型呼吸衰竭，血气分析动脉血氧分压（PaO_2）低于 60mmHg，二氧化碳分压（$PaCO_2$）高于 50 mmHg；呼吸衰竭的临床表现基本上是低氧血症和高碳酸血症在全身多系统多器官所造成的反应。

慢生缺氧多表现为呼吸困难，心率加速，思维活动及判断能力减低。缺氧加重时，常见端坐呼吸，辅助呼吸肌运动增强，口唇及甲床明显紫绀，脉搏快速，血压升高，意识模糊，烦躁不安。急性缺氧可出现狂躁、昏迷、抽搐等精神神经异常。

高碳酸血症时，由于脑细胞缺氧、水肿，颅压增高，神经精神症状最为突出。多表现先兴奋后抑制症状，甚至发生肺性脑病。老年患者由于存在不同程度的脑动脉硬化，又常合并严重电解质紊乱，容易产生神经精神症状。

严重缺氧和二氧化碳潴留可造成肝、肾及胃肠道病变，可出现黄疸，少尿或无尿，消化道出血，水、电解质紊乱和酸碱失衡等。老年人因肾动脉硬化已使肾功能减低，更易发生肾功能损害甚至肾功能衰竭。

（2）右心功能不全　患者表现气急、心慌、尿少、厌食、上腹胀满。体检可见口唇、甲床明显紫绀，颈静脉怒张，心脏搏动多在剑突下明显，心率快速，P_2 亢进。肝脏肿大伴压痛，肝颈静脉返流征阳性。下肢浮肿。

3. 并发症

（1）肺性脑病

常见的严重并发症之一。其病死率在 50%左右，是肺心病死亡首要原因。肺性脑病是呼吸功能不全导致严重缺氧及二氧化碳潴留而引起精神障碍和神经症候的一组综合征。脑水肿、脑肿胀、脑组织功能障碍是引起本病的主要病理生理基础。临床表现：轻度表现头痛头胀，兴奋失眠，常见白天嗜睡，夜间不眠；中度出现精神错乱、谵妄、躁动、肌肉抽搐；重者可进入昏迷，有癫痫样抽搐，巴宾斯基征阳性。老年患者因脑动脉硬化和电解质紊乱者较多，精神症状更为常见。

（2）酸碱失衡、电解质紊乱

慢性肺心病并发酸碱失衡者占80%～90%。一般因二氧化碳潴留，$PaCO_2$ 增高，出现呼吸性酸中毒（呼酸），此型最为多见。如 $PaCO_2$ 上升缓慢，机体可通过肾脏排 H^+ 保 HCO_3^- 进行代偿，pH在7.35以上，属代偿性呼酸；如 $PaCO_2$ 上升快或超过75 mmHg，机体来不及或无力进行代偿，pH＜7.35，属失代偿性呼酸。慢性呼酸患者，合并严重低钠及低氯血症，或机械通气使二氧化碳排出过快，则可发生呼酸合并代谢性碱中毒（代碱）；如缺氧严重，血压降低或休克，或合并肾功能不全，则可发生呼酸合并代谢性酸中毒（代酸）。因过度通气，可引起呼吸性碱中毒（呼碱）。

（3）心律失常

慢性肺心病急性发作期，由于存在低氧血症、高碳酸血症、酸中毒及电解质紊乱，经常发生心律失常。房性早搏和室性早搏为最常见，其次是阵发性房性心动过速，心房纤颤和室上性阵发性心动过速等。纠正诱因，心律失常多可消失。

（4）肝功能损害

肺心病急性发作期常见肝功能损害，血胆红素、谷氨酸转氨酶、乳酸脱氢酶及γ-谷酰氨转移酶等常见升高。其主要原因为缺氧、右心衰竭，随着病情好转，肝功能可逐渐恢复。

（5）上消化道出血

为严重并发症之一。主要由于低氧血症、高碳酸血症和循环障碍引起，胃、十二指肠粘膜可见糜烂、溃疡形成及斑点状出血。少数病例系消化性溃疡及弥漫性血管内凝血所致。临床主要表现为呕血、黑粪及休克。

（6）弥漫性血管内凝血

肺心病急性发作期，有严重感染、缺氧、二氧化碳潴留和酸中毒者，易并发本症。表现为皮肤、粘膜及消化道出血，低血压及休克等。及时进行凝血机制检查与监测，对本症的诊治十分重要。

三、有关检查

（一）血液检查

1. 血常规：红细胞大多正常，部分患者有继发性红细胞增多，老年患者，可因长期反复感染，慢性消耗、营养不良及骨髓造血功能受抑制而发生不同程度的贫血。白细胞计数在缓解期多属正常，急性发作可增高，而老年患者增高多不显著，甚至减低。

2. 血液生化检查：急性发作期，肝功能、肾功能检查可有异常。常见血清钾、钠、氯、钙、磷和镁离子减低，合并肾功能不全或代谢性酸中毒，血清钾、氯增高。老年患者因反复感染，长期厌食，更易发生电解质紊乱。急性发作期多见全血粘度、血浆粘度增高。凝血机制检查，50%左右的患者处于高凝状态。

3. 动脉血气分析：是判断呼吸衰竭的有无、类型和程度轻重的客观指标。肺心病肺功能代偿期可有低氧血症或合并高碳酸血症；慢性肺心病患者多发生Ⅱ型呼吸衰竭，即 PaO_2 ＜60mmHg、$PaCO_2$＞50mmHg。

（二）X线检查

X线胸片可显示原发肺、胸疾病的病变和肺动脉高压及右心室肥大的征象。

（三）超声心动图检查

超声心动图对慢性肺心病的诊断敏感性比 X 线及心电图高，且是目前无创性估测肺动脉压，诊断肺心病的较好方法。

（四）心功能检查

应用超声心动图判断肺动脉高压，又可藉以估计右心室功能受损程度。放射性核素测定右心室射血分数（RVEF）可能是慢性肺心病及其并发右心衰竭的一种早期诊断方法。

（五）肺功能测定

对早期或缓解期肺心病患者有一定意义。

四、诊断要点

慢性肺心病的诊断主要根据患有慢性支气管炎、阻塞性肺气肿、支气管哮喘、支气管扩张、胸廓畸形等，继而引起肺动脉高压及右心室肥厚、增大或右心功能不全表现，再伴有 X 线、心电图、超声心动图等检查异常，作出判断不难。

五、治疗原则及注意事项

（一）急性发作期的治疗

1. 控制感染　呼吸道感染是引起肺心病急性发作并导致或加重呼吸衰竭和心力衰竭的主要原因，必须针对病原菌及时给予有效、足量的抗生素治疗。

抗生素治疗应根据病原菌培养及药敏结果，结合病情合理应用。院外感染可给予青霉素 G 320 万 ~ 640 万 U/d，联合氨基糖苷类如庆大霉素 16 万 ~ 24 万 U/d，或阿米卡星（丁胺卡那霉素）0.4g/d；也可予氨苄青霉素 2g，或予头孢唑林或头孢拉定 4 ~ 6g/d，分 2 次静滴。院内感染可首先给派拉西林（氧哌嗪青霉素）8 ~ 12g/d，分 2 次静滴，并联合应用氨基糖苷类；或予第三代头孢菌素。如明确为绿脓杆菌或大肠杆菌感染，应予头孢哌酮 2 ~ 4g/d，或头孢三嗪 1 ~ 2g/d，分 2 次静滴。也可用第三代喹诺酮类药物如环丙沙星静滴。

2. 纠正呼吸衰竭

（1）氧疗：肺心病患者凡有明显气急、紫绀，$PaO_2 < 60mmHg$ 或 $SaO_2 < 90\%$ 者，即为氧疗的指征。Ⅰ型呼衰可吸入较高浓度（ > 50%）的氧，待缺氧情况改善，再调整吸氧浓度，使 PaO_2 维持在 60 ~ 70 mmHg 左右。Ⅱ型呼衰则应长期持续低浓度吸氧。一般采用鼻塞或鼻导管给氧，使吸氧浓度保持在 24% ~ 28%。

（2）保持气道通畅：呼吸道通畅有利于感染的控制、氧疗效果的发挥和呼吸衰竭的改善。凡有支气管痉挛者，应给予氨茶碱口服或静滴，或予沙丁胺醇（舒喘灵）气雾剂吸入，或糖皮质激素静注或口服。痰液粘稠者，在补足液体的同时，可予必嗽平口服，或予乙酰半胱氨酸。糜蛋白酶雾化吸入，或加温湿化以稀释痰液。咳嗽无力者，应经常翻身、拍背、必要时负压吸痰。如痰多粘稠，无力咳嗽或咳嗽反射降低，意识模糊，有窒息危险者，应迅速建立人工气道，吸出痰液并辅以机械通气。

（3）机械通气：慢性肺心病急性发作时，出现严重气急、紫绀，PaO_2 严重减低，$PaCO_2$ 进行性升高，经过一般给氧治疗仍不能改善时，均应视为机械通气的绝对指征，必须及时进行机械通气治疗，千万不可延误抢救时机。在机械通气治疗过程中，应及时观察病情，监测血气、电解质和呼吸、循环变化等，及时调整通气有关参数，保证合适的通气量和氧浓度，并防治各种并发症。

3. 控制心力衰竭　肺心病心力衰竭的治疗，主要在控制感染、改善通气、合理氧疗、适当利尿等。

（1）利尿剂：应采取小量、联合、间歇用药，缓慢利尿。一般用排钾类利尿剂氢氯噻嗪25mg/d或速尿10mg/d，联合保钾利尿剂氨苯蝶啶50mg或安体舒通20～40mg，每日2次。连续给药3～4d，间歇3～4d。利尿期间注意监测电解质，补充氯化钾。

（2）强心剂：对顽固性心力衰竭（呼吸衰竭改善后心力衰竭仍无好转）或伴有左心衰竭者，或伴有室上性心律失常者，可予西地兰0.2mg/次，相当于常规剂量的1/3～1/2。

（3）扩血管药物：应用扩血管药物的目的在于扩张肺小动脉，降低肺血管阻力及右心室负荷，增加心排出量，改善组织灌注及氧的供给。常用的药物有：①酚妥拉明　为α肾上腺能阻滞剂，一般用0.05～0.3mg/min静滴；②硝苯吡啶　为钙离子拮抗剂，一般用10mg，每日2～3次；③多巴酚丁胺　兼有扩血管和正性肌力作用。一般剂量为7.5μg/（kg·min）；④卡托普利　为血管紧张素转换酶抑制剂，可降低血管紧张素Ⅱ浓度，减轻肺血管痉挛。剂量从每次12.5mg，每日2～3次开始，以后酌情增加用量。

（4）抗凝治疗：目的在于降低血液粘稠度，减低肺血管阻力。常用肝素50～100mg静滴，每日1次，维持5～7d。

4. 糖皮质激素的应用　糖皮质激素在以下情况可考虑应用①感染性休克；②严重支气管痉挛，一般平喘药物效果不佳或合并有肺性脑病有明显脑水种及颅压增高者。一般予氢化可的松200～400mg/d或地塞米松10～20mg/d，静脉滴注，2～3d后病情好转，减量或停药，不宜长期应用。为解除支气管痉挛，可同时予二丙酸倍氯米松（必可酮）雾化吸入。糖皮质激素在肺心病患者伴有消化性溃疡及糖尿病者不宜应用。

（二）缓解期的治疗

肺心病缓解期的治疗目标在于减少急性发作，延缓病情的发展。其治疗措施包括：①医疗体育：每日坚持保健体操、定量行走、腹式呼吸、缩唇呼气、耐寒锻炼等，注意活动量个别化，坚持锻炼经常化；②免疫治疗：注射气管炎菌苗或卡介苗，口服或注射核酪；③中医中药扶正固本，活血化淤；④对症治疗；给予祛痰、止咳、平喘药物解除症状，有呼吸道感染时，及时给予有效的抗生素以控制感染；⑤家庭氧疗等。

六、护理措施

（一）急性发作期的护理

1. 严密观察病情：定时测生命体征，特别是呼吸频率、脉率、血压、体温变化情况，神志状态、紫绀、皮下有无出血点、动脉血气及电解质检查结果。

2. 保持呼吸道通畅：呼吸困难、紫绀加重均应注意有无呼吸道阻塞，故需定期清洁患者鼻道，保持氧气管通畅，注意呼吸道有无痰栓。备好抢救药品、呼吸机、吸痰器。

3. 持续低流量、低浓度吸氧：肺心病患者多为慢性Ⅱ型呼衰，严重缺氧多伴慢性CO_2潴留，呼吸中枢对CO_2刺激敏感性降低，故呼吸维持主要靠低氧对外周化学感受器的刺激作用。若吸入高浓度氧可使呼吸受抑制，加重CO_2潴留。一般吸氧浓度为25%～30%，流量1～2L/min，经鼻导管持续吸入，吸入氧要湿化。保持氧流量、浓度恒定，室内严禁明火。必要时用面罩或呼吸机给氧。

4. 药物护理：遵医嘱给予静脉补液、抗生素、电解质，口服止喘、祛痰、利尿剂。右心衰治疗不佳，遵医嘱静注西地兰或口服地高辛时，一定密切观察心率、心律，并且注意有无洋地黄中毒症状，以利早发现早处理。

5. 卧床休息：嘱患者要经常翻身，或平卧、半卧交替，以促进全身血液循环，避免形成下肢血栓。定时给予胸部叩击以松动痰液。

6. 饮食护理：发热期间以流食或半流食为宜，退热后可进普食，均应保证足够蛋白质、维生素、热量，目的是补充体内消耗及提高免疫力。

（二）缓解期的护理

1. 坚持用药：遵医嘱口服或肌肉注射核酪、服用中药或其他药物。目的是提高机体免疫力或治疗慢性阻塞性肺疾病等原发病。注意定期门诊复查。

2. 增强体质：保证高蛋白、高维生素、充足热量饮食。坚持每日户外活动，以散步、保健操、慢跑为主，从小量活动开始，可以逐渐增加活动量。但以在活动停止10分钟内能恢复原来呼吸、心率水平为宜。

3. 呼吸训练：依据个人体力每日作数次深呼吸、腹式呼吸、缩唇式呼吸，以增强膈肌、腹肌能力及肺通气量。

4. 有条件者可做长期家庭氧疗。嘱病人白天夜间持续吸氧15小时以上，吸氧浓度为25%～28%，注意家中严禁明火，经数周数月治疗后，可以减轻呼吸困难，提高活动耐力。

5. 保持情绪稳定：在家休养期间内心烦闷、孤独时多与家人、朋友进行交流，争取他们的精神和物质支持，建立社会支持网，这对情绪稳定帮助极大。

七、健康教育

（一）提高人群卫生知识，宣传吸烟危害，大力提倡戒烟，并说明不吸烟或早期戒烟对每个人的健康都有极大益处。

（二）粉尘作业或有害气体吸入的作业必须作好个人防护。

（三）向病人及家属解释防治原发病诱因的重要性。如预防呼吸道感染、不接触过敏原、少去或不去有空气污染的场所。季节变换或每日早晚温差变化大，注意衣着增减，保暖防寒。还应加强口腔卫生，如饭前后漱口，餐后睡前刷牙，义齿者应睡前取出。由于老年人牙齿脱落，常伴有牙周炎，误吸也是易诱发呼吸道感染的重要因素。已有心功能不全者应进低盐（3～5g/d）饮食。

（三）慢性肺心病反复急性发作，肺功能损害逐渐加重，多数预后不良，病死率约在10%～15%左右，经积极治疗者常可延长寿命，提高生活质量。

老年人肺炎

一、概述

尽管在病原菌的分离和鉴定技术取得了长足的进步以及强有力的抗生素不断涌现，但老年人肺部感染仍然是影响老年人健康的主要问题。老年人肺炎是导致老年人死亡的主要原因之一，因为多数老年人既是易感者，又对致病菌缺少抵抗力。随年龄增长、老年肺部感染的发病率、病死率呈直线上升趋势。据资料统计老年人肺炎的发生率和死亡率均高于非老年人。

老年人肺炎的病因绝大多数由微生物引起，其中以细菌性肺炎最为多见，如肺炎球菌，金黄色葡萄球菌、革兰阴性菌、军团菌、真菌等。病毒、支原体也是老年肺炎的常见病原体。这些病原体常常是复合致病。近来，革兰阴性菌在老年人肺炎中的发病率有所增加，尤其是院内感染者，有报道占 70%以上，其中以绿脓杆菌、克雷白杆菌为多见。此外，放射、物理、化学等因素也可引起肺炎。老年人易患肺炎的因素众多：解剖结构及生理功能变化引起上呼吸道保护性反射减弱，病原体易进入下呼吸道；免疫功能下降；口咽部细菌寄生增加，口咽部的寄生菌也更易进入下呼吸道发生肺炎。临床中常遇到无明显诱因而发生吸入性肺炎患者；老年人体弱多病，各系统及器官功能下降。行动障碍或长期卧床及吞咽动作不协调，易误吸而致肺部感染。

二、临床表现

肺炎被分为社区获得性肺炎及医院获得性肺炎。现分述之。

（一）老年人社区获得性肺炎　是指在医院外发生；或在住院病人中，住院 48 小时内发生。

社区获得性肺炎致病菌通常是细菌，最常见致病菌是肺炎链球菌，在分离出的细菌中占了 2/3，其他常见的致病菌包括流感嗜血杆菌，肺炎支原体，肺炎衣原体，金黄色葡萄球菌，卡他莫拉菌，肺炎克雷伯和其他革兰阴性杆菌以及军团菌属。引起社区获得性肺炎的常见病毒包括流感病毒，呼吸合胞病毒，腺病毒以及副流感病毒。

老年人社区获得性肺炎不像青壮年的肺炎发病急骤，其临床症状体征亦不典型。常以受凉为诱因而以上呼吸道症状为前驱。发热、鼻塞、流涕、咽痛痒为早期表现，继以咳嗽、咳黄粘痰为主，寒战、高热、胸痛及铁锈色痰较少见到，而临床经过与肺部的原有状况、全身健康状态及病原体的毒力有较大关系。大叶性肺炎较少见，常呈肺节段性病变，以下叶多见，少数病人可高达 40℃，咳嗽、咯痰不明显，可以全身衰竭为其主要症状，体征以湿性啰音为常见。少数病人可伴干啰音或喘鸣音。X 线胸片常呈节段性片状模糊影。白细胞可以升高、正常或减低，但中性粒细胞均增高，这类肺炎如治疗及时，护理得当，则并发症较少，预后较好。

（二）老年人医院获得性肺炎　是指住院 48 小时以后开始发生的，排除入院时潜在的感染，呼吸机相关性肺炎是机械通气的病人插管 48 小时以后发生的。

老年人医院获得性肺炎中吸入性肺炎十分常见，由于全身情况较差，病情复杂加上老年人吞咽及咽喉反射减弱，常可发生误吸，有时无明显吸入史而是发生在隐匿型吸入的条件下，多为混合性细菌感染的肺炎，且易反复发生。喉部的寄生菌以及可能含细菌的胃分泌物是病原菌重要的来源。引起医院性获得性肺炎的最常见的微生物是需氧革兰阴性杆菌，包括绿脓杆菌、流感嗜血杆菌、肠杆菌属、肺炎克雷伯杆菌等。其次为金黄色葡萄球菌、肺炎球菌。对多数体质衰弱的病人，先前用抗生素治疗的病人以及需要机械通气的病人中，假单胞绿脓杆菌的感染更易引起肺炎。在住院病人中，厌氧菌也可引起肺炎。

医院获得性肺炎的症状和体征缺乏特异性，但大多数病人会有一个或多个临床表现，如发烧，白细胞增多，脓痰，胸片上有新的或进展的肺部浸润。医院获得性肺炎其他表现和上述社区获得性肺炎中所列的表现相同。本类肺炎常可以继发于原有的慢性肺部疾病的基础上，使呼吸道症状加重，痰由白粘转为黄粘或脓性，量增多且不易咳出。由于肺功能贮备减低，容易出现紫绀、呼吸困难、呼吸衰竭。肺性脑病、应激性溃疡及水电失衡为其常见的并发症。也可继发于非呼吸道疾病基础上，如脑血管意外后遗症、肝肾功能衰竭、心力衰竭等。此时症状就更为复杂，除呼吸系统症状外，还伴有全身疾病的原有症状。且这些全身疾病又常因肺部感染而加重，预后较差。医院获得性肺炎患者各种并发症出现机会多，例如肺不张、呼吸衰竭、感染性休克、肺水肿、胸膜炎、脓胸等。预后比院外获得性肺炎差。

三、诊断要点

依据典型症状体征及胸部X线检查，易作出诊断。老年人体弱多病，表现不典型，需作痰液涂片检查和培养、血象中白细胞总数及分类，而确诊本病主要为病原学检查。

四、治疗原则及注意事项

老年肺炎必须尽早使用抗生素治疗，采取综合措施，加强护理，预防并发症，提高抗病能力，促进其早期恢复。

（一）一般支持疗法　患者需卧床休息，饮食需补充蛋白质、维生素及足够热量，饮水量大于1500ml/d。高热、病情重者需静脉补液及盐类，还需给予吸氧。痰不易咳出需雾化吸入排痰。

（二）抗生素治疗　抗生素及早合理应用直接关系到本病的预后，对病情较重的老年患者宜静脉给药。抗生素及用药疗程主要是根据感染程度，院内感染或院外感染，细菌培养及药敏，治疗反应等来确定。老年人社区获得性肺炎可选用青霉素G、一代或二代头孢菌素（头孢氨苄、头孢唑啉、头孢拉定、头孢呋辛、头孢噻吩等）、β-内酰胺类、β-内酰胺酶抑制剂、大环内酯类、氟喹诺酮类通常是有效的。重症患者可选择联合用药，或选用第三代头孢菌素（头孢曲松或头孢噻肟）。对继发于器质性肺部疾病的病人可以用抗假单胞菌的青霉素，加用大环内酯类或氟喹诺酮类加一氨基糖苷类抗生素的经验性治疗。直至得到痰培养和药敏的结果，如支原体及军团菌肺炎首选红霉素；厌氧菌及肺炎球菌首选青霉素G；流感嗜血杆菌首选氨苄青霉素。轻中度医院获得性肺炎可用第二代头孢菌素或β-内酰胺和β-内酰胺酶抑制剂的合剂。对严重的、晚期发生（住院≥5天）医院获得性肺炎或ICU相关性或呼吸机相关性肺炎病人的经验性治疗应该联合用药。抗生素组成应包括一个氨基糖苷类或氟喹诺酮类加上下列之一：抗假单胞菌的青霉素、万古霉素、克林霉素、β-内酰胺/β-内酰胺酶抑制剂的合剂。在得到痰、血及胸水的培养结果后，就开始使用针对性的抗生素治疗。对革兰阴性菌肺炎的治疗应该至少持续14～21天。对肺炎支原体，肺炎衣原体或军团菌肺炎治疗最少达2周。

（三）局部用药　抗生素的雾化吸入。气雾剂治疗效果不但取决于所选用的药物种类，也与气雾颗粒的大小密切相关。临床研究表明氨基糖苷类、广谱青霉素及某些头孢菌素类抗生素均可雾化吸入治疗肺部感染。

（四）并发症治疗　老年肺炎并发症有时可引起严重后果，积极治疗并发症极为重要。呼吸衰竭发生率较高，应加强氧疗，如仍不改善可考虑气管插管，机械通气。心力衰竭是肺炎死亡的主要原因之一，一旦发生心力衰竭应立即给予强心、利尿治疗。休克多见于低血容量休克和感染性休克，应补充血容量，并合理选用血管活性药物。

五、护理措施

在老年肺炎整个过程中精心护理极为重要。具体护理措施：

（一）急性期应多卧床休息，活动困难者应定时翻身，急性期后应加强活动。

（二）严密观察病情变化，注意患者的神志改变警惕感染性休克的发生。定时测生命体征，记出入量，注意出入量平衡。

（三）给予高蛋白质高维生素高热量流质饮食，适当食用粗纤维蔬菜水果以保持大便通畅。鼓励患者多饮水。

（四）对急性期患者，应加强氧疗，给予低流量、持续吸氧。保证患者的动脉血氧分压大于 60mmHg，氧饱和度大于 90%。

（五）高热者应给予物理降温，如酒精擦浴、冰袋。使患者体温控制在 38℃以下，必要时给予药物降温。

（六）鼓励患者咳嗽，咯出痰液。房间空气湿化，遵医嘱给予祛痰药或雾化吸入。定期进行叩背、咳嗽练习、以利排痰。

（七）遵医嘱给予静点抗生素及补液，注意药物不良反应，随时向医生报告。

（八）作好痰液标本留取：尽量在抗生素使用前做痰标本检查。病人晨起用白开水漱口 3~4 次，嘱患者用力从肺部深处咳出痰液，留置在消毒痰盒中，及时送检。

六、健康教育

使用多价肺炎球菌疫苗可以预防肺炎球菌感染，或减轻其严重性。病人应每 6 年接种一次。推荐用于易感人群如慢性肺疾病、糖尿病及慢性肝病等。另外，向病人及家属解释避免病人受寒、过度疲劳极重要，以防诱发肺炎。老年人应重视合理饮食，保证充足营养，坚持户外活动，并学会心理调节，以上对增强体质，预防呼吸道感染是重要措施。流感病毒疫苗对预防流感病毒所致的严重疾病有效，并对原发性流感病毒肺炎产生积极的效果。

支气管肺癌

一、概述

原发性支气管肺癌简称肺癌，是最常见的肿瘤之一，半个世纪以来，其发病率和死亡率明显升高。多数发达国家，肺癌已占男性恶性肿瘤的首位。近 30 年来，我国肺癌的发病率和死亡率亦明显升高，尤其是在大城市、工矿区，已占常见恶性肿瘤的首位。近 20 年来，女性肺癌在女性恶性肿瘤中的位次，也正逐渐上升，已超过乳癌成为妇女最常见的死亡原因之一。肺癌发病率高、预后差缺乏满意的治疗手段，但早期发现、早期诊断、早期治疗，将能够降低死亡率。肺癌是老年人常见病、多发病之一。60 岁以上老年患者的肺癌，由于年老体衰，合并症多。因此治疗更为困难，预后较轻、中年差。

肺癌的病因与发病机制迄今尚未明确，一般认为与下列因素有关。

1. 吸烟与大多数肺癌的发病有关，长期的被动吸烟也可能是增加肺癌发病的危险因素。

2. 职业性致肺癌因子，如无机砷、石棉、铬、镍等是肺癌的发病因素。

3. 环境空气的污染与肺癌的发病亦有密切关系。

4. 遗传易感因素，已发现某些家族有肺癌高发倾向。

5. 其他：电离辐射、慢性肺部疾患的反复感染、肺部瘢痕与癌有一定的关系，女性与女性激素代谢紊乱有关。

随着分子生物学技术不断进展，对肺癌发生和发展的分子基础进行了广泛的研究，取得了许多令人鼓舞的进展。癌基因和抗癌基因的研究已取得巨大的突破，必将对本病诊断治疗有所帮助。

按解剖学部位分型：

1. 中央型　肿瘤局限于段支气管以上至主支气管，易阻塞气道可引起肺不张，阻塞性肺炎。多为鳞癌及小细胞癌。

2. 周围型　多发生在段和段以下支气管，以腺癌较多见。

按组织学分型：

目前仍沿用世界卫生组织 1980 年的标准，分为鳞癌、腺癌、小细胞癌、大细胞癌，实际上临床将腺癌中细支气管肺泡癌单独作为一型列为五型。

1. 鳞癌

肺癌最常见的类型，约占肺癌的 40% 以上，多见于 50 岁以上的男性，80% 以上有吸烟史。以中央型肺癌最多见。鳞癌倾向于向管腔内生长，引起支气管腔狭窄，导致阻塞性肺炎及肺不张。由于瘤组织易于坏死，可形成空洞或继发感染成癌性脓肿。分化好的鳞癌，生长较缓慢，转移较晚，手术机会多，5 年生存率较高。周围型鳞癌常侵入胸壁，导致局部肋骨破坏。鳞癌对化疗、放疗不如小细胞未分化癌敏感。

2. 小细胞未分化癌（简称小细胞癌）

小细胞癌是肺癌中恶性程度最高的一型，发病率低于鳞癌和腺癌，约占肺癌的 1/5，但近年有明显增多的趋势。患者发病年龄较轻，多有吸烟史。目前认为它起源于支气管的嗜银细胞，能分泌异位激素和（或）肽类物质引起类癌综合征。小细胞癌呈中央型生长，对化疗、放疗较其他型敏感。这种癌细胞生长快、侵袭力强，几乎近 100% 在发现时都有肺门淋巴结转移，早期即可远处转移至肝、脑、肾上腺、骨。

3. 腺癌

腺癌占肺癌的 1/4，女性多见。发病与吸烟关系不大，以周围型为多。近年腺癌发病率有上升趋势，甚至多于鳞癌。腺癌多发生于肺边缘小支气管的杯状细胞或粘液腺，易向管外生长，早期侵犯淋巴结和血管，腺癌易转移至胸膜出现胸腔积液，还可转移到肺、肝、脑等器官。

4. 大细胞癌

大细胞癌可分巨细胞型和透明细胞型，以周围型为多。此类型临床过程险恶，早期通过淋巴、血管转移，但较小细胞型转移晚，手术切除机会相对较大。

5. 细支气管肺泡癌（肺泡癌）

病理属于腺型，然而临床表现与腺癌完全不同，故在临床上单独列出。癌细胞多起源于细支气管末端上皮基底细胞。发病年龄较轻，男女发病率相近，有人认为肺泡癌发生与肺部慢性炎症有关。

二、临床表现

肺癌早期症状较轻微，甚至无任何不适。其临床表现多与原发癌症的部位、大小和有无并发症及转移有密切关系。

（一）呼吸系统症状

1. 咳嗽　多为阵发性刺激性干咳，一般不易为药物控制，常为早期症状，继发感染时痰量增多。

2. 咯血或血痰　多为持续或间断性反复少量血痰，偶尔有大咯血。

3. 胸痛　轻度胸痛较为常见，胸膜或胸壁受侵犯常出现严重持续、剧烈疼痛。

4. 胸闷、气憋　肺癌阻塞大气道或肿大的淋巴结压迫大气道，尤其是肺功能较差的病人更易出现胸闷、气憋的症状。肺癌转移至胸膜可发生大量的胸水或心包积液，也可出现呼吸困难。

（二）全身症状

1. 发热　合并有阻塞性肺炎或肺不张常伴有发热，肺部炎症可以反复发生。亦可因肿瘤组织坏死出现癌性发热。

2. 恶液质　晚期肺癌可以出现疲乏、无力、消瘦、贫血和食欲不振。

（三）肺外表现

是指与肺癌有关所引起的内分泌、神经肌肉、结缔组织及血液、血管异常改变，又称副癌综合征。

1. 神经肌肉的表现　癌性肌病，亚急性小脑变性，周围神经病变、重症肌无力等可见各型肺癌。

2. 内分泌和代谢异常　肺癌细胞分泌异常各种激素引起相应症状如异位抗利尿激素分泌综合征，异位促肾上腺皮质激素综合征。

3. 肺性骨关节病　表现为骨关节肿胀疼痛和杵状指。肺癌切除后症状消失。

（四）转移的表现

1. 胸膜转移　肺癌侵犯胸膜可以出现胸痛，有时出现血性胸水。

2. 心包转移　癌性心包积液多为血性，病人可出现胸闷、气憋、心影扩大。

3. 喉返神经压迫征　癌转移至纵隔淋巴结肿大，后者压迫喉返神经，可使病人因声带麻痹而出现声音嘶哑。

4. 上腔静脉压迫综合征　肺癌可直接侵犯或由于纵隔淋巴结压迫上腔静脉，使静脉回流受阻产生胸壁静脉怒张和颜面水肿。

5. Horner 综合征　肺上沟癌是一种位于肺尖的肺癌，侵犯或压迫颈交感神经丛，表现为患侧眼睑下垂、瞳孔缩小、无汗和感觉异常。

6. 臂丛神经压迫征　癌瘤压迫臂丛引起同侧肢体出现烧灼性放射性疼痛，上肢局部感觉异常，肌萎缩。

7. 远处转移的表现　肝、骨、脑是常见的远处转移的部位。肝转移时肝区疼痛，肝肿大；骨转移时出现局部疼痛；脑转移时出现颅压增高的征象，如头痛、呕吐等。

三、有关检查

（一）胸部影像学检查

1. 胸部 X 线透视　注意肿物部位、数量、大小、形状及边缘，动态观察鉴别肺内或肺外肿物和胸水情况。X 线摄片可分为正位、侧位、病变断层或肺门断层片。仔细观察肿物的大小、密度及边缘特征。

2. 肺部 CT 检查

肺部 CT 扫描有助于显示 X 线胸片难以显示的肺癌及 CT 引导下经皮肺穿活检。

3. 肺部 MRI 检查

可多方位观察肺内肿块的影像及与心脏、大血管的关系。

（二）痰细胞学检查

痰中癌细胞检出率为 70% ~ 80% 左右。检查阳性率取决于标本。

（三）纤维气管镜检查

可以发现肿瘤的部位和肿瘤侵犯的情况，还可以进行刷检和活检，对肺癌诊断具有重要价值。

（四）超声诊断检查

有助于了解肺癌有无远处转移，对贴近胸壁的肿块可在超声引导下针吸活检。

四、诊断

（一）诊断要点

临床上有肺癌呼吸系统症状和全身症状或肺外转移的表现及有关检查，特别是肿瘤细胞学和组织学检查是确诊肺癌的依据。

（二）肺癌分期

目前采用国际抗癌联盟（UICC）制定的TNM分期法（见表3-2）

肺癌的TNM分期标准　T为原发肿瘤，N为区域性淋巴结，M为远处转移。

T：Tx　隐性肺癌在支气管分泌物中找到癌细胞，但X线或支气管镜未发现癌肿

T_0：无原发癌的证据

Tis：原位癌

T_1：癌肿最大直径≤3cm，周围为肺组织或脏层胸膜包裹。支气管镜未证实向叶支气管近端侵犯。

T_2：癌肿最大直径在3cm以上或侵犯主支气管，但距隆突2cm以上，侵犯脏层胸膜；或任何大小的癌肿向肺门区扩展伴随肺不张或阻塞性肺炎其范围未达一侧全肺。

T_3：任何大小的癌肿已直接侵犯胸壁、膈肌、或纵隔、胸膜、心包，或在支气管下与隆突相距不到2cm但未侵犯隆突；或伴随肺不张或阻塞性肺炎其范围达全肺。

T_4：任何大小的肿瘤侵及纵隔、心脏、大血管、气管、食管、椎体、隆突；或伴有恶性胸腔积液。

注：1. 少见情况：表浅肿瘤只侵犯支气管壁，不论侵犯范围大小，即使侵及主支气管的远端仍列为T_1。

2. 伴随肺癌的胸腔积液多数是由肿瘤引起。但有少数病人反复细胞学检查均为阴性，而且并非血性，也不是渗出液，如临床上也认为不是肿瘤直接引起的，仍应定为T_1，T_2，或T_3。

N：Nx　无法证实区域性淋巴结的转移情况。

N_0　未发现有区域性淋巴结转移。

N_1　有支气管周围和（或）同侧肺门淋巴结转移。

N_2　肿瘤转移至同侧纵隔淋巴结及（或）隆突下淋巴结。

N_3　对侧纵隔、对侧肺门、同侧或对侧斜角肌或锁骨上淋巴结转移。

M：Mx　无法证实是否有远处转移。

M_0　未发现远处转移。

M_1　有远处转移，可注明转移器官名称。

注：评价TNM分期的最低要求，是做到临床检查，X线检查及内窥镜检查，如未达到以上检查，可用T_X、N_X、M_X标记。

表 3－2　肺癌 TNM 分期标准

隐性肺癌	$T_XN_0M_0$
0 期	Tis
Ⅰ期	$T_1N_0M_0$；$T_2N_0M_0$
Ⅱ期	$T_1N_1M_0$；$T_2N_1M_0$
Ⅲa 期	$T_{1\sim3}N_2M_0$；$T_3N_1M_0$；$T_3N_0M_0$
Ⅲb 期	$T_{0\text{-}4}N_3M_0$；$T_4N_{0\sim3}M_0$
Ⅳ期	任何 T、任何 N、M_1

五、治疗原则

肺癌的治疗必须遵循多学科多方法的综合治疗原则，必须根据病人的具体情况、肿瘤的病理类型、侵犯范围和发展趋向，有计划地制定出合理的综合治疗方案，以提高治愈率及患者生活质量。可将肺癌分为小细胞肺癌和非小细胞肺癌（包括鳞癌、腺癌、大细胞癌）两大类进行治疗。

小细胞肺癌治疗原则为以化疗为主，手术、放疗为辅；非小细胞肺癌治疗原则：Ⅰ～Ⅲa 期以手术为主，Ⅲb 期放疗为主，以上均采用综合治疗。

（一）手术治疗

手术治疗是目前非小细胞肺癌治疗的首选方法。早期原发灶切除，偏晚期可行原发灶及受累淋巴结手术切除治疗。小细胞癌患者就诊时 90% 以上已发生转移，故主张先化疗后手术。手术治疗可达到以下三个目的之一：

1. 彻底地清除全部癌组织，在未发生远处转移的情况下临床治愈。
2. 清除绝大部分癌组织，为放疗、化疗、免疫治疗创造有利条件。
3. 减轻继发症状，减少痛苦，延长生命。

（二）化学治疗（简称化疗）

小细胞肺癌化疗为首选治疗，化疗后患者生存期明显延长。非小细胞肺癌辅以化疗可提高手术疗效。常用化疗方案，仅仅列举几种，每一个化疗周期约为 3～4 周。

1. CAV

CTX（环磷酰胺）$1g/m^2$，第 1 天静脉注射。

ADM（阿霉素）$40\sim50mg/m^2$，第 1 天静脉注射。

VCR（长春新碱）$1mg/m^2$，第 1 天静脉注射。

2. ECAO

Vp16（足叶乙苷）$120mg/m^2$，第 1～3 天静脉注射。

CTX（环磷酰胺）$1g/m^2$，第 1 天静脉注射。

ADM（阿霉素）$40\sim50mg/m^2$，第 1 天静脉注射。

VCR（长春新碱）$1mg/m^2$，第 1 天静脉注射。

3. CE

CBP（卡铂）$100mg/m^2$，第 1～3 天静脉注射。

Vp16（足叶乙苷）$120mg/m^2$，第 1～3 天静脉注射。

4. MVP

MMC（丝裂霉素）6～8mg/m^2，第1天静脉注射。

VDS（长春地辛）3mg/m^2，第1、8天静脉注射。

DDP（顺铂）50mg/m^2，第3、4天静脉注射。

5. CAP

CTX（环磷酰胺）1g/m^2，第1天静脉注射。

ADM（阿霉素）40～50mg/m^2，第1天静脉注射。

DDP（顺铂）40mg/m^2，第1天静脉注射。

（三）放射治疗（简称放疗）

放射线对癌细胞有杀伤作用。放疗分为根治性和姑息性两种。根治性治疗对病灶局限、肿瘤部位不宜手术或患者不愿手术者。加以化疗则可提高疗效；姑息放疗可延迟肿瘤扩散和缓解症状，对缓解骨转移性疼痛、上腔静脉压迫综合征、支气管阻塞及脑转移引起的症状有良好的疗效。放疗常引起的并发症为放射性肺炎、食管炎、心包炎等，且易出现白细胞减少。

（四）生物治疗及中医药治疗

包括生物调节剂、细胞因子及淋巴细胞激活的杀伤（LAK）细胞，近年发展较快，优点在于调节自身免疫系统、体液因子，提高机体防御、增加抗肿瘤细胞的杀伤力，基本上无明显的毒性反应，对癌性胸腔积液效果好，其缓解率达80%～90%，白细胞介素Ⅱ和LAK细胞用于手术切除不全经联合放、化疗后的患者可起延长生命的作用。中药配合治疗对减少放疗、化疗反应、提高机体抗病能力、巩固疗效起到辅助作用。

（五）基因治疗

应用基因工程方法校正和修复与肿瘤发生有关的变异基因，或通过改变某些细胞的生物学特征来增强宿主的抗肿瘤能力，目前尚在研究之中。

六、护理措施

老年患者由于衰老，患病后身心变化与青壮年不同，尤需重视下列措施。

（一）饮食：进食高蛋白高维生素高热量易消化饮食，少量多餐，向病人说明保证营养的重要性，鼓励主动进餐。

（二）卧床休息与适量活动交替：保证身心休息，以降低基础代谢率，间断起床活动，到室内或室外空气新鲜、人群稀少的地方，活动量以自觉无疲劳感为度，少量多次活动为好。

（三）疾病诊断是否向病人说明：若病人反复询问，可征求家属意见，医生说明，护士参与，并强调科技进步、治疗手段先进，鼓励病人要与医护配合，与癌症作斗争。家属、医护经常给予心理支持。

（四）症状护理：肿瘤压迫出现呼吸困难、肺炎、疼痛，均应遵医嘱吸氧、姑息放疗、给予止痛剂。护理人员应让病人采取舒适体位，转移病人注意力、听音乐，或作深呼吸等解除疼痛。必要时使用按摩、针灸予以止痛。以上效果不佳时可遵医嘱按时给药。

（五）化疗、放疗护理：化疗药物静注速度要慢，以减轻对血管壁的刺激。若有血管外渗应即刻停止静点并给局部普鲁卡因封闭；化疗前注射止吐药以减轻恶心呕吐反应，化疗期间病人出现心悸胸闷应及时听心率、作心电图；化疗、放疗均应定时查白细胞、血小板；病人均有可能发生脱发，应事先向病人说明，使之有思想准备，并嘱经过一段时间，头发仍可生长，且与原来发质相同以解除顾虑。放疗中病人出现：①咳嗽、呼吸困难加重，应考虑放射性肺炎的可能，需通知医生，并给吸氧，保持呼吸道通畅；②进食吞咽不适有可能发生放射性食管炎，除给予流食外应通知医生。

七、健康教育

（一）肺癌预后：隐性肺癌早期治疗可获痊愈，鳞癌预后较好，腺癌次之，小细胞未分化癌较差，但最近采用综合治疗则出现较大改观。总之，肺癌预后关键取决于早发现、早治疗。

（二）肺癌预防：积极宣传动员戒烟、禁止公共场所吸烟，说明吸烟的危害及具体戒烟方法。对有害粉尘职业者要加强教育，说明防护的重要性，政府应重视改善大气污染的城市和农村，取缔对环境污染严重的厂矿企业。重视高发人群重点普查，以做到早期发现、早期治疗。

（三）患者参与治疗：患者在治疗间歇期建立养病生活方式，家属给予精神物质支持，休息与活动结合，保证营养，坚持治疗，参加抗癌防治协会，争取社会支持并能获得抗癌信息及娱乐活动，永远保持积极的治病态度。

（刘新民　姚景鹏）

第二节　心血管系统疾病

老年生理变化

随着年龄的增长，心血管系统也随着发生老化，不仅在功能上，而且在形态结构方面也发生一系列的变化。虽然多种疾病可以严重影响老年人的心血管系统功能，但即使是健康的老人，生理性的变化也是不可抗拒的，正确了解老年人的这种特点，对防治老年心血管疾病具有很大的意义。

一、心脏的老年化改变

1. 形态结构的改变：研究证明，心脏的细胞总数从 40 岁以后开始逐渐减少。因此，随着年龄的增长，心肌细胞数减少，但心脏重量与大小并未发生变化。老年心脏结构最明显的改变是左心室肥厚，左心室腔相对变小，这主要是因为心肌细胞体积增大所致。由于心脏毛细血管网分布并未增加，导致心肌细胞供需发生不平衡。此外细胞内染色质聚集、缩小、破碎、线粒体数量减少、并出现膨胀。这些心肌细胞结构的改变，使心肌收缩力下降，心肌顺应性降低，是最终出现心脏泵功能变化的基础。

除了心肌细胞发生变化外，同时还发生心肌间质的退行性变，胶原的致密度增加，并发生硬化，致使心肌顺应性进一步下降。心脏瓣膜、腱索在老年人亦发生结构改变，常可出现瓣膜增厚、钙化，腱索缩短、功能下降，导致瓣膜返流，增加了心室的前负荷。老年人冠状动脉发生迂曲、钙化，管腔内皮功能下降，致使冠状动脉硬化，降低了冠状动脉的储备能力。

综上变化，老年人的心脏泵功能随年龄增长而减退。研究表明，进入老年期后，心肌收缩力每年下降 0.9%，70 岁老人心功能储备只相当于 40 岁的 50%，加之老年人心率减慢，故心搏血量明显下降。随着心肌细胞和组织间质的老化，使心肌硬度不断升高，导致心脏舒张功能下降，临床上舒张功能下降常出现在收缩功能下降之前，并可进一步加速收缩功能的下降。

2. 心脏电生理的改变：老年人心脏窦房结内起搏细胞数量减少、结缔组织增多，因此起搏功能发生生理性衰退。老年人的最大起搏心率随年龄的增长而减退。据研究报道，70岁老人的最大心率仅为年轻人的78%，显示老龄心脏自律性下降。此外，老年人心脏传导系统亦发生退行性变，房室结内随年龄增长出现脂肪组织浸润，因此容易在房室交界区内发生房室传导阻滞。另有实验证明，老年人心肌细胞动作电位0相除极速度下降、复极时相明显延长。综上的电生理改变，也提示心肌的老化，进一步导致心肌功能，特别是心肌储备功能的下降。尤其对于在增加运动负荷时由自律性升高所致心率加快的储备下降。

二、血管与血压的老年化改变

老年人，动脉血管中层弹力纤维逐渐僵直、断裂，动脉弹性下降，在大动脉中使管腔增宽、迂曲、延长。近年来研究发现，随着年龄增长而导致的渐进性的动脉硬化不一定都使外周收缩压随之增加。资料发现，从20岁到79岁，动脉收缩压逐渐增高，但80岁以后变得平稳，反而有所下降。一般来说，在休息时，老年人的左心室充盈压与年轻人相同，但在增加负荷时，老年人的收缩压上升的幅度大于年轻人，说明与心肌的僵硬、心肌顺应性减退有密切的关系。

血管紧张素可直接调节血压，但老年人的肾素－血管紧张素－醛固酮系统的活性减低，有可能是老年高血压患者对血管紧张素转换酶抑制剂的治疗效果不很理想的原因之一。

三、老年人的心电图改变

主要变化有：P波振幅降低，P-R间期轻度延长，QRS波电轴左偏，Q-T间期延长，T波可低平等。以上变化都与老年人心肌细胞和传导系统的退行性变有关。

充血性心力衰竭

一、概述

心力衰竭（heart failure）是指在静脉回流正常的情况下，由各种原因所致的心脏损害引起心肌收缩力下降，心排血量减少，不能满足组织器官代谢需要的一种综合征。临床上以肺循环或/和体循环淤血，组织血液灌注不足为特征，故亦可称为充血性心力衰竭（congestive heart failure）。

临床上按心力衰竭发生及进展的速度可分为急性和慢性两大类。按心力衰竭涉及的部位不同可分为左心室衰竭、右心室衰竭和全心衰竭。按心力衰竭的性质又可分为收缩期心力衰竭和舒张期心力衰竭。

随着卫生保健及治疗学的进步，尤其是从20世纪90年代以来，阿司匹林等抗血小板聚集药物、β受体阻滞剂、血管紧张素转换酶抑制剂（ACEI）、他汀类等药物的普遍使用，心血管疾病介入治疗（PCI）的广泛开展，人类的平均寿命不断延长，老年人心力衰竭已逐渐成为心血管系统中的主要临床疾患。

病因

基本病因：主要有两主面，一为原发性心肌损害，其次为心脏负荷长期过重。这两种病因可单独存在，也可并存。

1. 原发性心肌损害：老年人最常见的为①缺血性心脏病，如冠心病（心肌梗死、心绞痛、严重心律失常等）；②心脏退行性病变，如心肌、心瓣膜退行性变等；③心脏瓣膜病，如风湿性心瓣膜病；④原发或继发的心肌代谢障碍，尤以糖尿病所致更为多见。

2. 心脏负荷过重：可分为心室前负荷和后负荷。前负荷指心室容量负荷过重，老年人多见有心脏瓣膜病，尤以瓣膜关闭不全为主，此外可见于贫血、甲状腺功能亢进。后负荷过重指压力负荷，最常见的为高血压病，其次为瓣膜狭窄性病变等。老年人心力衰竭的常见诱发因素：①感染，尤以呼吸道感染为主；②心律失常，尤以快速性心律失常为主，如心房颤动；③肺栓塞；④水、电解质紊乱，如钠过多、输液速度过快或量过多等；⑤药物应用不当，如过量应用β受体阻滞剂、抗心律失常药物（维拉帕米、普罗帕酮、普鲁卡因酰胺等）；⑥体力劳累、情绪激动；⑦环境、气候急剧变化。

二、临床表现特点

根据临床症状及体征可将充血性心力衰竭分为左心衰竭、右心衰竭和全心衰竭。

（一）左心衰竭

1. 临床症状：症状出现的病理基础为肺循环淤血、心搏血量降低、外周组织器官灌注不足。

（1）呼吸困难　为最早的症状，开始多在劳累后出现，休息后可缓解。随着病情加重，呼吸困难可在轻微活动时，甚至在休息时出现，并可发生夜间阵发性呼吸困难，此为典型的左心衰竭临床表现。严重患者可出现端坐呼吸。但部分老年人已处于中度心力衰竭时还可无明显呼吸困难症状，或仅有重度疲劳感。

（2）咳嗽、咯痰、咯血　咳嗽常同时伴有呼吸困难，坐位可稍有缓解。咯痰常为白色泡沫状浆液性。在严重左心衰竭时可在痰中带血丝或咯粉红色泡沫样痰。

（3）其他症状　乏力、活动能力明显下降、头晕、失眠、尿少、心悸等。均为心、脑、肾等组织器官灌注不足所致。

2. 体征：多数病人心脏扩大，尤以左心室为主；心率加快；心尖部可有舒张期奔马律；P_2亢进。两肺底可闻湿性啰音，随体位可改变。部分可出现哮鸣音。但老年人肺部啰音可呈现多变性及不典型性。同时常伴有其他伴随病的相应体征。

（二）右心衰竭

1. 临床症状：症状出现的病理基础为体循环淤血。主要为脏器淤血的症状，如上腹部胀满伴食欲不振、恶心、呕吐，尿少，浮肿等。

2. 体征：

（1）颈静脉怒张，肝颈返流征阳性。

（2）肝脏肿大伴压痛，常发生在皮下水肿出现之前，晚期可导致淤血性肝硬化。

（3）水肿，一般首先出现在身体的最低部位，如双下肢足、踝部。随着病情加重，水肿可逐渐向上发展到双小腿、大腿、腰骶部，甚至腹壁。重者可出现全身水肿，同时可伴有胸、腹水及心包积液。右心衰竭的水肿一般均为对称性的，心衰好转后可消退。

（4）右心室增大或全心增大，上腹部剑突下可见明显搏动。

（三）全心衰竭

心力衰竭早期常是从单侧开始，临床多见为先左心衰竭，而后发展波及到右心，从而出现全心衰竭。临床表现为左右心衰的表现同时存在，但可以某一侧心衰表现为主。

三、有关检查

1. 心电图：对心力衰竭而言，心电图无特异性，仅能对原发的心脏病变、心律失常有一定的诊断参考价值。

2. 超声心动图：可较好地对心脏结构（包括心室大小、瓣膜结构、心室运动等）、心功能状况（包括收缩功能、舒张功能、心搏血量等）作出判断，对心力衰竭的诊治有重要价值。

3. X 线检查：协助了解心脏大小、形态；了解肺部淤血、感染、胸腔积液等情况。

4. 血流动力学检查：采用右心导管或漂浮导管直接测定肺毛细血管楔压、肺动脉压、中心静脉压、心搏血量等，可对心力衰竭的程度判断、治疗方案的选择及疗效的判定有重要意义。

5. 其他：临床很少应用，如磁共振成像、循环时测定、血气检查等。

四、诊断要点

充血性心力衰竭的诊断主要依据：①心脏病体征，如心脏扩大、器质性瓣膜杂音、严重心律失常等；②肺淤血症状及体征，如呼吸困难，肺底啰音等；③体循环淤血症状及体征，如颈静脉怒张、肝大、水肿等；④其他检查指标，如超声心动图、血流动力学指标等。

心功能的分级诊断标准（NYHA 标准，美国 AHA 1994 年修订）：

Ⅰ级：体力活动不受限。日常活动不出现心悸、呼吸困难等症状。

Ⅱ级：体力活动轻度受限。休息时无症状，一般日常活动可出现心悸、呼吸困难等症状，休息后很快缓解。

Ⅲ级：体力活动明显受限。休息时无症状，轻于日常活动即可出现心悸、呼吸困难等症状，休息较长时间后方可缓解。

Ⅳ级：不能从事体力活动。休息时即出现心悸、气短、呼吸困难，稍活动后症状明显加重。

五、治疗原则及注意事项

驱除病因及诱因、缓解心室功能异常，改善生活质量，降低死亡率。

对老年人而言，要完全驱除导致心力衰竭的病因几乎是不可能的，但应采取积极措施防止心肌进一步损害。对最常见的缺血性心脏病来说，改善冠状动脉供血，降低心肌耗氧量，减少心肌作功等仍为不可忽视的治疗。

（一）减轻心脏负荷

1. 休息，解除体力疲劳及精神紧张，必要时给予镇静剂。严重者需卧床休息，病情好转后应及时鼓励病人尽早作适量活动。

2. 饮食：适当控制钠盐的摄入，对严重水肿的患者尤甚。但对应用利尿剂的患者，应根据利尿情况及时调整钠盐摄入量。

3. 利尿剂应用：排出体内过多的水分及钠盐，减少循环血容量，减轻心脏的前负荷。常用利尿剂有两类：

（1）排钾利尿剂：常用药物有双氢克尿塞，口服每日 25～100mg。氯塞酮，每次口服 100mg，每日 2～3 次。

（2）排钾排钠利尿剂：常用有速尿（呋塞米），口服每次 20～40mg，每天 2～3 次或静脉缓慢注入，每次 20～100mg。利尿酸（依地尼酸），每次 25mg 稀释于 20ml 葡萄糖液内，缓慢静脉注入。

（3）保钾利尿剂：常用螺内酯（安体舒通），每日口服三次，每次 20～40mg，常与双氢克尿塞合用。氨苯蝶啶，每日口服三次，每次 50～100mg，常与双氢克尿塞合用。

4. 血管扩张剂应用：通过扩张外周容量血管（静脉）及阻力血管（动脉），减轻心脏的前后负荷。

（1）降低前负荷为主的药物：

硝酸酯类：硝酸甘油，每次 0.3～0.6mg 舌下含服，可重复使用；静脉滴注以 10μg/min 开始，可逐渐加量至 50～100μg/min，维持静点。硝酸异山梨醇酯（消心痛），口服每日 3～4 次，每次 5～10mg。

（2）降低后负荷为主的药物：

血管紧张素转换酶抑制剂，如卡托普利（开搏通），口服每日 3 次，每次 12.5～25mg。依那普利（怡那林），每日口服 1～2 次，每次 2.5～5mg。用此类药物应注意老年人的肾功能情况。

α 受体阻滞剂，如酚妥拉明，常用 0.1～0.3mg/min 静脉滴注。乌拉地尔（压宁定），50mg 溶于 250ml 液体中，以 2～4μg/（kg·min）静脉点滴。哌唑嗪，口服每次 1～4mg，每日 3 次。

（3）同时降低前后负荷的药物：

常用为硝普钠，以 10μg/min 起静点，以后每 5～10 分钟增加 5～10μg/min，根据血压及病情变化可继续增量至 100～200μg/min（最大应小于 300μg/min）。本药使用过程中应严格监控患者血压，并不宜长期使用，以免发生硫氰盐蓄积中毒。

（二）加强心肌收缩力

1. 洋地黄：可加强心肌收缩力，减慢心室率，增加心排血量，是经典治疗心力衰竭的药物。

（1）适应证：各种中、重度心力衰竭患者。但对伴有二度以上房室传导阻滞、病态窦房结综合征、肥厚性心肌病、重度单纯二尖瓣狭窄、预激综合征伴心房颤动、洋地黄过敏或中毒者等应禁用。对急性心肌梗死最初发病 24 小时内应慎用。

（2）常用制剂：地高辛（digoxin），口服维持剂量（老年人每日 0.125～0.25mg）约 7 天左右可达到稳定、有效的血浓度。如病情较重，可以静注西地兰（lanatoside）0.2～0.4mg 辅助之。

（3）洋地黄毒性反应及处理：胃肠道反应以恶心、呕吐、食欲不振多见。神经系统反应为：头痛、头晕、视觉改变等。心脏反应为：各种心律失常，如室性期前收缩（二联律）、交界区心律、房室阻导阻滞等。洋地黄过敏者少见。出现毒性反应则首先停药，停用排钾利尿剂，补充钾盐；严重快速性室性心律失常者应选用苯妥英钠或利多卡因静注，电复律一般属禁忌。

2. 其他正性肌力药物：β 受体激动剂，如多巴胺、多巴酚丁胺。磷酸二酯酶抑制剂，如氨力农、米力农等。

（三）β受体阻滞剂：近年来研究及临床实践证明，应用β受体阻滞剂对充血性心力衰竭改善症状，提高运动耐量，延长患者生存期有肯定作用。临床常选用美托洛尔（倍他乐克）、卡维地洛等。剂量应从小量开始，逐渐增加，适量维持。

（四）治疗及预防各种诱因：其中控制感染尤为重要。对于老年人，肺部感染是导致心力衰竭发生及发展的重要因素，几乎绝大多数老年人心衰都伴有肺部感染。合理选用抗生素是非常必要的。此外老年人调节水、电解质平衡的能力下降，容易发生紊乱，尤其是长期或过量应用利尿剂时。因此，必须监控患者的出入量，保持平衡。

六、护理措施

1. 根据心衰程度，采取半卧位或高枕卧床休息，必要时加用床档。

2. 精神紧张或过分焦虑的患者应及时给予心理治疗，令其安静休息，配合治疗。在整个治疗过程中随时了解患者对自身患病的心理活动状况，应及时给予疏导（包括对其亲属的疏导工作）。

3. 按医嘱给予持续或间断吸氧。

4. 告诉患者及亲属低盐饮食的重要性，并建议食用清淡、易消化食品为主，控制患者摄入量。

5. 严格记录出入量，准确测量体重。

6. 注意静脉输液速度，防止加重心衰。

7. 严密观察病情变化：

（1）注意患者呼吸困难的程度，呼吸节律、频率、深度，有无辅助呼吸运动、有无紫绀发生；

（2）咳嗽、咯痰症状的变化，注意痰量、性质、有无咯血或咯粉红色泡沫痰；

（3）监测患者心率、心律、血压；注意体温是否正常；

（4）观察心衰体征的变化，如颈静脉怒张程度、水肿消涨情况、肺内啰音、肝脏大小、胸腹水消退情况等；

8. 注意及时发现有可能出现的药物副作用或毒性反应：

（1）如服用洋地黄类制剂的患者，应注意病人的主诉，有无食欲减退、恶心、呕吐、头痛、黄绿视等，每次给药前应认真检查心率、心律，发现异常（心率小于60次/分、心律由不规则突然变成规则或由规则突然变为不规则）要随时通知医生作相应处理。

（2）如服用利尿剂者应注意患者尿量变化，有无低钠、低钾的临床表现

9. 老年卧床患者，应注意继发感染的可能，尽量鼓励病人多翻身、咳嗽，必要时采取辅助方法帮助排痰，适当在床上活动肢体，做好口腔护理及外阴部护理。

七、健康教育

1. 由于发生心力衰竭的老年人多数都有器质性心脏病，而且原发病一般都难以完全控制，因此，心衰往往反复发生，并逐渐加重。因此绝大多数患者存在焦虑、抑郁等心理障碍。出院前做一次认真细致的心理教育十分重要。

2. 嘱患者在积极配合治疗原发病的同时，避免所有心力衰竭的诱发因素，如感染，特别是呼吸道感染、体力或精神过度劳累、钠盐摄入过多等。

3. 教育病人正确服用药物，严格按照医嘱服用，如自行随意加减或停用药物有可能导

致心衰加重，甚至出现意外。对某些特殊药物，如洋地黄、抗心律失常药物、利尿剂等应仔细告诉患者或亲属如何服用及可能出现的副作用，并叮嘱患者需定期门诊复查。

4. 告诉患者如何正确采取康复措施，包括生活起居、饮食卫生、运动量及建议采取的锻炼方式等。

冠状动脉粥样硬化性心脏病

冠状动脉粥样硬化性心脏病（coronary atherosclerotic heart disease），简称“冠心病”（coronary heart disease），是由于冠状动脉粥样硬化，使血管腔狭窄、阻塞，导致心肌慢性或急性供血不足而引起的心脏病。临床上又称为“缺血性心脏病”。

一、概述

冠心病的主要病因是冠状动脉粥样硬化。引起动脉硬化的原因是综合性的，目前认为主要的危险因素有：

1. 血脂异常：研究证实，高胆固醇血症、高甘油三酯血症、高低密度和极低密度脂蛋白血症、低高密度脂蛋白血症与动脉硬化发生有直接关系。近年来研究还发现，载脂蛋白A（Apo A）降低、载脂蛋白B（Apo B）及脂蛋白a（LP-a）升高亦与动脉硬化有关。

2. 高血压：是促进动脉硬化发生和发展的重要危险因素。从流行病学资料可见，伴有高血压的患者，冠心病的患病率明显高于无高血压的患者。

3. 糖尿病：由于糖尿病患者多伴有血脂代谢紊乱，同时高血糖对动脉血管内膜的损伤、凝血Ⅷ因子增高、血小板粘附增加，使动脉硬化发病率明显增加。

4. 吸烟：吸烟可通过多种因素导致动脉粥样硬化，是冠心病患者的重要危险因素。吸烟量越大、烟龄时间越长，冠心病发病率越高。

5. 肥胖：肥胖往往并发高胆固醇血症、高血压病等。如体重超过正常的20%，尤其是在短期内明显增加者，动脉硬化可急剧发展。

6. 年龄及性别：常在40岁以后发生，男性多见。研究证实，雌激素有防止动脉硬化、升高高密度脂蛋白的作用，故女性在绝经期后，因雌激素的这种保护作用减弱，动脉硬化发生明显增高。

7. 神经类型：A型性格者的脂代谢紊乱和全血粘度升高较B型者更为明显。A型性格是冠心病的主要危险因素之一。

8. 遗传：有高血压、糖尿病、冠心病家族史者，则动脉硬化的发病率比无此类家族史有明显增多。

目前对冠心病的易患因素（或称危险因素）可归纳为：高血压、高血脂、糖尿病、吸烟等。

二、冠心病分型

根据冠状动脉病变的部位、范围、血管阻塞程度和心肌供血不足的发生和发展的不同，可分为以下类型：

1. 无症状型：临床无症状，而心电图有心肌缺血性改变，心肌无明显组织形态改变。

2. 心绞痛型：有典型或不完全典型的发作性胸骨后疼痛，伴有心电图缺血性改变，为一过性心肌供血不足。

3. 心肌梗死型：由于冠状动脉完全闭塞导致心肌急性缺血坏死，临床症状严重，可出现心力衰竭、心律失常、心源性休克、猝死等并发症。

4. 心律失常和心力衰竭型：表现为心脏增大、各种类型的心律失常、心力衰竭，为心肌长期慢性缺血所致。

5. 猝死型：因原发心脏骤停而死亡，多为心肌因缺血发生局部电生理紊乱而引起的严重心律失常所致。

心绞痛

心绞痛（angina pectoris）是由于冠状动脉一过性供血不足，心肌出现短暂的缺血、缺氧所引起的以发作性胸痛或胸部不适为主要表现的临床综合征。

一、病因

冠状动脉粥样硬化引起动脉管腔狭窄或痉挛是其主要病因。其他病因有：重度主动脉瓣关闭不全或狭窄、先天性冠状动脉畸形、冠状动脉肌桥、冠状动脉扩张症、肥厚性心肌病等。

二、临床表现

1. 典型的心绞痛发作。其疼痛特点为：胸骨后压迫性不适或为紧缩、压榨、闷堵感，亦可呈烧灼样疼痛。放射至左肩、左上肢内侧直至手指，也可放射至咽喉部、颈部、背部、上腹部。疼痛发作时，患者一般被迫停止原有动作。疼痛发作时间一般不超过 15 分钟，休息或口含硝酸甘油后 1～5 分钟内可缓解。

心绞痛发作常在体力活动过度、精神过度紧张、情绪过分激动、饱餐后，亦可在夜间睡眠时或休息时发生。

不典型的心绞痛发作可表现为上腹部疼痛、咽喉部疼痛或心前区不典型的闷痛。

2. 体征：心绞痛发作时，患者面色苍白、出冷汗，心率一般增快、血压升高，心尖部可闻第四心音。

三、有关检查

1. 心电图检查：在静息时有 50% 患者心电图可正常，或有非特异性的 ST-T 改变。发作时可出现短暂的心肌缺血性 ST 段下移变化，发作缓解后可恢复正常。变异性心绞痛在发作时心电图 ST 段可上抬。

运动负荷心电图检查：对静息时心电图正常者，在作适当的运动后可出现缺血性 ST 段改变，对诊断有重要意义。

2. 放射性核素检查：放射性核素心肌显像出现有明显灌注缺失，提示存在心肌缺血或坏死。如能结合运动负荷试验，则对诊断意义更大。

3. 冠状动脉造影：直接发现患者存在至少一支冠状动脉管腔狭窄程度大于 75%。本检查具有确诊的价值。

四、诊断要点

典型心绞痛发作病史，结合年龄、危险因素、心电图特征性缺血表现一般可以诊断。对不典型的心绞痛发作患者，应动员进行冠状动脉造影检查。

心绞痛的临床分型：

1. 劳累性心绞痛：其心绞痛发作与体力劳累或其他增加心肌氧耗量的因素有关，休息或口含硝酸甘油可很快缓解。

稳定型心绞痛：心绞痛发作的诱因、发作次数、程度、持续时间、缓解方式大致相同。

初发型心绞痛：既往无病史，初次发作的劳累性心绞痛时间不足一个月；或既往有稳定性心绞痛病史，但已有长期未患，而再次出现心绞痛时间不足一个月。

恶化型心绞痛：原稳定性心绞痛在近三个月内发作频繁，程度加重、持续时间延长、硝酸甘油不易很快缓解。

2. 自发性心绞痛：心绞痛发作与体力劳累无明显关系，常与冠状动脉血流储备量减少有关，发作病程较长、硝酸甘油不易缓解。

卧位型心绞痛：在休息、睡眠时发作，硝酸甘油不易缓解。

变异型心绞痛：常在夜间或清晨发作，发作时伴心电图 ST 段抬高，持续时间较长，主要为冠状动脉痉挛所致，硝酸甘油疗效差。

急性冠状动脉功能不全：又称中间综合征。常在休息或睡眠时发作，持续时间长，可达 30 分钟以上，但无急性心肌梗死表现。

梗死后心绞痛：在急性心肌梗死发生后一个月内再发的心绞痛。

3. 混合性心绞痛：同时具有劳累性及自发性两类心绞痛的特点。

不稳定性心绞痛：除了劳累性稳定型心绞痛以外的所有类型心绞痛都被归属为不稳定性心绞痛。

五、治疗原则及注意事项

1. 一般治疗：消除及避免心绞痛发作的诱因，积极治疗冠心病危险因素。发作频繁时应注意休息。

2. 药物治疗

(1) 扩张冠状动脉治疗：

硝酸酯类药物：硝酸甘油 0.3～0.6mg，舌下含服，1～2 分钟即可使心绞痛缓解。如未完全缓解，可重复使用。硝酸异山梨醇酯（消心痛），每次 5～10mg，每天 3～4 次口服，亦可口含。长效硝酸酯类药物，如鲁南欣康、丽珠欣乐、德脉宁等，可每日口服 1～2 次。

钙离子拮抗剂：对由于冠状动脉痉挛所致的心绞痛更为有效。常用有硫氮䓬酮（合心爽），每次 30mg，每日 2～3 次。常用于变异性心绞痛患者。

(2) β受体阻滞剂：通过减慢心率、降低心肌耗氧量来缓解心绞痛。常用药物有：美托洛尔（倍他乐克），每次 12.5～25mg，每日 3 次，心绞痛严重者可每次 50mg，每日 2～3 次。阿替洛尔（氨酰心安），每次 12.5～25mg，每日 2～3 次。β受体阻滞剂与硝酸酯类药物合用疗效更好。

(3) 抗血小板聚集药物：常用为阿司匹林，每日 150～300mg。发作频繁的不稳定性心绞痛患者，应加强，可采用噻氯匹定（抵克立得）每日一次，250mg/次。

(4) 抗凝治疗：一般稳定性心绞痛可不作常规抗凝治疗。对不稳定性心绞痛，发作频繁者，应给予抗凝治疗。临床常用低分子肝素，皮下注射。

3. 冠状动脉介入治疗：对药物治疗效果不佳，经过冠状动脉造影后显示血管可进行 PCI

者（包括 PTCA、冠脉内支架植入术），应积极动员患者行介入治疗。

4. 外科治疗：对采用药物保守治疗无效，同时血管条件不适宜行介入治疗的患者，应动员行外科冠状动脉旁路血管移植术。

六、护理措施

1. 根据患者心绞痛的类型、发作频度、程度，对患者进行认真的分析，判断可能的诱发因素，教育患者及亲属尽量避免之。

2. 心绞痛发作时应立即协助患者卧床休息，给予舌下硝酸甘油含服，同时连接心电监护或描记发作时心电图。监测患者血压、心率、心律，直至心绞痛症状完全缓解。

3. 每次心绞痛发作时或缓解后，应详细询问病人本次的症状与既往有无不同，以进一步分析患者病情的变化。

4. 发作严重者应给予吸氧。

5. 如患者在心绞痛发作时伴有血压下降、心律失常、意识改变等，提示有急性心肌梗死的可能，应立即采取急救措施，并通知医生。

6. 持续静点硝酸甘油者应注意观察有无药物副反应，要控制静点速度，不宜过快；告诉患者及亲属，如出现头痛、面色潮红等症状均属于药物副反应，可由医护人员来调整药物浓度及静点速度，亲属不可擅自调速。

7. 在患者无心绞痛发作期间，鼓励病人作一些适当的活动，解除病人对疾病的恐惧感。

七、健康教育

向病人全面讲解有关心绞痛的发生、诱因、发作时的表现、采取自救的方法以及如何预防发作的措施。

1. 重点让病人控制及积极治疗冠心病的危险因素，摄入低热量、低脂、低盐饮食，戒烟，合理安排运动锻炼，坚持每天户外运动，运动方式以散步、慢跑等有氧运动为主，开始运动时间 15～20 分钟，以后逐渐增加，以不发生心绞痛为限。控制体重增长，积极治疗高血压及糖尿病。

2. 与病人共同分析有可能导致心绞痛的诱因，并尽最大可能避免之。硝酸甘油等急救用药应置于随时能取到的显著地方，并应存放在棕色瓶内避光保存，注意药物有效期。

3. 教会患者识别真假心绞痛的方法，尤其应告诉患者不典型心绞痛的表现。

4. 让患者及亲属学会当心绞痛发作时应立即休息、舌下含服硝酸甘油 1～2 片，如 3～5 分钟后症状仍未缓解，可再重复使用。

5. 正确合理应用药物，严格按医嘱服药，定期到有关医院检查心电图、血脂、血糖等。

6. 向患者介绍有关冠心病介入治疗及外科治疗的基本知识，解除病人及亲属对介入性诊治和外科治疗的顾虑，当病情发展到一定程度时，应动员病人进行介入性诊治，以免延误病情。

急性心肌梗死

急性心肌梗死（acute myocardial infarction AMI）是指冠状动脉供血急剧减少或中断，致使相应的心肌持久而严重缺血导致坏死，临床上表现为胸骨后剧烈疼痛、心肌酶谱增高、特异性心肌缺血损害的心电图表现。

一、病因

急性心肌梗死的基本病因是冠状动脉粥样硬化。患者的冠状动脉管腔因粥样硬化而致的狭窄程度超过75%时，一旦斑块破裂、血栓形成或出现冠状动脉持续痉挛，都可使血管完全闭塞。当管腔闭塞时间超过一个小时以上时，就可发生急性心肌梗死。

少见病因有：冠状动脉栓塞、冠状动脉炎、冠状动脉畸形等。

本病男性多于女性，年龄多在40岁以上。其发病的危险因素是高血压、高血脂、糖尿病、吸烟等。

二、临床表现特点

1. 起病和先兆症状：50%～80%的患者有先兆症状，表现为原有的稳定性心绞痛变成不稳定，且发作频繁、程度加重、持续时间延长、缓解较困难。既往无心绞痛的患者可在近期新出现心绞痛。如在此阶段作好认真的处理，有可能避免急性心肌梗死的发生。

2. 症状

(1) 胸痛：为典型的心绞痛，但其程度更为剧烈，常为难以忍受的压榨、窒息或烧灼样疼痛，伴大汗、烦躁，可出现濒死及恐惧感。疼痛常持续数小时，服硝酸甘油无效。老年人患急性心肌梗死的症状常不典型，可出现无痛性心肌梗死，或表现为上腹部疼痛伴恶心呕吐、咽部发紧、颈部或背部疼痛，个别可表现为晕厥。

(2) 心律失常：极常见，一般发生在发病后一周内，尤以前24小时为最多见。临床最常见的心律失常为室性心律失常、(如室性期前收缩、室性心动过速，频发室性期前收缩、R on T等，室早或室性心动过速常可导致心室颤动) 房室传导阻滞 (下壁梗死易发生)。

(3) 休克：表现为心源性休克。因心肌广泛坏死，心排血量急剧下降。临床表现为皮肤苍白、四肢湿冷、脉压减小、紫绀、脉搏微弱，严重者可出现昏迷。血压一般小于90/60mmHg。

(4) 心力衰竭：主要为急性左心衰竭，多在急性期发生。患者表现呼吸困难、紫绀、烦躁，重者出现急性肺水肿。

3. 体征

(1) 心脏：心率可快亦可减慢，心律常有不整，心尖部第一心音减弱或消失，部分可在心前区听到收缩期杂音。

(2) 肺：双肺底可听到小水泡音，部分可闻哮鸣音，提示有心力衰竭存在。

(3) 血压：几乎所有病人都有血压降低。

4. 并发症

乳头肌功能失调或断裂、心脏破裂、心室壁瘤、栓塞等。

三、有关检查

1. 心电图：典型的急性心肌梗死心电图表现及演变过程对临床有确诊价值。急性Q波型心肌梗死的心电图具有：病理性Q波、ST段弓背样抬高、T波倒置。老年人常可出现不典型心电图表现。

2. 超声心动图：了解心室壁运动状况，对评估心肌梗死面积、心功能状态及判断预后有重要价值。

3. 心肌坏死物质指标

（1）心肌酶谱：包括血清肌酸激酶及同工酶（CK、CK-MB）可在起病后6小时内升高，24小时达到高峰，48～72小时恢复；天门冬酸氨基转移酶（AST）在起病6～12小时内升高，24～48小时达高峰，3～6天恢复；乳酸脱氢酶（LDH）在起病后8～10小时升高；2～3天达高峰，1～2周恢复。

（2）肌钙蛋白T或I（TnT或TnI）在起病2～4小时可升高；

（3）肌红蛋白在发病4～6小时升高。

四、诊断要点

依靠典型临床表现（胸痛表现）、特征性的心电图改变、心肌坏死物质指标升高。符合上述两项即可诊断。老年患者不典型症状较多，凡出现突发性的休克、心力衰竭、上腹疼痛伴恶心呕吐、严重心律失常、晕厥等的老年患者，均应考虑排除急性心肌梗死的可能性。

五、治疗原则

1. 一般治疗

（1）休息：急性期无并发症患者卧床3～5天，保持环境安静。有并发症者酌情延长卧床时间。

（2）吸氧：间断或持续吸氧2～3天，重者可延长。

（3）监护：应收入冠心病监护病房（CCU），一般3天左右。对心电、血压、呼吸、心率、心律等进行监测。有并发症者酌情进行血流动力学监测。

（4）镇静止痛：常用哌替啶（杜冷丁）50～100mg，肌注；吗啡5～10mg，肌注或静注；硝酸甘油0.6mg，舌下，含服。

2. 再灌注心肌治疗

（1）溶栓疗法：凡Q波型急性心肌梗死，发病在6～12小时以内，心电图ST段抬高，临床无溶栓禁忌证，则可选用溶栓治疗。一般采用静脉途径溶栓。常用药物有：尿激酶（UK）、链激酶（SK）、重组组织型纤溶酶原激活剂（rtPA）。间接判断血栓溶解指征为①胸痛2小时内基本消失；②心电图ST段于2小时内回降＞50%；③2小时内可出现再灌注性心律失常；④血清CK-MB酶峰值提前出现（14小时内）。

（2）急诊冠状动脉介入治疗：即行急诊PCI（包括PTCA、急诊支架植入术）。

3. 治疗及防止心律失常

急性心肌梗死后最多见室性心律失常，首选利多卡因50～100mg静注，必要时5～10分钟后可重复。维持可选用利多卡因1～4mg/min的速度，持续静点48～72小时。伴有房室传导阻滞者可选用阿托品静注或植入心内膜临时起搏器。

4. 治疗心力衰竭

主要治疗急性左心衰竭，临床常用血管扩张剂减轻左心前后负荷。症状较轻时可选用硝酸甘油静脉滴注，重者则应选用硝普钠静脉滴注，此外，可配合利尿剂。口服药物可选用血管紧张素转换酶抑制剂（ACEI），如卡托普利（开搏通）。急性心肌梗死发病24小时内应避免使用洋地黄类制剂。

5. 治疗休克

主要治疗心源性休克，在补足血容量的前提下，使用适量升压药，如多巴胺、间羟胺等。有条件的医疗单位可采用在主动脉内气囊反搏支持下，行急诊介入治疗。

6. 其他治疗

（1）抗凝治疗：采用溶栓治疗的患者，在溶栓后必须应用抗凝治疗，以免冠脉内血栓再次形成。目前常用低分子肝素皮下注射，持续5～7天。抗血小板聚集药物是作为治疗常规应用的，临床选用阿司匹林，150～300mg，每天一次。亦有选用噻氯匹定、氯吡格雷等。

（2）β受体阻滞剂：急性心肌梗死应用β受体阻滞剂可改善患者的预后，常用美托洛尔、阿替洛尔。

六、护理措施

1. 休息：患者第1～3天应在CCU病房内绝对卧床休息，限制探视。指导患者在床上排尿、排便，并嘱病人在排便时不宜过分用力。可给予患者适当通便剂。第4～6天，无并发症患者可在床上活动，并开始由床上坐起，逐步过渡到坐在床边。严密观察患者活动后血压、心率、心律的变化，并随时询问病人有无心前区痛、呼吸困难、头晕等症状。第7天到第二周，可在床边及室内活动。无症状者可到室外走廊作轻微活动。第三周可到室外作一般活动，生活可完全自理，病情稳定者可出院休息。

2. 严格监测心电、血压、心率、呼吸，有条件可监测血氧饱和度。入院第1～2天，应严密观察有无心律失常，发生危险性心律失常时应及时报告医生处理。并随时作好抢救准备(包括电除颤)。

3. 吸氧：急性期前2～3天应持续或间断吸氧，流量2～4升/分。

4. 遵医嘱定时给予必要的镇静剂或止痛药物。如患者伴有高度紧张、焦虑、恐惧等心理障碍时，应及时给予心理治疗。

5. 仔细准确记录患者出入量，保证足够的热量。病人应进易消化、清淡、低脂饮食。

6. 密切观察病情变化，注意体温，有无胸痛、呼吸困难、咳嗽咯痰，及时发现心力衰竭先兆。

7. 凡接受急诊溶栓治疗的患者，应密切注意有无出血并发症。观察皮肤、齿龈有无出血，有无血尿、黑便、咯痰带血，有无头痛、意识变化、肢体活动障碍，注意心率及血压变化。

8. 凡接受急诊介入治疗的患者，除应观察穿刺伤口有无出血外，还应注意有无心前区痛再发、密切监测心电图变化，及时发现有无新的缺血性事件发生。

9. 注意观察药物副反应，采用静脉途径给硝酸甘油或硝普钠等，应尽量使用输液泵，保证适量给药。

七、健康教育

教育病人了解心肌梗死的二级预防基本知识。其内容基本与冠心病心绞痛相似。

重点应对病人及亲属讲解心肌梗死后患者应采取的生活方式：低盐、低脂饮食，限制热量摄入，戒烟，经常进行适度的体力活动，避免饱餐，防止便秘，坚持按医嘱服药，积极治疗并控制高血压、糖尿病、控制体重增长，定期复查。

心律失常

一、概述

心律失常是指心脏冲动的频率、节律、起源部位、传导速度与激动次序的异常。按其发生的原理，区分为冲动形成和冲动传导异常两大类。

（一）冲动形成异常

1. 窦房结心律失常：窦性心动过速；窦性心动过缓；窦性心律不齐；窦性停搏。

2. 异位心律：

①被动性异位心律：逸搏（房性、交界区、室性）；逸搏心律（房性、交界区、室性）。

②主动性异位心律：过早搏动（房性、交界区、室性）；阵发性心动过速（房性、交界区、室性）；心房扑动；心房颤动；心室扑动、心室颤动。

（二）冲动传导异常

1. 生理性：干扰及房室分离。

2. 病理性：窦房传导阻滞；房内传导阻滞；房室传导阻滞；室内传导阻滞（左、右束支传导阻滞）。

3. 房室间传导异常途径：预激综合征。

二、临床常见类型

（一）窦性心律失常

正常心脏的起搏点为窦房结，频率为60～100次/分。正常窦性心律的心电图表现为：P波在Ⅰ、Ⅱ、aVF、V_5导联为直立，aVR导联为倒置；P-R间期应为0.12～0.20秒。

1. 临床类型

（1）窦性心动过速：

符合窦性心律的特征，频率超过100次/分，一般小于180次/分。临床可见于正常人在吸烟、运动、饮茶或咖啡、饮酒、情绪激动等，病理状态可见于发热、甲亢、贫血、休克、心力衰竭、应用肾上腺素或阿托品等。

（2）窦性心动过缓：

符合窦性心律的特征，频率低于60次/分，一般在40～59次/分，常伴有窦性心律不齐。临床可见于正常健康青年人、运动员或睡眠状态。病理状态可见于窦房结病变、急性下壁心肌梗死、应用减慢心率的药物（如洋地黄、β受体阻滞剂等）、颅内疾患、甲低、阻塞性黄疸等。

（3）窦性停搏

由于窦房结不能产生冲动，使心房停止活动，心室常有低位起搏点，如交界区或心室逸搏取代发生冲动控制心室。心电图表现为一段较长时间内无P波及QRS波，其后可见异位节律点逸搏。

临床上窦性停搏一般属病理性。常见于急性心肌梗死、窦房结变性、电解质紊乱（钾）、药物中毒反应等。停搏时间过长可出现眩晕、黑朦、阿－斯综合征甚至死亡。

（4）病态窦房结综合征

是由窦房结及其周围组织的器质性病变，导致窦房结功能下降或衰竭，产生多种心律失常的综合表现。患者主要表现为：心动过缓、窦性停搏与窦房阻滞、心动过缓与房性快速性心律失常交替发作（阵发性室上性心动过速、心房颤动）等，临床又称心动过缓－心动过速综合征。

常见病因有：缺血性心脏病、心肌炎、心肌病、风湿性心瓣膜病、退行性病变、药物因素等。临床症状取决于心室率的快慢。

2. 治疗

窦性心动过速与窦性心动过缓一般无需治疗，仅对原发病作相应治疗或去除诱因。必要时窦性心动过速者可应用β受体阻滞剂；窦性心动过缓者若因心动过缓引起心排血量不足症状如头晕等，可应用阿托品、异丙肾上腺素等，必要时应安装人工心脏起搏器。窦性停搏的治疗可参照窦性心动过缓者。对于病态窦房结综合征患者，如无症状者不必治疗，但需密切随访观察。对有症状者应接受起搏器治疗。对有心动过缓-心动过速综合征的患者应在接受起搏器治疗的同时合并应用抗心律失常药物治疗。

（二）过早搏动：

过早搏动又称期前收缩，是最常见的心律失常。根据其起搏点位置不同，可分为房性、交界区性、室性期前收缩。临床以房性及室性多见。

1. 临床表现

偶发过早搏动可见于正常人，故属生理性早搏。病理性的可见于任何病因导致的器质性心脏病，如缺血性心脏病、心肌炎、心肌病、风湿性心瓣膜病、甲亢、药物或电解质紊乱等。临床偶发早搏可无症状，部分可有心悸感。频发早搏者可有心悸、气短、胸闷、心绞痛等，并可有心脏漏跳感。

2. 诊断要点

早搏的诊断主要依据为心电图。房性期前收缩心电图表现为：提前出现的P′波，其形态与窦性P波不同；P′波后的QRS-T波群形态大致正常；P′-R间期≥0.12秒；其后有一不完全代偿间期。室性期前收缩心电图表现为：提前出现的宽大畸形的QRS波，其前无有关的P波，时限常>0.12秒，其T波与主波方向相反，其后有完全代偿间歇。

3. 治疗

一般偶发早搏无需治疗。频发早搏除针对其病因治疗外，可适当选用抗心律失常药物。房性早搏多选用维拉帕米、普罗帕酮、胺碘酮等。室性早搏常选用美西律、普罗帕酮、乙吗噻嗪、胺碘酮等。对急性心肌梗死所致的室性早搏常应选用利多卡因治疗。

（三）阵发性心动过速

阵发性心动过速为一种阵发性的、快而规律的异位心律，是由三个或三个以上连续发生的期前收缩形成。根据异位起搏点的部位，可分为：房性、交界区性、室性三类，而临床上又将房性与交界区性合称为室上性心动过速。

1. 病因

（1）阵发性室上性心动过速可见于正常人或无明显器质性心脏病的患者。预激综合征患者常并发阵发性室上性心动过速；其他病因有风湿性心瓣膜病、冠心病、甲状腺功能亢进、洋地黄中毒等。

（2）室性阵发性心动过速多见于器质性心脏病，最常见为冠心病、急性心肌梗死、心肌病、电解质紊乱、洋地黄中毒、奎尼丁或胺碘酮中毒等。

2. 临床表现

(1) 阵发性室上性心动过速：发作呈突然开始与突然终止，持续时间长短不一，可数秒、数小时甚至数天。患者一般神清，感心悸、烦躁、头晕、胸闷、可诱发心绞痛、心力衰竭甚至休克等。

心电图表现：心室率 150~250 次/分，节律完全规则：QRS 波形态与时限正常（部分发生室内差异性传导或原有束支传导阻滞时可呈宽大畸形）；往往不能辨认出 P 波。

(2) 阵发性室性心动过速：临床表现的轻重视心动过速发作持续时间、心室率、基础心脏病不同而异。发作时间 < 30 秒可无症状或有头晕、心悸、胸闷等症状；发作时间 > 30 秒可严重影响心排血量，临床出现低血压、心绞痛、晕厥、休克、意识障碍、甚至猝死等表现。

心电图表现：三个以上室性期前收缩连续出现，QRS 波宽大畸形，时限 > 0.12 秒，心律大致规则，心室率在 100~250 次/分。P 波常埋入 QRS 波群内，若能发现 P 波，则有时可见房室分离现象（即 P 波与 QRS 波无关，P 波的频率慢于 QRS 波的频率）。

3. 诊断要点：依据临床特征性表现及典型的心电图，阵发性心动过速的诊断可以确立。

4. 治疗

(1) 阵发性室上性心动过速：首选刺激迷走神经方法：颈动脉按摩、压迫眼球、诱导恶心等。其次采用药物治疗：腺苷（ATP）5~20mg，静脉注射（首选）、维拉帕米 5~10mg 经稀释后静脉缓注。洋地黄类，如毛花苷 C（西地兰）首次 0.4mg，静脉缓注（目前已少用）。其他如普鲁卡因胺、普罗帕酮、胺碘酮、索他洛尔等也可选用。如发作经药物治疗无效者，出现心绞痛、低血压、心力衰竭者应采用电复律。反复发作且药物难以控制者；射频消融术应优先考虑。

(2) 阵发性室性心动过速：持续性室性心动过速发作，无论有无器质性心脏病，均应治疗。

终止发作的药物治疗：首选利多卡因静脉注射，首次剂量为 100mg 静脉注射，必要时 5~10 分钟可重复。发作控制后应以利多卡因 1~4mg/min，静脉滴注维持 24~48 小时。其他药物可选用普鲁卡因胺、普罗帕酮、胺碘酮等静脉注射亦十分有效。如病因为洋地黄中毒，则应首选苯妥英钠静脉给药。如患者伴有低血压、休克、心绞痛、心力衰竭、脑血流灌注不足或药物治疗无效时，应迅速采用直流电复律。

对室性心动过速发作频繁、药物治疗无效、猝死高危者应选用植入埋藏式心脏转律除颤器（ICD）。射频消融也可选用。

(四) 扑动与颤动

当自发异位搏动的频率超过阵发性心动过速的范围，则形成扑动或颤动。根据起搏点位置可分为心房扑动或颤动；心室扑动或颤动。

1. 病因

(1) 心房扑动与颤动的病因基本相同，临床上主要为心房颤动。多见于器质性心脏病，以风湿性心瓣膜病、冠心病、心肌病等为主，另常可见于甲状腺功能亢进。

(2) 心室扑动及颤动为器质性心脏病或其他疾病所致患者临终前的心律失常，多见于急性心肌梗死、心肌病、严重低血钾、胺碘酮或奎尼丁中毒等。

2. 临床表现

(1) 心房扑动或颤动：心房扑动少见，可无特殊症状。心房颤动的症状取决于心室率的快慢。心室率慢时，常可无症状，或仅有易疲劳、乏力感；心室率快时，可有心悸、诱发心绞痛、心力衰竭，并出现相应的症状。心房颤动时临床听诊可发现心室律绝对不整、心音强弱不等，脉呈短绌。心房颤动的心电图表现为：P 波消失，代之以连续、极不规则的、形态与振幅以及时间间距不一致的颤动波，称为 f 波，其频率为 350 ~ 600 次/分，QRS 波群大致正常，心室律绝对不规则。

（2）心室扑动及颤动：临床表现为患者意识丧失、抽搐、继之呼吸停止、心音消失、血压脉搏消失，即患者处于临床死亡阶段。心室颤动的心电图表现为：形态、频率、振幅均完全不规则的波动，QRS-T 波群完全消失。

3. 治疗

（1）心房颤动

首先应治疗原发病，驱除诱因。阵发性心房颤动或持续房颤时间在半年以内者，如持续时间短、发作频率低、症状不明显者，可对症处理。如发作时间长、频繁、症状明显者则首先采用药物转复，常用药物有：胺碘酮、普罗帕酮、维拉帕米等。药物转复无效者可采用同步直流电转复。对于慢性持续性心房颤动，一般仅控制其心室率，使其在安静时为 60 ~ 80 次/分。常用药物为洋地黄类。为防止血栓栓塞发生，应积极采用抗凝治疗，华法林为首选药物。阿司匹林亦较常用，但疗效尚难确定。

（2）心室颤动为急诊抢救，一旦发生，在心外按压的基础上，立即采用电转复。药物应选用利多卡因 100mg 即刻锁骨下静脉注入。

（五）房室传导阻滞

房室传导阻滞是指冲动从心房到心室传导过程中受到不同程度的阻滞。根据阻滞程度的轻重，又可分为三度，第一、二度为不完全房室传导阻滞，第三度为完全房室传导阻滞。

1. 病因：正常人在迷走神经张力过高时可发生一度或二度Ⅰ型房室传导阻滞。二度Ⅱ型和三度房室传导阻滞多见于病理性，常见病因有冠心病、心肌炎、心肌病、感染性心内膜炎、急性风湿热、高血压、先心病、电解质紊乱、药物中毒等。

2. 临床表现

一度房室传导阻滞通常无临床症状。二度房室传导阻滞可有心悸、心搏漏跳感。三度房室传导阻滞的症状取决于心室率的快慢，心室率过慢可有头晕、眩晕、乏力、心绞痛、心力衰竭，重者可因脑供血不足而出现意识障碍，甚至阿-斯综合征、猝死。

一度房室传导阻滞时第一心音强度减弱，二度及三度房室传导阻滞的第一心音可有强弱变化，心律可不整。

3. 诊断主要依据心电图。

（1）一度房室传导阻滞：心电图仅有 PR 间期延长 > 0.20 秒。

（2）二度Ⅰ型（文氏型）：心电图表现为 PR 间期逐渐延长直至 QRS 波脱落（P 波不能下传），随后的 PR 间期再次缩短，如此周而复始。

二度Ⅱ型（莫氏型）：心电图表现为 PR 间期固定，每隔一个或数个心动周期出现一个或数个心室漏搏，下传心动周期的 PR 可正常或延长。心室漏搏次数越多，心室率越慢。

（3）三度房室传导阻滞（完全性房室传导阻滞）：心电图表现为 PP 间期与 RR 间期有各自的固定节律；P 与 R 之间互不相关；P 波频率大于 QRS 波频率。QRS 波的形态可基本正常亦可宽大畸形，心室率多在 40 ~ 60 次/分左右，也可低于 40 次/分。

4. 治疗

（1）一度及二度Ⅰ型房室传导阻滞除需处理原发病以外，就房室传导阻滞本身无需治疗。如心室率过慢，可选用阿托品。

（2）二度Ⅱ型房室传导阻滞：因易发展成完全性房室传导阻滞，预后差，应积极治疗。其治疗方法与三度房室传导阻滞相同。

（3）三度房室传导阻滞：可首选药物治疗，如阿托品 0.5 ~ 2mg 静脉注射；异丙肾上腺素以 1 ~ 4μg/min 速度静脉滴注，但对急性心肌梗死时应慎用，因可导致严重室性心律失常。如病因为急性心肌炎者，可给予适量的肾上腺皮质激素，常选用地塞米松 10 ~ 20mg/d，静脉注入。症状严重者，药物控制无效则应及早安置临时或永久人工心脏起搏器。

三、心律失常的护理措施

1. 一般心律失常患者，无临床症状或仅有轻微症状者，应作好病人的心理治疗，帮助患者解除对心律失常的顾虑，教会病人合理安排生活节律，正确用药。

2. 遵医嘱按时给予患者应用抗心律失常药物，密切观察药物有可能出现的副作用。静脉给药时应严格控制给药速度及总量，尽量使用注射泵或输液泵，随时检测药物浓度及给药速度。用药过程中出现新的心律失常时应及时通知医生。

3. 对严重的心律失常患者，因有可能出现危险，需认真对待。

（1）严格嘱患者卧床休息，减少一切不必要的体力及精神负担，稳定病人情绪。作好基础护理。

（2）出现心、脑供氧不足者应及时给予吸氧，必要时可采用面罩给氧。

（3）严格心电、血压、呼吸、血氧饱和度监测。

（4）开放静脉通路，保证抢救用药时有通畅的给药通路。必要时应保持两条以上通路。

（5）准备好全部抢救药物。药物除临床常用急救药外，应准备特殊抗心律失常药物，如胺碘酮、利多卡因、溴卞胺、苯妥英钠、普罗帕酮、维拉帕米等。

（6）所有抢救器材要保持备战状态，除颤器、临时起搏器、简易呼吸器、气管插管、喉镜等要齐全。

（7）监测护士认真监视心电示波，一旦发生危险性心律失常，应立即通知医生进行抢救。如突发心室颤动，患者处于抽搐或意识丧失时，即使当时医生不在场，护士也应立即采取心外按摩或电除颤，以争取抢救时间。

（8）注意患者的出入量，监测病人的血气、酸碱平衡、电解质，特别注意血钾浓度。

四、健康教育

1. 一般生理性心律失常无特殊危险性，应教育患者注意劳逸结合，生活要规律化，避免情绪过分激动，适当参加体育锻炼，平衡心态，无需服用过多的药物治疗。多数患者预后良好。

2. 注意生活方式，戒烟、限酒，避免刺激性食品及饮料，如浓茶、咖啡等。

3. 必须遵照医嘱服用抗心律失常药物，告诉患者正确的服药方法，让患者知晓有可能出现的副作用及自我处理的方法。如教会患者测量脉搏数，心率过慢时应先停药，并立即到医院复查。要强调不可自行随意增减药物，否则会出现严重后果。

4. 指导在家庭中备用必要的急救药品及正确使用方法，教会患者亲属如何进行最简单的心肺复苏方法。

高血压病

一、概述

高血压是老年人最常见的疾病之一，是导致冠心病、心力衰竭、脑卒中、肾功能衰竭等的最重要的危险因素。随着人口老龄化，高血压已成为影响老年人健康、生活质量的主要疾病。

高血压可有原发性及继发性两类，对于老年人来说以原发性的为主，临床称为高血压病。高血压病的患病率据统计，60 岁以上者可达 33%；65 岁以上者可达 50%，其中半数以上是收缩期高血压。

二、病因

高血压病的病因是一个由多种因素参与所致的综合性疾病。目前认为高级神经中枢功能失调、体液内分泌因素、遗传因素等都参与了高血压病的发病。

1. 神经中枢因素：长期反复的过度紧张或精神刺激可使大脑皮层功能失调，皮层下血管运动中枢功能平衡失调，交感神经活动增强，致使外周小动脉痉挛，阻力上升，导致血压升高。

2. 体液内分泌因素：主要是肾素－血管紧张素系统（RAS）与高血压的发病有直接关系。由于小动脉痉挛，肾缺血，导致肾素分泌增加，血管紧张素Ⅱ增加，加重了外周小动脉痉挛，进一步引起外周阻力增高，使血压升高。此外血管紧张素Ⅱ可促使醛固酮分泌增加，导致体内水钠潴留，血容量增加，亦使血压上升。

3. 遗传因素：多种研究证明遗传因素与高血压的发病有关。

4. 除了上述共同因素外，老年人高血压的发病还与大动脉硬化、总外周血管阻力升高、肾排钠能力的减退、血管内压力感受器功能失衡、血小板释放功能增强、不良的生活方式等因素有关。

三、临床表现

1. 一般表现：原发性高血压起病缓慢，病程常在 10～20 年以上，早期常可无症状。当血压升高到一定高度时，可出现头晕、头痛、耳鸣、失眠、乏力等。体格检查有可能出现心脏扩大、心前区或主动脉瓣区收缩期杂音。

2. 并发症表现：老年人在长期高血压的影响下，可导致心、脑、肾等重要靶器官受损。

（1）脑部表现：头痛、头晕常见。严重高血压时可出现剧烈头痛、失语、肢体运动障碍、意识变化等，甚至导致脑出血。

（2）心脏表现：心脏扩大，以左心室肥厚、扩大为主。后期可出现心力衰竭。多数病人合并冠心病，故常可并发心绞痛、心肌梗死。

（3）肾表现：由于肾小动脉硬化，肾功能可急剧下降，导致氮质血症及尿毒症。

3. 恶性或急进型高血压：少数患者病情急骤发展，血压明显升高，舒张压持续在 120mmHg 以上。患者除伴有头痛、视力模糊外，出现急剧的肾功能衰竭，常因肾功能衰竭而死亡。

4. 老年人高血压病特点：临床上以收缩期高血压为多见；血压波动大，一天内波动亦大；易发生体位性低血压，收缩压在立位可比卧位低 20mmHg（2.7kPa）以上；易发生心力衰竭；肾缺血是老年人高血压发病的重要因素；在我国老年人高血压的并发症中以脑卒中和心脏疾病较多。

5. 高血压急症：指在短期内血压急剧增高，导致心、脑、肾等重要器官急性损害，是一种临床危急病症。

（1）高血压危象：血压突然升高，收缩压可达250mmHg（33.3kPa）、舒张压可达120mmHg（16kPa），患者出现剧烈头痛、恶心、心悸、视力模糊等，严重可出现急性心力衰竭、脑出血等。

（2）高血压脑病：血压突然增高，伴有中枢神经系统功能障碍，临床出现恶心、呕吐、意识障碍，重者可抽搐、昏迷。

四、有关检查

血压测量：由于老年人血压波动较大，仅一次偶测血压值难以确诊。因此，应注意多次血压测量，24小时动态血压监测对诊断有价值。

心电图、尿常规、肾功能、血脂、血糖、脑CT等检查对判断患者心、脑、肾等靶器官损害程度有一定的价值。

五、诊断要点

1. 高血压诊断及分类标准见下表

血压水平的定义和分类（WHO/ISH）

类别	收缩压（mmHg）	舒张压（mmhg）
理想血压	<120	<80
正常血压	<130	<85
正常高值	130~139	85~89
1级高血压（“轻度）	140~159	90~99
亚组：临界高血压	140~149	90~94
2级高血压（“中度”）	160~179	100~109
3级高血压（“重度”）	≥180	≥110

2. 高血压的危险分层；高血压水平按1、2、3级区分（见上表）。危险因素包括：吸烟、高血脂症、糖尿病、心血管病家族史、年龄大于60岁、男性或绝经期女性等。

（1）低危组：男性年龄<55岁，女性年龄<65岁，高血压1级、无其他危险因素者。

（2）中危组：高血压1级，兼有1~2个危险因素；或高血压2级不伴有或伴有1个危险因素。

（3）高危组：高血压1~2级兼有3个或更多的危险因素者；

（4）极高危组：高血压3级或高血压1~2级同时伴有临床相关的靶器官疾病者。

六、治疗原则及注意事项

治疗目的为降低血压，防止和减少靶器官损伤，降低病死率及病残率。治疗原则为需长期甚至终身治疗。

1. 一般治疗：适当运动，减轻体重，控制热量摄入，降低高血脂，限制钠盐，心理平衡，减轻精神压力，戒烟限酒。

2. 药物治疗：应选用WHO/ISH建议的五种第一线药物，即利尿剂、β受体阻滞剂、血管紧张素转换酶抑制剂、钙拮抗剂、α受体阻滞剂。

（1）利尿剂：老年人应首选。常用有氢氯噻嗪12.5～25mg/d；呋塞米20mg，每日1～2次。长期应用要注意是否发生低血钾症，伴有糖尿病、高尿酸症者要慎用。为防止低血钾发生，可并用保钾利尿剂，如安体舒通20mg，每日1～3次。

（2）β受体阻滞剂：常用的为β_1受体阻滞剂，如阿替洛尔12.5～25mg，每日1～2次；美托洛尔25～50mg，每日1～2次。伴有心动过缓及心力衰竭者应慎用。

（3）血管紧张素转换酶抑制剂（ACEI）：伴有糖尿病者应首选。常用药物为：卡托普利12.5～25mg，每日3次；依那普利5～10mg，每日2次；西拉普利2.5～5mg，每日1次；贝那普利10mg，每日1次等。严重肾功能不全、高血钾、肾动脉狭窄等患者应慎用。

血管紧张素Ⅱ受体拮抗剂，常用药物有洛沙坦25～50mg/次，每日1次，降压作用与ACEI相似，但不产生咳嗽等副作用。

（4）钙拮抗剂：为常用降血压药物，如硝苯地平（心痛定）10mg，每日2～3次，但由于该药可增加脑血管并发症的发生，故不适用于老年人常规服用。目前建议服用其缓释或控释制剂。氨氯地平5～10mg，每日1次。伴有严重心力衰竭者应慎用。

（5）α受体阻滞剂：常用药物有哌唑嗪1～2mg，每日2次。因容易发生直立性低血压，故在老年人中应慎用。

3. 老年人高血压病治疗特点：一般首选利尿剂；避免选用可引发直立性低血压、抑郁症的药物；用量宜从小剂量开始，逐渐加量，并以能控制血压的最小剂量维持，以免发生副作用；最好不在夜间服药，以防止脑血栓发生；对有症状及并发症、属中重度高血压者，应积极降压，年龄因素是次要的；一般以缓慢降压为妥，将血压降至140/90mmHg为宜，对伴有糖尿病者应以135/85mmHg为宜；不应强求一定要将血压降至正常人水平，尤其对伴有心、脑供血不足者。

七、护理措施

1. 作好一般护理，保持病人有一个安静舒适的环境，避免一切不必要的精神刺激，保证患者有充足的睡眠时间。

2. 指导患者作适量的运动，避免做突然的剧烈活动，防止摔倒。

3. 给予清淡、低盐饮食。保证足够入量。保持大便通畅。

4. 定时测量血压并作好记录。尽量作到同一个人用同一个血压计测量，并要在同一个体位测量。注意每次测量血压前应保持患者处于安静状态。

5. 观察病人是否按时服药，并注意药物副作用。一旦出现，随时通知医生调整治疗方案。

6. 注意观察有无靶器官损伤的征象，如心绞痛、头晕、黑矇、恶心呕吐、视力模糊、尿量减少、心悸气短等。

7. 发生高血压急症时的护理：

（1）应加强监测，连接心电血压监测；

（2）密切观察患者病情变化，特别是神志变化；配合医生作好亲属的思想工作；

（3）保护病人安全，必要时加用床栏；发现血压过高时应及时通知医生；

（4）保持静脉开放，以便随时给药；

（5）患者有恶心呕吐时应注意防止误吸，特别是在伴有意识障碍时；

(6) 当患者出现心力衰竭症状时，应及时抬高床头，给予吸氧；
(7) 必要时遵照医嘱留置导尿管；
(8) 准备好全部急救药品及器材，如硝普钠、压宁定、甘露醇、速尿、镇静剂等。

八、健康教育

1. 主要教育患者要改变不良生活方式，如合理饮食、戒烟、适当运动、劳逸结合、减低体重、控制高血脂症、心理平衡等。

2. 对患者及亲属讲解有关高血压病的知识，如何谓正常血压，诱发血压增高的因素，高血压病可能波及的靶器官损害表现及预防，如何发现有靶器官损伤、正确测量血压、观察自身血压的变化，及避免高血压急症的发生等。

3. 正确指导患者服药，解释清楚为什么要长期或终身服药治疗的道理，告诉患者自行停药或加药的危险性。

4. 定期到医院检查，接受医生的进一步治疗建议，做必要的体格检查及实验室检查，如心电图、血脂、肝肾功能、血尿常规、胸部X线检查。

周围血管疾病

老年人的外周动脉疾患中，最常见的是闭塞性动脉硬化症。

一、概述

由于动脉硬化是闭塞性动脉硬化的基本病因。老年人的动脉由于发生动脉硬化，血管内膜可出现粥样斑块，加之管壁增厚、弹性减退、血管内皮损伤，反复血栓形成，最终可导致动脉管腔闭塞，出现闭塞性动脉硬化症。当伴有高血压、高血脂症、糖尿病时，更容易出现。

闭塞性动脉硬化症的血管闭塞主要见于髂总动脉、髂外动脉、股动脉、腘动脉、胫前动脉等，上肢动脉少见。

二、临床表现

由于本病所致的动脉闭塞常是慢性过程，因此主要临床症状为患侧肢体渐进性乏力、麻木、间歇性跛行。后期可出现静息期肢体疼痛，夜间或寒冷时加重。严重者可出现肢体远段皮肤溃疡、甚至足趾坏死。

检查发现患侧肢体皮肤温度低，受累及以下的动脉搏动减弱或消失，肌肉萎缩，严重者可见足趾坏疽脱落。

三、诊断要点

根据典型临床表现及体征，诊断并不困难。确诊可通过血管超声多普勒检查、直接血管造影获得。

四、治疗原则

1. 内科保守治疗：症状较轻、仅有间歇性跛行者，可试行内科保守治疗。主要目的是促进侧枝循环建立，可应用血管扩张剂，如环扁桃酯（抗栓丸）100～200mg，每日4次；静点低分子右旋糖酐；也可应用抗血小板药物、溶栓剂或活血化瘀中药治疗。控制动脉硬化进程极为重要。

2. 介入治疗：对部分闭塞时间较短、远段血管条件尚好的患者可实行介入治疗，采用球囊扩张、斑块旋切或支架植入可取得较好的效果。

3. 外科治疗：严重者可行腰交感神经节切除术、人造血管移植术等。

五、护理措施

1. 轻者应嘱其戒烟，患侧肢体保暖，避免外伤。

2. 鼓励患者作适当的运动，以促进侧枝循环的建立。

3. 观察患侧肢体的皮温、颜色，检查患侧远端动脉搏动，有无增强或减弱，并随时记录之。

4. 已有皮肤溃疡或坏死，应保持清洁，预防感染发生。对有破溃的创面要加强护理，避免发生继发感染。

5. 积极配合外科或介入治疗。

六、健康教育

1. 向患者及亲属讲解闭塞性动脉硬化症的发病机理，教育患者必须认真治疗相关疾病，如高血压、高血脂症、糖尿病，必须戒烟。

2. 指导患者作适当的运动，增加侧枝建立。注意肢体保暖，防止外伤。

3. 向病人及亲属说明本病预后、轻症认真做到上述措施，预后尚好；重者应让患者及亲属有接受手术，甚至截肢的思想准备。

（毛节明）

第三节　消化系统疾病

老年生理变化

随着年龄的增长，老年人各系统的器官和组织发生退行性改变、代谢下降、功能衰退，逐渐出现机体的老化现象。

（一）口腔：牙龈萎缩，齿根外露，齿槽管被吸收，牙齿松动，牙釉质丧失，牙易磨损，过敏，舌和咬肌萎缩，咀嚼无力，碎食不良，食欲下降，唾液腺的分泌减少，加重消化道负担。老年女性容易出现口干、唾液减少等干燥综合征的表现。老年常有动脉硬化、脑血管病变，在吞咽时易发生呛咳。

（二）食管：老年人食管肌肉萎缩，收缩力减弱，食物通过时间延长。老年人食管蠕动运动仅占全部吞咽动作的50%，说明老年吞咽功能下降，食管体部蠕动欠佳，出现第三收缩波，上食管括约肌和下食管括约肌功能下降或者不协调，由于颈椎骨刺增生可影响食管的运动，因此老年人容易出现胃食管反流病、老年性食管源性胸痛等食管运动障碍性疾病。

（三）胃：老年人的胃粘膜及腺细胞可能发生萎缩、退化，胃液分泌减少，胃酸、胃蛋白酶及有关的消化酶分泌减少，易造成胃粘膜的损伤。胃粘膜血流可能变慢，粘液碳酸氢盐屏障的形成障碍，致胃粘膜易被胃酸和胃蛋白酶破坏，内因子分泌功能部分或全部丧失，失

去吸收 $VitB_{12}$的能力，易致巨幼红细胞性贫血和造血障碍，胃肠平滑肌细胞的萎缩使胃肠蠕动减弱，胃肠排空延迟，是引发胃轻瘫、便秘等原因之一。老年人容易发生消化不良、萎缩性胃炎伴肠上皮化生及非典型增生。尽管如此，老年人的胃十二指肠在生理上与年轻人并没有本质上的差异。但老年人在幽门螺杆菌的感染上和非甾体类抗炎药的应用上，对胃和十二指肠的细胞功能的影响非常大，常常表现为老年性急性胃粘膜病变和巨大的消化性溃疡引起的上消化道出血。

（四）肠道：老年人肠管蠕动变慢，由于动脉硬化等原因肠道易发生血运障碍，易出现便秘、缺血性肠炎等。小肠绒毛增宽变短，平滑肌层变薄，收缩蠕动无力，吸收功能差，小肠分泌功能减弱，各种消化酶水平下降，致小肠消化功能减退；结肠粘膜萎缩，肌层增厚，易产生憩室，结肠蠕动缓慢无力，对水分的吸收无力，大肠充盈不足，不能引起扩张感觉等，易造成便秘。结肠直肠的感觉神经，直肠肛管的神经分布比较丰富，可识别直肠内容物的性状。远端结肠和直肠的依从性能控制、容纳和储存粪便直到在适宜的时间进行排便。任何使肠内感觉神经和膨胀性发生改变的疾病都可引起大便失禁，如脑血管病变，糖尿病性神经病变，严重痴呆和认知有损伤的患者易发生大便失禁。

（五）肝：肝细胞变性、数量减少，肝结缔组织增加，易造成肝纤维化和硬化，肝功能减退，合成蛋白能力下降，肝解毒功能下降，药物易引起肝损害，由于老年人消化吸收功能差，易引起蛋白质等营养缺乏，导致肝脂肪沉积。充血性心力衰竭时也可发生肝淤血。

（六）胆：胆囊及胆管变厚、弹性减低，因含大量胆固醇，易发生胆囊炎、胆石症。临床表现为胆绞痛发作。

（七）胰：胰腺组织萎缩，胰液分泌减少，酶量及活性下降，严重影响淀粉、蛋白、脂肪等物质的消化和吸收，胰岛细胞变性，胰岛素分泌减少，对葡萄糖的耐量减退，增加了发生胰岛素依赖型糖尿病的危险。

慢性胃炎

一、概述

慢性胃炎（chronic gastritis）是由各种原因所致的胃粘膜慢性炎症性疾病。仅局限于粘膜层，以淋巴细胞和浆细胞对粘膜的浸润为主要改变。

（一）分类

慢性胃炎分类以往复杂而繁琐，分类各不相同。2000 年全国慢性胃炎会议上制定了我国慢性胃炎分类法，具体分类如下：

1. 浅表性胃炎（非萎缩性胃炎）

此型主要病变部位在胃窦，又称弥漫性胃窦炎，目前已明确此型胃炎大多数（占 90% 以上）由幽门螺杆菌（Hp）感染所致。

2. 萎缩性胃炎

分为 A 型和 B 型。A 型萎缩性胃炎病变在胃体，又称慢性胃体炎，此型胃炎伴有恶性贫血，与自身免疫有关；B 型萎缩性胃炎病变在胃窦，又称慢性胃窦炎，较 A 型更多见，呈多灶性，病因主要与 Hp 感染有关，其次是胆汁返流、理化因素和饮食因素。

3. 特殊类型的胃炎

包括理化因素所致的如胆汁反流性胃炎，药物性胃炎等。

（二）病因和发病机制

1. 幽门螺杆菌（Hp）感染

目前认为 Hp 是慢性胃炎最主要的病因。澳大利亚的 Warren 和 Marshall 于 1982 年首先从慢性活动性胃炎病人的胃粘膜中分离出了这种细菌，明确了 Hp 的感染是胃炎的主要病因。Hp 在慢性胃炎的检出率为 95%以上。

Hp 能产生多种致病因子，其中 Hp 产生的尿素酶能水解尿素，放出氨（NH_3），直接对胃粘膜造成损伤，而 Hp 本身在其产生的“氨云”包绕之中而免受胃酸、胃蛋白酶的侵袭，使其在很低的 pH 环境中得以生存。Hp 毒素与 Hp 的其他致病因子如脂多酶、蛋白酶等共同作用，对胃粘膜产生局部的炎症反应和免疫反应，使胃粘膜遭受炎症和免疫损伤，而损害的胃粘膜则更容易遭受胃酸、胃蛋白酶的侵袭。目前已经认可，Hp 可以引起三种不同类型的慢性胃炎：①浅表性胃炎；②弥漫性胃窦炎；③多灶性萎缩性胃炎。Hp 持续感染，可以从浅表性胃炎发展成萎缩性胃炎，肠上皮化生和非典型增生，而后三者都属于癌前病变，世界卫生组织已将 Hp 定为 1 号致癌因子。因此可以说 Hp 是胃癌的始动因子。

2. 自身免疫

A 型胃炎血清中能检出壁细胞抗体，伴恶性贫血者能检出内因子抗体，可致壁细胞减少，胃酸分泌减少及恶性贫血。

3. 十二指肠液反流

各种原因所致的幽门括约肌松弛功能障碍，而引起十二指肠液反流。胰液、胆汁都具有较强的胃粘膜损害作用，使胃粘膜容易受到胃酸和蛋白酶的侵袭。

4. 其他因素

包括：①老年人易发生慢性萎缩性胃炎，可能与胃粘膜退行性变及血供不良有关；②理化因素：如长期吸烟酗酒，饮浓茶、咖啡，进食过冷过热及过于粗糙的食物；长期服用阿司匹林及非甾体类药物如吲哚美辛等；③全身性疾病如心力衰竭，肝硬化门脉高压而致胃粘膜供血不足，营养不良。

（三）病理学改变

慢性胃炎是以病理上胃粘膜固有层内有炎症细胞浸润为特征的胃粘膜慢性炎症，其炎症从浅表逐渐向深部扩散至腺区，继之腺体破坏和减少，直至腺体萎缩。

二、临床表现特点

慢性胃炎为常见病，男略多于女，发病率随增龄而增加，但任何年龄均可发病。临床上大多无明显症状，部分病人有消化不良表现，即上腹不适或饱胀，不规律的上腹部疼痛，反酸，嗳气，食欲不振等，病程迁延，少数可伴有上消化道出血。A 型胃炎出现厌食可伴有贫血、周围神经炎等表现。

三、有关检查

（一）胃液分析

浅表性胃炎胃酸分泌正常或偏高；萎缩性胃炎胃酸偏低。

（二）血清学检查

B 型胃炎血清胃泌素水平大多下降，抗壁细胞抗体滴度低。A 型胃炎血清胃泌素水平明显增高；在恶性贫血时约 90%患者血清中检测到抗壁细胞抗体（PCA）和 75%患者查到抗内因子抗体（IFA），$VitB_{12}$水平明显降低。

（三）胃镜检查

2000 年全国慢性胃炎会议制定检查标准如下：

1. 内镜下分浅表性胃炎（又称非萎缩性胃炎）和萎缩性胃炎。如果同时存在平坦糜烂，隆起糜烂或胆汁反流，则诊断为浅表性胃炎或萎缩性胃炎伴糜烂或胆汁反流。

2. 病变的分布范围：胃窦、胃体、全胃。

3. 内镜下胃炎诊断依据：①浅表性胃炎，红斑（点、片、条状）、粘膜粗糙不平、出血点/斑；②萎缩性胃炎，粘膜色泽灰暗，呈细颗粒状；粘膜变薄，皱襞减少，血管显露。

4. 内镜诊断的格式应该包括胃炎类型，分布范围，Hp 检查结果。

（四）Hp 检查

对慢性胃炎患者应该常规作 Hp 检查。Hp 检查方法：血清 Hp 抗体测定，活检标本快速尿素酶试验，细菌培养，病理组织切片染色找 Hp。

非创伤检查可作^{13}C-或^{14}C-尿素呼气试验及粪便 Hp 抗原检测，两者均有较高的敏感性和特异性。

四、诊断要点

（一）胃炎诊断必须依靠胃镜取活组织检查，确定胃炎的分型，并常规作 Hp 检查。

（二）如怀疑 A 型胃炎，则作 PCA 和 IFA 测定。若怀疑恶性贫血则作 $VitB_{12}$吸收试验。

五、治疗原则及注意事项

（一）消除病因

1. 根除 Hp：在 2000 年全国慢性胃炎会议上提出了对慢性胃炎作 Hp 根除的适应证即重度异常的慢性胃炎必须作 Hp 的根除治疗。重度异常的慢性胃炎是指中重度以上的萎缩、肠上皮化生、非典型增生以及伴有糜烂等。Hp 根除的方案可以分为两大类：一类是铋制剂（枸橼酸铋钾）+ 两种抗生素；另一类是质子泵抑制剂（PPI）或 H_2 受体阻断剂（H_2RA）+ 两种抗生素组成的三联疗法。常用抗生素有阿莫西林、甲硝唑、替硝唑、克拉霉素及庆大霉素等。

2. 去除其他病因：如服用非甾体类抗炎药应停用或同时给予抗酸药或抑酸药如 H_2RA 和 PPI 及胃粘膜保护剂。避免饮用浓茶、咖啡及酗酒。避免进食过于粗糙的食物。

（二）增加胃粘膜防御，防止攻击因子对胃粘膜的损伤

对有胃粘膜糜烂或出血或有烧心、反酸、上腹饥饿性疼痛者应用 H_2RA（如西米替丁、雷尼替丁、法莫替丁等）或 PPI（如奥美拉唑、兰索拉唑等）。同时用粘膜保护剂（硫糖铝或枸橼酸铋钾）；对于有胃十二指肠反流者，可用兼有抗酸和胆汁吸附作用的铝碳酸镁、氢氧化铝凝胶以及促动力药（如吗丁啉）。

（三）其他治疗

对伴恶性贫血者注射 $VitB_{12}$治疗；对于有肠上皮化生和非典型增生者应给予 β 胡萝卜素、VitC、VitE、叶酸等抗氧化维生素，以及锌、硒等微量元素，可帮助其逆转。另一方面，也应对患者作好解释工作，癌前病变并不等于一定会发展成胃癌。但是对萎缩性胃炎、肠上皮化生和非典型增生者除根除 Hp 之外，还应定期作内镜检查随访；对重度萎缩性胃炎伴有重度肠上皮化生和重度非典型增生者则宜手术治疗。

六、护理措施

（一）重视身心休息：慢性胃炎常与生活不规律、过度紧张劳累等诱因有关。嘱患者重视生活规律，注意劳逸结合，不可过度身心疲劳。

（二）饮食护理：养成定时进餐，少量多餐，不食过冷过热食品，避免食用粗糙、辛辣、生冷等刺激性食物，如硬玉米，尤其老年人牙齿缺损、咀嚼力差，咽下后对胃粘膜刺激大。老年人一定要养成进餐时充分细细咀嚼的习惯，以促进消化，减轻胃粘膜的负担。

（三）药物护理：遵医嘱按时服药，B 型胃炎多用枸橼酸铋钾或奥美拉唑（或 H_2RA），加用两种抗生素，如阿莫西林，甲硝唑（或替硝唑、庆大霉素等）。药物种类多，具体服用方法向病人交待清楚，并说明可能的药物副作用。

（四）减少诱因：戒烟、少酒、不饮浓茶及咖啡，不服或少服解热镇痛药及非甾体类抗炎药，以减少胃炎诱发因素。

（五）疼痛的护理：局部按摩或用热水袋热敷，让病人进行深呼吸，转移其注意力，并消除紧张心态。若效果不佳，可遵医嘱给药。

七、健康教育

（一）向老年病人及家属说明本病病因及诱发因素，解释清楚吸烟、酗酒、浓茶、解热镇痛药对胃粘膜的危害，并强调本病症状不明显，不予重视常是延长病程和加重病情的重要原因。上腹饱胀、疼痛加重必须就医，必要时胃镜检查。

（二）老年患者胃粘膜退行性改变，易患慢性胃炎，但是可以避免的。最重要的方法是建立良好的饮食习惯，重视饮食卫生，细嚼慢咽，不食粗糙、生冷等刺激性食物，定时定量（七八分饱）进餐。另外，家属应协助、促进老年人养成良好的饮食习惯。

（三）慢性胃炎预后总体较好。浅表胃炎经积极治疗绝大部分能痊愈，少数发展为萎缩性胃炎。肠上皮化生及轻、中度不典型增生的萎缩性胃炎经积极治疗有希望改善，或发生逆转。重度不典型增生是癌前病变，可作预防性手术切除。A 型萎缩性胃炎伴恶性贫血者胃癌发生率较高。

胃　　癌

一、概述

胃癌（carcinoma of the stomach）是最常见的消化道恶性肿瘤，胃癌的发病率在不同国家，不同地区差异很大。日本、智利、芬兰等为高发国家，而美国、新西兰、澳大利亚等国家则发病较低，两者发病率可相差 10 倍以上。我国也属胃癌高发区，胃癌的发生率占消化道肿瘤的第一位，男女之比约为 2～3∶1。约 70% 的胃癌发生在 40～70 岁之间。发病年龄以中年和老年为多见。

（一）病因及发病机制

病因尚未完全阐明，根据流行病学及病因学的调查研究认为与下列因素有关。

1. 食物：胃癌发生最可能与食物中致癌物质有关。胃癌与多吃腌酸菜、咸鱼、咸肉和烟熏食物密切相关。相反，乳制品、新鲜蔬菜、水果、维生素 C 以及冷藏食物却能降低发生胃癌的危险性。过多食盐摄入也可能与胃癌发病有关。长期食用含有高浓度硝酸盐食物

（咸菜、腌制食品），硝酸盐可在胃内被细菌的还原酶转化为亚硝酸盐，再与胺结合成致癌的亚硝胺。食物中也存在有抗癌物质，如维生素C可抑制亚硝酸盐形成亚硝胺；大蒜可抑制胃内硝酸盐还原菌，减少亚硝胺的产生等。

2. 幽门螺杆菌（Hp）感染：目前研究认为Hp与胃癌发生有一定关系，Hp感染后若干年或二、三十年可能诱发胃癌。

3. 遗传因素：胃癌可发生于同卵孪生儿，胃癌患者亲属中本病的发病率高出正常人群的四倍，这些均表示遗传因素可能参与胃癌的发病。致癌物质对有遗传易感性者更易致癌。

4. 癌前疾病：癌前疾病指能演变为胃癌的良性胃部疾病，如慢性萎缩性胃炎、胃息肉腺瘤型、残胃、少数胃溃疡等。

（二）病理改变

胃癌好发部位依次为幽门（48.8%）、贲门（20.6%）、体部（14.0%）。可分为早期和进展期，早期指局限、深度不超过粘膜下层；进展期指深度超过粘膜下层，已侵入肌层称中期，侵入浆膜或浆膜外称晚期。胃癌绝大多数属腺癌。

二、临床表现特点

（一）早期胃癌　不少患者早期胃癌没有任何症状，有些只有轻度非特异性消化不良，体检亦无特殊发现，常误诊为慢性胃炎，此时胃镜检查可能发现可疑病变。

（二）进展期胃癌　癌肿发展至中晚期，可相继出现下述症状和体征。

1. 上腹疼痛　初为上腹部不适、隐痛，后逐渐加重，多于饭后饱胀不适、隐痛，无间歇期，服制酸剂不能缓解。但位于幽门部溃疡癌，其症状规律与消化性溃疡相似，但疼痛不易消失，多呈持续不能缓解。上腹痛也是进展期胃癌最早出现的症状。

2. 食欲不振　胃癌患者常有食欲不振，尤其既往食欲良好者，近期内出现食量锐减、进行性消瘦、精神萎靡、疲乏无力，均应疑及本病。

3. 消化道出血　多为小量呕血或黑便，粪便隐血试验多呈持续阳性。少数以急性上消化道大出血为首发症状，可能是癌肿溃破累及血管所致。

4. 进行性贫血　少数患者以贫血就诊，多为癌肿引起慢性进行性失血所致的贫血。

5. 转移途径：①淋巴转移为最早、最多见的转移途径，初期多局限于胃大、小弯和胃周围的淋巴结，后至远处淋巴结如左锁骨上淋巴结、腋下淋巴结等；②直接蔓延，病变直接侵及邻近器官，如肝、脾、胰、横结肠等；③癌细胞经血行扩散至肝脏、肺、脑、骨骼等；④腹腔内种植，癌细胞脱落入腹腔，可种植于某些器官，多见直肠壁和盆腔。因肿瘤的部位、大小、转移与否而出现不同的症状，如贲门部癌可较早出现吞咽困难；幽门部癌可引起幽门梗阻，肺转移出现咳嗽、呼吸困难；肝脏转移可出现肝区疼痛，黄疸；骨转移出现骨痛等。

6. 体征以腹部肿块为突出，多在上腹偏右，呈结节状，质坚实，有压痛，可移动。胃体肿瘤有时可触及，但贲门处癌则不易触及。肝脏可因转移癌而肿大，可触及坚硬结节。腹膜转移时可发生腹水。淋巴结转移可引起左锁骨上内侧淋巴结肿大，质硬，多不能移动。卵巢受侵时右下腹可及包块，同时伴有阴道出血为其特点。

（三）并发症

1. 出血　大量出血约见于5%患者，但1/3患者有黑粪，可为胃癌的首发症状。

2. 幽门或贲门梗阻　位于幽门的癌肿易引起幽门梗阻；贲门梗阻，局部症状有咽下困难和疼痛，全身症状有消瘦、营养不良和恶液质等。

3. 穿孔　比良性溃疡少见，多出现在溃疡型，常发生于幽门前区。

胃癌早期常常缺乏特异性的临床表现，而许多老年人即使在进展期临床症状表现也不突出，常常在出现消化道出血，体重下降或者腹部包块等症状时才引起人们的重视。

三、有关检查

（一）血液检查　常有贫血，血沉增快。

（二）粪便隐血检查　多为持续阳性。

（三）X线钡餐检查　为重要的诊断方法之一，气钡双重造影和多角度摄影可提高其阳性率。早期胃癌X线征较难发现，可表现为局部粘膜僵直或呈毛刷状。中晚期胃癌钡餐阳性率可达90%，其X线征有：胃壁僵直，胃粘膜皱襞中断，蠕动波消失，充盈缺损，胃腔缩小及不规整性癌性溃疡龛影等。

（四）胃镜检查　是早期诊断最有效方法，活检结合细胞学检查可提高胃癌的诊断率。胃粘膜活检应尽量多取标本，必要时应复查胃镜和病理。

（五）血清学检测　血清学检测诊断胃癌是当前研究的重点问题之一，如血清癌胚抗原（CEA）等。

四、诊断要点

胃癌的诊断主要依据X线钡餐检查和胃镜加活检。早期诊断是本病根治的前提，也是当前我国防治胃癌的关键。

为了早期诊断，应对以下高危人群进行检查：40岁以后才开始出现胃部不适、疼痛或食欲不振者；慢性萎缩性胃炎伴有大肠型化生及非典型增生者；胃溃疡且胃酸真性缺乏者或经严格内科保守治疗，症状不缓解者，或大便潜血不阴转者；胃息肉特别是多发性息肉和菜花样息肉者；恶性贫血患者；家族中有胃癌病史伴Hp感染者。对上述患者进行X线钡餐、胃镜及活组织检查等以明确诊断。

五、治疗原则及注意事项

（一）手术治疗

目前唯一有可能根治的疗法。对早期胃癌首选治疗为胃次全切除术，局部淋巴结转移如及时加以清除，仍有较好效果。进展期患者未发现有远处转移应尽量予以切除，或作扩大根治术。对已有远处转移者，仅作姑息手术疗法，如对幽门梗阻的胃-空肠吻合术和对贲门梗阻的胃造瘘术，均可减轻症状和维持营养。对这类病人，也可不用手术而用内镜激光灼除部分肿瘤，以维持胃的过道通畅。

（二）化学治疗

抗癌药物常用来补充手术疗法，在术前、术中和术后使用，以抑制癌细胞的扩散和杀伤残存癌细胞，从而提高手术疗效。对不能施行手术者，化疗起姑息治疗的作用，可减轻症状和延长寿命。最常用的药物为5-氟尿嘧啶（5-FU）、丝裂霉素（MMC）、阿霉素（adriamycin，ADM）和亚硝脲类（CCNU）等。5-FU的衍生物呋喃氟尿嘧啶（FT-207）和UFT（FT-207与尿嘧啶的合剂）服用方便，毒性较5-FU为低，故常被临床医师所采用。抗癌药物单独应用疗效差，联合用药则疗效稍佳。常用方案有FAM（5-FU，ADM及MMC）及MFC（5-FU，

MMC 及 Ara-C)。近有作者应用顺铂（cisplatin，DDP）等或加用抗癌药物作动脉栓塞疗法治疗晚期胃癌可取得一定疗效。

（三）其他

内镜治疗对于早期胃癌有较好的作用，对于中晚期胃癌不宜手术者可进行内镜下局部药物注射，包括无水乙醇、化疗药物、肿瘤坏死因子及非特异免疫激活剂。

高能量静脉营养疗法现亦常被用作辅助治疗。术前及术后应用可提高病人体质，使之能更好地耐受手术或化疗。

由于老年人胃癌在现阶段早期诊断上仍存在一定困难，加上年龄大，一般状况比较差，常常很难进行有效的手术治疗，在中医扶正的基础上进行化疗可能有很大的帮助。

六、护理措施

1. 休息：早期胃癌经手术治疗后恢复较好，可从事轻体力工作，但仍应避免紧张劳累；进展期胃癌手术切除或姑息手术均要做化疗，故身体消耗大，均需长期以休息为主。

2. 饮食护理：手术或化疗者均需要进食高蛋白、高热量、高维生素饮食，且以流食、半流食、易消化可口饮食为佳，少量多餐。若病人食欲较差且恶心、呕吐，必要时可用高能量静脉营养疗法。营养改善是进行化疗、手术后恢复的重要保证。

3. 症状护理：上腹疼痛、腹部胀满均可热敷、针灸、按摩。对晚期胃癌疼痛者给予精神支持，转移其注意力，必要时遵医嘱给予止痛剂。但是护理中要注意观察局部疼痛、腹壁压痛、肠鸣音等变化，若出现剧痛，肠鸣音亢进，可能有并发症发生，如穿孔、梗阻等，应及时报告医生。

4. 药物护理：遵医嘱进行化疗，并观察化疗药物引起的不良反应。常见恶心呕吐、白细胞下降、肝肾功能受损，应及时报告医生，给予相应处理。

5. 预防感染的护理：中晚期胃癌、化疗或姑息手术后，患者免疫力低下，白细胞多降低，体力衰弱，又多卧床为主，应保持口腔、皮肤清洁，定时漱口，擦洗皮肤，勤换内衣。久卧床者应勤翻身，定时做上下肢活动，有呼吸道感染者应学会深呼吸，有效咳嗽，定时做背部叩击，进餐进水要慢，以免发生误吸，以上措施是为了预防下肢静脉血栓形成及坠积性肺炎的发生。

6. 心理护理：护士应关心、帮助病人，给予精神支持，并做好家属工作，指导他们正确对待疾病，采取积极向上的乐观态度，以影响病人。

七、健康教育

1. 普查发现早期胃癌是二级预防重要措施。在我国高发区可建立胃癌防治网，广泛开展普筛工作。据目前有关流行病学调查的结果，多吃新鲜蔬菜、水果，多吃肉类、乳品，少进咸菜和腌腊食品，食物用冰箱贮藏，似有预防作用。每日进服维生素 C，可减少亚硝胺的形成。

2. 防治癌前疾病，如萎缩性胃炎伴有肠上皮化生及非典型增生者、家族中有胃腺癌伴 Hp 感染者，应定期门诊复查，必要时进行胃镜及活检。

3. 进展期胃癌未经治疗者，一般从症状出现至死亡平均约为一年。早期胃癌仅侵及粘膜层者，手术后 5 年生存率可达 95%以上；若已侵及粘膜下层伴局部淋巴结转移，手术后 5 年存活率约 80%；癌肿侵及浆膜层且有局部淋巴结转移则预后不佳。

大　肠　癌

一、概述

大肠癌包括结肠癌与直肠癌，是常见的恶性肿瘤之一。在我国的发病率有增高的趋势，仅次于胃癌、肝癌、食管癌。成年人多见。与其他消化道癌肿比较，生长比较慢，转移也比较晚。大肠癌约一半发生在直肠，其次为乙状结肠、盲肠、升结肠、降结肠及横结肠。

在我国本病以男性较多见，男女之比约为2:1。好发于40～60岁，发病高峰在50岁左右，但30岁以下的青年大肠癌并不少见。大肠癌出现在家族性多发性肠息肉病的基础上或合并血吸虫病者，其发病年龄也较早。

（一）病因和发病机制

大肠癌的病因尚不清楚，发病相关因素可归纳如下：

1. 饮食因素：一般认为高脂肪与食物纤维不足是主要发病原因。高脂肪饮食，特别是含有饱和脂肪酸的饮食，可增加大肠中胆固醇的代谢产物及次级胆酸，有致癌作用。食物纤维包括纤维素、果胶、半纤维素、木质素等能稀释肠内残留物，增加粪便量，缩短粪便通过大肠的时间，减少致癌物质和大肠粘膜接触的机会；反之，食物纤维不足，即成为大肠癌发病因素。

2. 结肠腺瘤性息肉与遗传因素：多数大肠癌起源于腺瘤息肉，在大肠癌切除标本中，常可发现残留息肉，且能见到由腺瘤移行为癌的组织学证据，在家族性多发性肠息肉病，癌变发生率更高，说明遗传因素与大肠癌的发病有关系。

3. 结肠炎：溃疡性结肠炎引起大肠癌发生率高于一般人群，据认为炎症增生的过程中，常可形成炎性息肉，进而发生癌变。在慢性血吸虫病的基础上，可能因肠壁虫卵沉积与毒素刺激，导致肠粘膜慢性溃疡、上皮增生、炎性息肉形成，进而引起癌变。

（二）病理改变

大肠癌常见于结肠下段，国内所见约近半数位于直肠，比欧美直肠癌的发病率为高，这是本病在我国的特点之一。也见于乙状结肠、盲肠、升结肠、降结肠、横结肠。

当病变只限于粘膜与粘膜下层时，称为早期大肠癌。当癌浸润已深达肌层时，即为进展期大肠癌。

从组织学所见大致分为腺癌、粘液癌、鳞癌及未分化癌。绝大多数为腺癌，约占90%以上；少数是粘液癌，其他更少见。

（三）转移途径

①直接蔓延：肠壁的癌浸润可直接蔓延到邻近组织或器官，如膀胱、子宫、输尿管、小肠、肠系膜、腹膜及腹膜后等处。②淋巴转移：先转移到结肠旁淋巴结，然后至肠系膜血管周围淋巴结及肠系膜根部淋巴结。大肠癌晚期常有直肠前凹、腹股沟或锁骨上淋巴结转移。③血行播散：癌栓易通过门静脉转移到肝脏，也可经体循环转移至肺、脑、肾及肾上腺等处。

二、临床表现

大肠癌起病隐匿，早期症状不明显。随后出现下列临床表现：

（一）排便习惯与粪便性状的改变：常以血便为突出表现，或有痢疾样脓血便、里急后重，与结肠下段或直肠癌肿糜烂坏死有关。有时表现为顽固性便秘，大便形状变细，由于大肠远段癌肿引起的肠腔狭窄所致。也可表现为腹泻与便秘交替或腹泻，多因癌肿位于结肠上段，可导致肠功能紊乱。

（二）腹痛：癌肿常有糜烂，坏死与炎症，使相应的肠段蠕动增加，甚至肠痉挛，一般多见右侧大肠癌，表现为右腹钝痛，有时可呈餐后腹痛，与病变使胃结肠反射加强有关。左侧大肠癌常并发肠梗阻，有腹绞痛，腹胀、肠鸣音亢进与肠型。晚期病人因有腹膜后转移，常有腰骶部持续性疼痛。

（三）腹部肿块：多见于右腹，是右侧大肠癌的表现之一。肿块位置的高低与癌肿的部位有关，盲肠、升结肠、结肠肝曲癌的肿块分别位于右下、右中、右上腹，横结肠癌的肿块可在脐周触及，肿块质坚，表面呈结节感。

（四）直肠肿块：大肠癌位于直肠者约占半数。在多数病人，经直肠指检可以发现直肠肿块，质地坚硬，表面呈结节状，有肠腔狭窄。常见直肠指检手套带血。

（五）全身表现：可出现进行性贫血；由于癌肿坏死或有继发感染，可有低热，均多见于右侧大肠癌。晚期病人有进行性消瘦、恶液质、黄疸和腹水等。

并发症见于晚期，主要有肠梗阻、肠出血或穿孔、化脓性腹膜炎、结肠周围脓肿、直肠膀胱瘘等。

三、有关检查

（一）粪便隐血试验　方法简便易行，可作为普查筛选或早期诊断的线索。多次免疫法、粪便隐血试验结合结肠镜检查可提高大肠癌的诊断率。

（二）肛门直肠指诊　对于早期发现直肠癌有很大的帮助。

（三）X 线检查　包括全消化道钡餐检查及钡灌肠检查。对结肠肿瘤病人以后者为宜。其病变征象最初可出现肠壁僵硬、粘膜破坏，随之可见恒定的充盈缺损、肠腔狭窄等。对较小病灶的发现还可作钡气双重对比造影检查，效果更佳。

（四）结肠镜检查　结肠镜可以观察全结肠，能作电切、电凝及活检，结肠镜检查可观察整个结肠的粘膜形态，特别对早期大肠癌很有价值，可发现粘膜层的微小癌，对可疑病灶经直视下作活组织检查或细胞学检查，能进一步提高本病的诊断正确率。

（五）超声扫描、CT 扫描检查　均不能直接诊断结肠癌，但对癌肿的部位，大小以及与周围组织的关系，淋巴及肝转移的判定有一定价值。

（六）血清癌胚抗原（CEA）　在大肠癌患者血清中，可以检测到癌胚抗原。这是一种糖蛋白，常出现于恶性肿瘤血清中，并非大肠癌的特异相关抗原，故血清 CEA 测定对本病的诊断不具有特异性。但用放射免疫法检测 CEA，作定量动态观察，对判断大肠癌的手术效果与监视术后复发，均有价值。大肠癌经手术将肿瘤完全切除后，血清 CEA 逐渐下降，如有复发可再度升高。

四、诊断要点

凡近期出现原因不明的血便或排便习惯改变，如腹泻便秘交替，或单纯腹泻、持续腹胀，或有原因不明的缺铁性贫血，体重减轻，粪便隐血试验持续阳性，尤其是中年以上患者，必须及时进行直肠指检、直肠乙状结肠镜检查或进一步作 X 线钡剂灌肠检查或纤维结肠镜检查，可得到确诊。

五、治疗原则及注意事项

大肠癌的治疗关键在于早期发现和早期诊断，从而能够得到根治的机会。过去本病的手术后5年存活率仅约20%，近年由于对肿瘤防治工作的重视，5年存活率一般已提高到50%以上。

（一）外科治疗　癌肿早期切除是大肠癌的唯一根治方法。病变肠曲尚可游离时，即便有转移，原则上仍应将大肠癌切除，以预防发生肠梗阻；对有广泛癌转移者，则应进行造瘘等姑息手术。

（二）化学药物治疗　多为辅助疗法。大肠癌的化疗以5-氟尿嘧啶（5-FU）为首选药物。一般用静脉注射，可给12～15mg/kg，每日一次共5天，以后剂量减半隔日一次，一般总量达100mg/kg为一疗程。呋喃氟尿嘧啶（FT-207）、优福定（UFT），可用静脉注射或口服，比5-FU的毒性小。当前主张联合化疗，尚无成熟方案。化疗的毒性反应除胃肠道症状外，有骨髓抑制，须密切观察。

（三）放射治疗　一般效果不满意。有主张在术前与术后采用放射治疗，有助于提高手术切除率、减少术后复发、改善5年存活率。对晚期病人用小剂量放射治疗，有时能起到暂时止血、止痛的效果。

（四）对症与支持疗法　包括镇痛与补充营养等。

六、护理措施

针对手术切除后在乙状结肠近端、左下腹作永久性结肠造口术，术后要终生用人工肛门袋患者进行的护理。

（一）观察结肠造口有无并发症：

1. 造口处血供不佳，有出血或伴发感染：需观察肠粘膜颜色、有无渗血水肿。

2. 便秘：进食3～4天未排便者，遵医嘱可行灌肠，其方法是插入导尿管，深度小于10cm，用肥皂水灌肠，压力要低。

3. 肠梗阻：观察有无腹胀、呕吐，严重可停止排气排便。

以上任一项出现均应报告医生，配合医生进行处理。

（二）保持造口周围皮肤清洁：每次更换清洁人工肛门袋时，应用0.5%洗必泰或中性肥皂棉球清洁造口周围皮肤，擦干后涂氧化锌软膏保护皮肤，以防皮炎、皮肤糜烂发生。

（三）饮食护理：进食高蛋白高维生素、热量充足、易消化、少渣、产气少的食物，不吃刺激性食物。因此类饮食可致便秘，故嘱病人可多吃新鲜蔬菜、水果，适量运动。进食应有规律，以养成定时排便的习惯。

（四）教会病人自我护理人工肛门袋：告诉病人袋口大小要合适，袋口要对准造口且盖紧，袋囊向下，袋圈固定在腰带钩上。尽量使用一次性肛门袋。若需多次使用，要用1:1 000洗必泰溶液浸泡30分钟洗净备用。注意勤倒勤洗，保护造口周围皮肤清洁。向病人说明经过数周操作、摸索，慢慢会适应造口的排便习惯，以后能够恢复正常生活，参加社交活动、适量运动等。

七、健康教育

（一）积极防治大肠癌：对中老年人在每年常规体检应进行粪便隐血检查。大肠癌前期病变，如结肠腺瘤性息肉，特别是家族性多发性肠息肉病，须及早切除病灶。血吸虫病、结肠炎者应积极治疗，对本病的预防有一定意义。应避免高脂肪饮食，多进富有纤维素的食物，注意保持排便通畅。

（二）指导病人：①作人工肛门袋者，出院后造口需每1～2周扩张一次，持续2～3个月。饮食中粗纤维不可太多，饮食不要太稀；②应用化疗药物者应定期复查白细胞、血小板。以上病人应3～6个月定期门诊随诊，配合医生指导进行各项检查。

（三）本病的预后取决于早期诊断与手术根治。密切影响预后的因素：①癌细胞分化级别：分化程度差者预后不良；②发病年龄：青年大肠癌的预后一般较差；③肠壁浸润深度与淋巴结转移：早期大肠癌、无淋巴结转移者经及时手术预后良好，进展期癌且有淋巴结转移者预后差。

消化性溃疡病

一、概述

消化性溃疡病是指发生在胃及十二指肠的慢性溃疡，因与胃酸和胃蛋白酶的消化作用有关而称为消化性溃疡。溃疡的粘膜缺损必须超过粘膜肌层。

消化性溃疡是常见病和多发病，呈全球性分布，估计全球约有10%的人一生之中某一时期罹患溃疡病。男性多于女性，约4～8∶1。十二指肠溃疡（Du）高于胃溃疡（Gu），约3～5∶1。老年人易发生胃溃疡。

（一）病因及发病机制

幽门螺杆菌（Hp）的发现是消化性溃疡病在病因学上的一场革命。通常认为溃疡的发生是因为损害因素与防卫因素之间的失衡，损害因素（攻击因素）是包括胃酸、胃蛋白酶、幽门螺杆菌、非甾体类抗炎药、酒精、吸烟、胆汁反流及炎性介质等；防御因素包括胃粘膜－粘液屏障、重碳酸盐、磷脂、粘膜血流、细胞更新、前列腺素和表皮生长因子等。在攻击因子中胃酸起着主导作用。早在1910年Schwartz的名言“没有胃酸就没有溃疡”，所以胃酸一直在消化性溃疡的发病机理中占据统治地位。自从1982年Warren和Marshall从慢性活动性胃炎病人的胃粘膜中分离出了Hp，Hp在溃疡病发病中的作用就对胃酸的统治地位形成学术上的挑战，有些学者也提出“没有Hp就没有溃疡”、“没有Hp就没有溃疡复发”。随着人们对溃疡病发病机理的新认识，自然对溃疡病的治疗策略亦有新的变更。但是针对抑制胃酸分泌的药物始终是治疗溃疡病的主要手段。“没有Hp就没有溃疡”目前有争论，因为从整体上来说，大约有5%～10%的消化性溃疡没有合并Hp感染。但停用抑酸药物溃疡复发，而在根除Hp之后可以明显降低溃疡复发率或使溃疡治愈这一事实已被大家普遍认可。所以当今溃疡病的治疗中还必须有针对Hp感染的治疗，Hp的出现使溃疡病的治疗策略发生了改变。胃酸、胃蛋白酶对胃粘膜有很强的刺激，因此无胃酸就无溃疡。季节变化，精神紧张或劳累等因素可引起溃疡复发。大量吸烟、酗酒、非甾体类抗炎药的应用以及胃酸分泌量过多（如胃泌素瘤）等因素均可使溃疡延迟不愈。胃粘膜的血液供应良好，胃粘膜的屏障作用，胃粘液的保护作用，使胃可以在很强的酸性环境下，良好地完成消化排空等功能。胃粘膜能合成前列腺素E_2及前列环素，它们能防止有害因子损伤胃粘膜，实验证明它们能预防化学刺激引起的胃粘膜出血、糜烂与坏死，发挥细胞或粘膜保护作用。

综上所述，消化性溃疡的发生是防御因子和攻击因子的平衡发生失衡。一般情况下，胃溃疡的发生是防御因子减弱的结果，十二指肠溃疡的发生是攻击因子增强的后果。

（二）病理改变

Du 多发生在十二指肠球部，前壁较常见；Gu 多发生在胃角和胃窦小弯，相当于幽门腺区。幽门腺区可随年龄增加而上移，故老年人罹患 Gu 的部位较高。溃疡一般单个，也可多个，呈圆形或椭圆形，直径多在 10mm 以内，溃疡边缘光滑，底部洁净，由肉芽组织构成，上覆灰色或黄色脓苔。活动性溃疡常伴有水肿。溃疡累及肌层，深者至浆膜层，穿破浆膜可引起穿孔。无论 Gu 或 Du，其周围粘膜常有 Hp 感染，病理切片用 Warthin-Starry 银染色或 Giemsa 染色很容易看到。

溃疡的愈合首先是周围粘膜炎症水肿的消退，然后边缘粘膜上皮细胞增生覆盖于溃疡面，其下的肉芽组织纤维化变成瘢痕，瘢痕收缩使周围粘膜向其集中。

二、临床表现特点

本病表现不一，部分患者可无症状或以出血、穿孔等并发症为首发表现，但多数具备典型溃疡病的临床特点：①典型的疼痛部位及性质：Gu 在左上腹部，Du 在右上腹部，疼痛性质可为钝痛、灼痛、胀痛或剧痛，Du 还可有饥饿痛，多伴反酸、嗳气；②疼痛的节律性：Gu 疼痛在饭后 0.5 小时开始直至下餐之前，Du 则表现为餐前痛（空腹痛），进食可以缓解；③发病的周期性和季节性：每年春秋季发病，发病期与缓解期交替；④疼痛的诱发与缓解：饮食不当，劳累和精神紧张多为诱因，抗酸药可以缓解；⑤本病呈慢性过程，如果不根除 Hp，则反复发作可达数年之久。

特殊类型的溃疡临床症状不典型：幽门管溃疡疼痛缺乏节律性；球后溃疡夜间疼痛和背部疼痛较多见；近十多年老年人在溃疡病中所占比率呈增高趋势，老年人消化性溃疡症状不典型，以消化不良症状为主要表现，可能伴贫血和体重下降，应注意与胃癌鉴别。

复合溃疡是指胃和十二指肠同时发生溃疡，或者活动性胃溃疡伴陈旧性十二指肠溃疡，其发生率占消化性溃疡的 1.9% ~ 5.1%。

并发症最常见是上消化道出血（呕血或黑便），其次有幽门梗阻、穿孔和胃溃疡癌变。详述如下：

1. 急性穿孔：溃疡病急性穿孔是溃疡病的严重并发症之一。在全部的溃疡病患者中，急性穿孔约占 10% ~ 15%。溃疡穿孔绝大部分为十二指肠溃疡穿孔。急性穿孔发病急，变化快，如不及时治疗，可由于腹膜炎而危及生命。穿孔前常有溃疡病症状加重，多有暴食、进刺激性食物、情绪激动或过度疲劳等诱发因素。主要症状体征有：突然发生剧烈腹痛是穿孔的最初和最重要的症状，部分出现休克状态。穿孔早期触痛可能局限于上腹部或偏右上腹，逐渐可布及整个腹部，腹部有压痛和反跳痛。由于腹膜受刺激，腹肌有明显紧张强直现象，常呈所谓“板样强直”。

2. 出血：是溃疡侵蚀基底血管破裂的结果。临床表现为柏油便与呕血。年龄在 50 岁以上或有动脉硬化者，多难以自行止血。

3. 幽门梗阻：多见于十二指肠溃疡。常分为：①炎症水肿性梗阻，是由于幽门区溃疡本身炎症水肿所致，可随炎症消退而缓解。②瘢痕性梗阻，由于溃疡愈合瘢痕挛缩所致，呈持久性。临床表现呕吐特点是：呕吐多发生在下午或晚上，呕吐量大，一次可达一升以上，呕吐物为滞积的食物，伴有酸臭味，宿食。呕吐后感觉腹部舒服。

4. 胃溃疡癌变：溃疡经常规治疗效果不满意，长期反复大便隐血阳性，消瘦、贫血的老年人应警惕恶性溃疡的可能。

三、有关检查

（一）Hp 检查　见“慢性胃炎与 Hp 感染”。

（二）胃液分析　Gu 患者胃酸分泌正常或低于正常。Du 则多增高。

（三）X 线检查　消化性溃疡的 X 线征象有直接和间接两种。直接征象显示龛影，对溃疡有诊断价值；间接征象包括局部压痛，胃大弯侧痉挛性切迹，十二指肠球部激惹和球变形等。

（四）胃镜检查和粘膜活检　胃镜检查是诊断消化性溃疡最直接最客观的检查方法，应作为首选。胃镜检查不仅可以直接观察溃疡的部位和大小，而且可以通过胃镜取活体组织鉴别溃疡是良性还是恶性，也可以评价和观察消化性溃疡药物的治疗效果，更主要的是通过内镜取活检作 Hp 检查。

四、诊断要点

典型周期性和节律性上腹部疼痛，确诊需作 X 线钡餐检查和（或）内镜检查。

五、治疗原则及注意事项

当今溃疡病的治疗原则包括三个方面：①抑制胃酸；②保护胃粘膜；③根除 Hp。

（一）抑制胃酸分泌和抗酸药

1. 抗酸药　是一类弱碱性物质。口服后能降低胃内酸度，并降低胃蛋白酶活性，发挥缓解疼痛和促进愈合的作用。餐后服药可延长药物作用时间。一般在餐后 1、3 小时及临睡前各服一次，一天 7 次。理想的抗酸药应该是作用迅速持久、不吸收、不产气、不引起腹泻或便秘，对粘膜及溃疡面有保护收敛作用。单一药物很难达到这些要求，故常用复方制剂。氢氧化镁抗酸作用较强、较快，镁离子有导泻作用，少量吸收经肾排出，如肾功能不良可引起血镁过高。氢氧化铝抗酸作用较强，缓慢，作用后产生氧化铝有收敛、止血和引起便秘作用。

2. H_2 受体阻断药（H_2RA）　选用西米替丁或泰胃美 800mg，每晚一次；雷尼替丁 150mg，每日 2 次；法莫替丁 20mg，每日 2 次等。

3. M 胆碱受体阻断药　如阿托品可减少胃酸分泌、解除胃肠痉挛。但在一般治疗剂量下对胃酸分泌抑制作用较弱，增大剂量则不良反应较多，已很少单独应用。哌仑西平对引起胃酸分泌的 M_1 胆碱受体亲和力较高，而对唾液腺、平滑肌、心房的 M 胆碱受体亲和力低，治疗效果与西米替丁相仿，不良反应轻微。

4. 质子泵抑制药（PPI）　壁细胞通过受体（M_1、H_2、胃泌素受体）、第二信使和 H^+-K^+-ATP 酶三个环节来分泌胃酸。H^+-K^+-ATP 酶（H^+ 泵）位于壁细胞内，它能将 H^+ 从壁细胞内转运到胃腔中，将 K^+ 从胃腔中转运到壁细胞内，进行 H^+-K^+ 交换。抑制 H^+-K^+-ATP 酶，就能抑制胃酸形成的最后环节，从而发挥治疗作用。奥美拉唑（洛赛克），20mg，Qd，一般用药时间胃溃疡 6～8 周，十二指肠溃疡 4～6 周。

（二）粘膜保护药

1. 前列腺素 E_2 及前列环素：临床常用米索前列醇，具有抑制胃酸分泌、增加粘膜血流及使胃、十二指肠粘膜粘液、碳酸氢盐分泌增加的作用。其主要不良反应为稀便或腹泻。因能引起子宫收缩，孕妇禁用。

2. 硫糖铝：能牢固地粘附于上皮细胞和溃疡基底，抵御胃酸和消化酶的侵蚀，且促进内源性前列腺素合成，及刺激表皮生长因子分泌，从而发挥细胞保护效应。不良反应较轻，极少病人可有便秘、口干。

3. 枸橼酸铋钾：溶于水形成胶体。本品不抑制胃酸，在胃液 pH 条件下能形成氧化铋胶体沉着于溃疡表面或基底肉芽组织，形成保护膜而抵御胃酸、胃蛋白酶、酸性食物对溃疡面的刺激。还能促进粘液分泌，此外尚有较强的抗 Hp 作用。服药期间可使舌苔染黑，偶见恶心。肾功能不良者禁用，以免引起血铋过高。

（三）根除 Hp 治疗

根除 Hp 可明显降低溃疡复发率和促进溃疡愈合。1996 年美国国立卫生研究院（NIH）对溃疡病的治疗达成了共识：对 Hp 阳性的胃及十二指肠溃疡，无论是初发还是复发，一律应该接受 Hp 的根除治疗。NIH 推荐了对 Hp 阳性的胃及十二指肠溃疡的治疗方案是抗分泌药（PPI 或 H_2RA）与抗生素联合治疗，从此开创了消化性溃疡治疗新纪元。1999 年我国幽门螺杆菌科研协作组提出根除 Hp 的推荐治疗方案，如下：

1. PPI + 两种抗生素：

①PPI 标准剂量 + 克拉霉素 0.25 + 阿莫西林 1.0，bid × 1 周

②PPI 标准剂量 + 阿莫西林 1.0 + 甲硝唑 0.4，bid × 1 周

③PPI 标准剂量 + 克拉霉素 0.5 + 甲硝唑 0.4，bid × 1 周

2. 铋剂 + 两种抗生素：

①铋剂标准剂量 + 四环素 0.5 + 甲硝唑 0.4，bid × 2 周

②铋剂标准剂量 + 阿莫西林 0.5 + 甲硝唑 0.4，bid × 2 周

③铋剂标准剂量 + 克拉霉素 0.25 + 甲硝唑 0.4，bid × 1 周

3. 其他方案：

①雷尼替丁、枸橼酸铋（RBC）替代推荐方案中的 PPI

②H_2 受体阻断剂或 PPI 标准剂量 + 推荐方案 2 组成四联疗法，疗程 1 周

说明：

①方案中的甲硝唑 0.4 可用替硝唑 0.5 替代。②对甲硝唑耐药者可用呋喃唑酮 0.1 替代。③四联疗法可用于其他疗法治疗失败者。④维持治疗：对有溃疡并发症病史，多次复发或顽固性的溃疡患者，至少应该持续治疗至证实 Hp 感染确实被治愈为止。Hp 治疗失败的高危患者以及 Hp 阴性的溃疡病患者亦应作为维持治疗的适应证。维持治疗一般多用 H_2 受体拮抗剂常用剂量减半睡前顿服，也可用奥美拉唑 10 ~ 20mg 每周 2 ~ 3 次口服，维持时间短者 3 ~ 6 个月，长者 1 ~ 2 年或更长。

六、护理措施

（一）休息：溃疡活动者或便潜血阳性病人应卧床休息为主。溃疡恢复期可适当活动，不可过劳及紧张。

（二）饮食护理：老年病人进食要规律，定时，少量多餐。进食易消化食物，且食物需充分咀嚼，不食粗糙、辛辣等刺激性食物，可减轻胃粘膜负担，有利于溃疡恢复。每次进餐前嘱老年人漱口，以减少口腔细菌入胃。

（三）药物护理：遵医嘱定时服药，抗酸药在餐后 1 小时服用，如硫糖铝、氢氧化铝，

使药效延长。抗胆碱药在餐前1小时服用，H_2RA 多在饭后服用，且与抗酸药相隔1小时为宜，否则影响吸收。枸橼酸铋钾在早餐前半小时及睡前服用。总之病人具体使用药物必须向其说明服用方法及道理。说明药物不良反应，如便秘，常是老年人关心之事。

（四）疼痛护理：病人上腹痛时，可教给病人局部热敷、理疗、按摩等。分散注意力也可使用。若 Du 病人有明显饥饿痛或夜间痛则可嘱病人进食饼干等食品或抗酸药物。

（五）病情观察：老年病人一般溃疡病症状表现不突出，但是并发症常为多见症状。如突然腹痛加重，可能发生穿孔，发生呕血便血易致休克等。

七、健康教育

（一）向病人及家属讲解溃疡病的知识、诱发因素，嘱其少食多餐、规律进餐，避免刺激性食物，如酒类、咖啡、辛辣油煎食物及产气较多的食物。如必须服用非甾体类抗炎药，应加用前列腺素 E_2 制剂或粘膜保护剂，防止消化性溃疡复发和上消化道出血的发生。

（二）指导病人生活要规律，避免过劳及精神紧张。季节变更要注意保暖。并进行戒烟教育，向病人说明烟中尼古丁可损伤胃粘膜，使胃酸分泌增多，使胆汁易反流入胃，帮助病人制定戒烟计划，要求病人严格执行，家庭支持系统常起重要作用。

（三）按医嘱服药，发现上腹疼痛加重或大便颜色发黑应及时就诊。

（四）内科治疗进展使消化性溃疡死亡率下降至1%以下，青年患者死亡率几乎为零，老年患者死亡主要原因是由于并发症，如急性大出血、急性穿孔等。

胆囊炎　胆石症

一、概述

胆囊炎与胆石症是临床上常见的疾病。胆囊炎与胆石症关系密切，炎症可促使结石形成，而结石梗阻又可发生炎症，二者往往合并存在。在胆囊炎的病例中，90%以上属结石性胆囊炎，余者为非结石性胆囊炎。女性以45岁左右达到高峰，男性在更年期以后也明显升高，一般中年以上者多见。女性略多于男性，经产妇或肥胖者也多见。

（一）病因

1. 胆囊炎的病因

（1）梗阻因素　由于胆囊管或胆囊颈的机械性阻塞，胆囊膨胀，充满浓缩的胆汁，其中高浓度的胆盐具有强烈的致炎作用，使胆囊壁受损形成早期化学性炎症，以后继发细菌感染，造成胆囊化脓性感染，以结石造成梗阻者居多，较大结石不易完全梗阻，主要为机械刺激，呈现慢性炎症。

（2）感染因素　病原体多数通过胆道逆行侵入胆囊，也有全身感染或局部病灶的病菌自血行经门静脉入肝后随胆汁流入胆囊而侵入。常见的致病菌为大肠杆菌、产气杆菌、绿脓杆菌等。

（3）化学因素　胆汁潴留于胆囊，其中高浓度的胆盐，或胰液反流进入胆囊，具有活性的胰酶，均可刺激胆囊壁发生明显炎症变化。在一些严重脱水者，胆汁中胆盐浓度升高，亦可引起急性胆囊炎。

2. 胆囊结石成因

（1）代谢因素　正常胆囊胆汁中胆盐、卵磷脂、胆固醇按比例共存于一稳定的胶态离子团中。如某些代谢原因造成胆盐、卵磷脂减少，或胆固醇量增加，胆固醇便沉淀析出，经聚合就形成较大结石。老年人血内胆固醇含量明显增高，故老年人易患此病。

（2）胆系感染　大量文献记载，从胆石核心中已培养出伤寒杆菌、链球菌、魏氏芽胞杆菌、放线菌等，足见细菌感染在结石形成上有着重要作用。

（3）其他　如胆汁的瘀滞、胆汁 pH 过低、维生素 A 缺乏等，也都是结石形成的原因之一。

（二）病理改变

1. 胆囊炎的病理改变

根据胆囊感染、梗阻程度和病程的不同阶段，可分为两种。

（1）急性胆囊炎的病理变化

1）单纯性胆囊炎　可见胆囊壁充血，粘膜水肿，上皮脱落，白细胞浸润。

2）化脓性胆囊炎　胆囊明显肿大，浆膜表面可附有纤维素性脓性分泌物，炎症已波及胆囊各层，胆囊腔内充满脓液，并可随胆汁流入胆总管，引起 Oddi 括约肌痉挛，造成胆管炎、胆源性胰腺炎等并发症。

3）坏疽性胆囊炎　胆囊过分肿大，压迫囊壁，导致胆囊壁血运障碍，发生缺血、坏死。胆囊壁有散在出血、灶性坏死，或全层坏死，呈坏疽改变。若囊壁穿孔，可导致胆汁性腹膜炎危及生命。

（2）慢性胆囊炎的病理变化

长期慢性炎症，粘膜遭到破坏，呈息肉样改变，胆囊壁增厚，纤维化、慢性炎细胞浸润、肌纤维萎缩，严重者胆囊萎缩变小，胆汁浓缩和排出功能受损或丧失。

2. 胆石症的病理改变

按胆石所含成分可分为三类：

（1）胆固醇结石　含胆固醇为主，X 线平片上不显影。此种结石多在胆囊内。

（2）胆色素性结石　以胆红素为主要成分，多为泥沙样。因含钙少，X 线平片上多不显影。多在肝内、外胆管中。

（3）混合性结石　由胆固醇、胆色素和钙盐等间隔而成。因含钙质较多，在 X 线平片上有时显影（即称阳性结石）。多在胆囊内亦可见于胆管中。

二、临床表现特点

胆囊炎、胆石症关系密切，临床表现有其共性，主要如下：

（一）症状

1. 急性胆囊炎

（1）腹痛　常因饮食不当、饱食或脂餐、过劳或受寒、或某些精神因素所引起，多在夜间突然发作，上腹或右上腹剧烈绞痛，阵发性加重，可放射至右肩背部或右肩胛骨下角区。常伴有恶心呕吐，病人坐卧不安、大汗淋漓，随着病情的发展，腹痛可呈持续或阵发性加剧，范围扩大，甚至呼吸、咳嗽、转动体位亦可使腹痛加重，说明炎症已波及到胆管周围和腹膜。绞痛时可诱发心绞痛，心电图也有相应改变，即所谓“胆心综合征”。

（2）全身表现　早期可无发热，随病情进展有不同程度的发热，多在 38℃～39℃之间。当有化脓性胆囊炎或并发胆管炎时，可出现寒战高热。严重者可出现中毒性休克。近 1/3 病人因胆囊周围肝组织及胆管炎症、水肿或梗阻，可出现不同程度的黄疸。

2. 慢性期（发作间歇期）

慢性结石性胆囊炎常见于中年以上妇女、肥胖者及多次妊娠者，女性多于男性（2～3∶1），多有反复发作或绞痛史，每于冬秋之交发作较频繁。平时可有右上腹隐痛、腹胀、嗳气和厌油等症状，或右上腹、右季肋部持续隐痛，伴有胃肠道症状，右肩胛下区及右腰部牵扯痛，误为“肝炎”。有时出现脂餐后上腹饱胀、压迫感或隐痛。发作时可伴有发热，少有寒战或黄疸。较大结石有时长期无症状。

（二）体征

1. 急性胆囊炎者，因其炎症波及到胆囊周围和腹膜，表现局部腹膜刺激征，腹式呼吸减弱，右上腹或剑突下压痛、腹肌紧张，或有反跳痛，以胆囊区较明显，Murphy 征阳性。如发生胆囊穿孔，可有弥漫性腹膜炎的体征。

2. 慢性胆囊炎者，体检时可无腹部阳性体征，或右上腹有轻度压痛，无肌紧张。如结石堵塞于胆囊颈部，可引起胆囊积液，此时右肋缘下可触及梨状胆囊包块。

三、有关检查

（一）血象及肝功能检查　胆囊炎、胆石症急性发作期，白细胞总数和中性白细胞计数增高。当有胆（肝）总管或双侧肝管梗阻时，肝功能测定，显示有一定损害，呈现梗阻性黄疸。

（二）超声检查　胆囊内出现强回声团伴声影，是诊断胆道结石的主要标志。超声能测胆囊的大小及其收缩功能，且可测定胆管宽度，可判断胆管扩张及其梗阻部位。资料表明，超声对诊断胆囊结石的准确率为 92%～98%，对胆总管结石为 64%。故超声对本病诊断具有重要价值，而且具有无损伤、快速、经济、可多次重复，已列为本病常规检查。

（三）腹部平片　胆囊结石中约 10%～20% 为阳性结石可显示；急性胆囊炎时，可显示肿大的胆囊及其炎性包块的软组织影有利于诊断。

（四）核磁共振检查　对胆囊炎和胆石症都有较好的诊断价值。

（五）CT 检查　对本病的诊断有一定帮助，准确率为 51.7%，可显示胆管扩张程度，证实胆道梗阻的存在及其部位。也能显示胆囊的大小及阳性结石。

（六）经皮肝穿刺胆道造影术（PTC）　适于原因不明的梗阻性黄疸，拟诊胆道结石、狭窄及与其他胆管疾病鉴别。方法简便易行，造影成功后图像清晰，可提供胆道内正确的解剖关系、病变部位、范围和性质，对本病的诊断及鉴别诊断有较大帮助。

（七）内窥镜逆行胰胆管造影（ERCP）　用十二指肠镜经十二指肠乳头插管，注入造影剂，显示胆道系统及胰管。可清楚显示胆道病变（包括与本病有关的结石、胆管扩张与狭窄等），对诊断有较大意义，但是一种有创性检查。

（八）术中胆道造影　对术前胆道疾病未明确诊断者，本法是一极好的补充。方法简单易行且安全。术中经胆囊管插管或直接穿刺胆总管，注入浓度 15%～20% 的造影剂 30ml 左右，即可获得较清楚的胆系影像。

（九）核素检查　^{99}锝扫描，1 小时内胆管显像，而胆囊不显像，则有力支持胆囊炎。此外，核素扫描还可估计胆管各部的阻塞程度。此检查在有黄疸者仍可适用。

四、诊断要点

根据胆囊炎胆石症的典型临床表现，如反复发作的胆道疾病史、或有慢性上腹痛和消化不良，在一定诱因下引起典型的胆绞痛发作，具有右肩背部放射性痛和全身中毒症状，消化道症状或黄疸，结合 Murphy 征阳性或 X 线腹部平片、超声检查，可作出急、慢性胆囊炎胆石症的诊断。

五、治疗原则及注意事项

急性发作期先非手术治疗，待症状控制后，进一步检查，明确诊断，酌情选用合理治疗方法，如病情严重、非手术治疗无效，应及时手术治疗。

（一）非手术疗法

1. 急性病人非手术疗法包括卧床休息、禁食、输液、纠正水、电解质和酸碱平衡紊乱、应用广谱抗生素，尤对革兰阴性杆菌敏感的抗生素和抗厌氧菌的药物（如灭滴灵等），待细菌培养结果出来后选用合适抗生素。腹胀者应予以胃肠减压。应用解痉止痛与镇静剂，胆绞痛者宜同时应用杜冷丁和阿托品，两药合用效果好，由于吗啡能引起 Oddi 括约肌痉挛，故属禁忌，其他药如亚硝酸异戊酯、硝酸甘油和 33% 硫酸镁等均有松弛括约肌作用，亦可先用。必要时在加强抗生素的情况下，使用激素治疗，以减轻炎症反应、增强机体应激能力。如有休克应加强抗休克治疗，如补充血容量、及时使用升压药物等。经上述治疗，多能缓解，待渡过急性期后 4~6 周，再行胆道确定性手术。如此可使患者免受再次手术痛苦。

2. 对慢性病例的治疗可用利胆剂，如去氢胆酸、胆酸钠、消炎利胆片、利胆素、胆乐等，同时注意饮食调节，多能控制发作。

3. 体外震波碎石对胆囊结石效果差，虽可碎石，但不一定能排净，仍有复发结石可能。

（二）手术治疗

分胆囊切除及胆囊造口术。诊断明确、反复发作、病情允许者首选胆囊切除术；年老体弱或伴有心肺疾病者，不能耐受切除术，可在局麻下行胆囊造口术，待病情稳定后择期行切除术。病情重难以耐受手术者、胆管严重梗阻者或化脓性胆管炎者，可行经皮胆囊穿刺造口引流术，以引流胆汁、降低胆道压力、控制感染、减少死亡率、赢得手术时间等。

（三）近些年开展腹腔镜胆囊切除术，可减轻病人痛苦，损伤小，值得推广。

六、护理措施

（一）术前护理

1. 病情观察：监测意识状态、生命体征、局部疼痛情况、有无脱水体征、尿量多少，记出入量、白细胞总数及电解质检查结果。

2. 卧床休息：给予心理支持，绞痛常引起病人恐惧，病人腹部不适可协助按摩腹部，以减轻不适感。

3. 药物护理：疼痛剧烈者可遵医嘱给予阿托品、杜冷丁，禁用吗啡，注意观察止痛效果。

4. 保证营养及水、电解质平衡：胆囊炎胆石症病人，常因长时间的胆道感染、屡发胆道梗阻、肝实质损害，全身状况较差，故需纠正水、电解质及酸碱失衡，必要时输全血、血浆、白蛋白，改善全身状况，增强手术的耐受力。

5. 测定凝血酶原时间，术前三天应注射 VitK（结合静脉输液，每日给予 $VitK_1$ 20~30mg）。近期有胆系感染者，术前 2 天应予抗生素。

6. 向病人说明手术后可能放置引流管，教会病人术后翻身、深呼吸、坐起及引流管护理知识。

（二）术后护理

1. 卧床休息：鼓励并协助翻身，嘱病人尽早坐起。

2. 护理引流管：边向病人重复护理操作方法边解释，教会病人自己操作。

3. 遵医嘱补充液体和电解质，老年人注意静点速度要慢，以免诱发心衰。

4. 定时观察生命体征、伤口恢复情况及引流管是否通畅等。

七、健康教育

（一）指导病人及家属保持低脂饮食，因高脂饮食可诱发胆囊炎发作，尽量不吃或少吃油炸食品、蛋黄、动物内脏。

（二）向病人说明胆囊切除术后多有大便次数增多，可持续数周或数月，而后逐渐减少，这与改变胆汁排出有关，机体慢慢适应就会减轻至消除。若持续腹泻或有黄疸、白陶土大便、伤口红肿痛等均应及时就诊。

（王化虹　姚景鹏）

第四节　内分泌代谢疾病

老年生理变化

老年人神经内分泌系统功能改变对衰老具有重要影响。

一、生殖功能减退

老年神经内分泌变化的主要表现之一是生殖功能减退。

（一）性腺功能：老年男性睾丸间质细胞、老年女性卵巢滤泡细胞数目均明显减少，激素合成酶活性下降，加之老年性腺局部血运不足，使激素分泌及储备功能逐渐下降，对促性腺激素刺激反应性降低直至无反应，男性睾酮、女性雌、孕激素分泌减少，最终女性体内以雌酮为主要激素。

（二）下丘脑-垂体功能：由于靶腺激素分泌减少，对下丘脑-垂体反馈抑制作用减弱，男女性促性腺激素水平均增高，但脉冲式激素分泌振幅下降。

二、年龄相关性甲状腺轴变化

（一）老年甲状腺碘摄取及甲状腺内碘浓度均减少。

（二）甲状腺素（T_4）生成及降解率随年龄增长均有下降，加之组织对 T_4 的需求量减少，故总体水平变化不大。三碘甲状腺原氨酸（T_3）水平随增龄而降低，老年时 T_4 向 T_3 转变减少。以上实际上是机体的代谢适应性变化。

（三）老年促甲状腺激素（TSH）分泌无变化或轻度升高。垂体对促甲状腺激素释放激素（TRH）的反应随年龄增长而有所减弱。

三、年龄相关性生长激素轴（GH）变化

老年时出现的肌肉软弱无力、肌萎缩、骨质疏松、运动耐力降低等与 GH 及胰岛素样生长因子-1（IGF-1）分泌不足有一定关联。

（一）动物试验表明，老年期下丘脑生长激素释放激素（GHRH）含量及其基因表达水平同时降低。

（二）生长抑素（SS）神经元功能随增龄而相对增强，SS分泌增加是GH分泌随增龄下降的重要影响因素。

（三）垂体GH分泌型细胞发育障碍，GHRH受体数目减少几近消失，受体及受体后功能缺陷，垂体对GHRH刺激GH分泌的反应下降等，老年期GH分子的生物活性也明显降低。

（四）IGF-1是GH对肝肾等组织发生作用时产生的肽类介质。IGF-1随增龄而分泌减少与GH分泌降低直接相关。研究表明，老年人蛋白质合成减少、体脂比例升高而肌肉骨骼比例下降等均与IGF-1分泌减少有关。

四、年龄相关性肾上腺轴变化

动物与人类下丘脑-垂体-肾上腺轴随增龄变化不甚一致。应激反应在人类受影响因素更多，如健康及疾病状态、大脑皮层功能、精神类型等。

老年促肾上腺皮质激素（ACTH）及皮质醇水平轻度增加，但肾上腺对ACTH刺激的反应性在部分老年人有不同程度降低。部分老人显示应激恢复期延迟。肾上腺雄激素水平在老年期逐渐减少以致消失。

海马区存在大量糖皮质激素受体，是下丘脑-垂体-肾上腺轴反馈调节的重要部位。老年性痴呆时海马区常受累，因此下丘脑-垂体-肾上腺轴可能影响中枢神经系统功能的衰老过程。

五、松果体与褪黑激素

松果体是参与调节生殖系统、免疫系统特别是生物节律变化的神经内分泌换能器（可将神经冲动转变为激素输出)。松果体细胞分泌多种神经肽及胺类神经递质，其中褪黑激素是体内重要的抗氧化剂，也是调节机体衰老的生物钟。它还具有免疫调节作用。老龄后人类褪黑激素分泌及合成减少，其结合位点密度也随增龄而减小，则其抗氧化作用、内分泌系统调控及免疫调节功能均随之减退。

六、年龄相关性神经-内分泌-免疫网络变化

（一）促性腺激素释放激素（LHRH）对胸腺细胞的活化、外周淋巴细胞合成免疫反应物质有促进作用。雌激素可通过其位于胸腺、脾等网状内皮系统的受体对免疫系统的变化施以影响。胸腺激素、细胞因子与下丘脑-垂体-性腺轴之间存在刺激分泌-反馈抑制的双向调节作用，衰老使上述调节功能明显下降，胸腺内LHRH结合位点随老龄的到来，数目大为减少。

（二）垂体-甲状腺轴对衰老的免疫功能降低存在影响。甲状腺素可恢复老年大鼠降低了的胸腺素水平。促甲状腺激素（TSH）可增强老年人自然杀伤细胞的免疫反应活性。

（三）下丘脑-垂体-肾上腺轴具有显著的免疫抑制作用。免疫网络与该轴系统存在反馈调节的相互作用。多种细胞因子（如IL-1、TNF、IFN等）可激活该系统，后者反过来又抑制免疫细胞活化及细胞因子的生成。衰老时上述相互调节环路出现障碍，影响机体免疫稳定性，则老年人更易受各种疾病的攻击。

（四）GH对免疫器官发育、细胞增殖、免疫功能活动等具有多向调节作用。胸腺、脾中

的淋巴细胞及外周血中单核细胞也存在IGF-1受体，对促进免疫组织增生、细胞生长等起调节作用，这些功能随增龄而逐渐衰退。

（高燕明）

老年甲状腺机能亢进症

一、概述

甲状腺毒症是血液循环中甲状腺激素水平增高所致的临床综合征，多数伴有甲状腺功能亢进，也有少数甲状腺功能正常（如甲状腺炎）。甲状腺功能亢进症（简称甲亢）是各种原因引起甲状腺激素分泌及合成过多所致，以高代谢症候群（多食、消瘦、心悸等）及甲状腺肿大为主要表现。老年人甲亢具有特殊性，即往往缺乏典型的临床表现，或以某一系统表现突出，甚至与一般人的表现特点相反，临床上需特别注意。

在甲亢病人中，60岁以上患病者国外报告15%～25%，国内报告5%。

甲状腺毒症由多种病因引起。临床上分为：

1. 甲状腺性：由甲状腺本身疾患引起，如弥漫性甲状腺肿甲状腺功能亢进症（Graves病）、毒性多结节性甲状腺肿、毒性甲状腺腺瘤等。

2. 垂体性：如垂体分泌TSH肿瘤、异源性TSH综合征等。

3. 无甲状腺功能亢进而有“甲亢”症状：亚急性甲状腺炎、少数慢性淋巴细胞性甲状腺炎（桥本病）初期等。

本病在普通人群中以Graves病最多见，占甲亢的90%以上，但在老年人群中，则大部分为毒性结节性甲状腺肿或毒性甲状腺腺瘤所致。

二、临床表现特点

本病起病缓慢。在60～69岁仅1/2具有典型甲亢表现，而70岁以上者仅占1/3～1/4。毒性结节性甲状腺肿或毒性甲状腺腺瘤甲亢症状一般较轻。

老年性甲亢，常以心脏、神经、肌肉等某一系统表现为主而称为“单一系统性”表现。加之老年人患其他慢性病的机会较多，合并用药也多，故往往掩盖其主要病情，易发生甲状腺毒症危象。

老年甲亢多隐匿起病，高代谢、眼病及甲状腺肿大均可不明显，在神经精神、心脏、消化等系统的表现不是兴奋性为主而是抑制性表现（如心动过缓、厌食、恶液质、迟钝、抑郁、嗜睡等）突出者称为淡漠型甲亢。

（一）心血管系统：一般甲亢心率增快、心音增强、收缩压增高、舒张压降低致脉压增大、可有房性期前收缩，重则出现严重心律失常、心脏扩大、心力衰竭，称甲状腺毒性心脏病。老年人心血管系统表现常不典型，反可出现心动过缓或缓慢性心律紊乱，临床上不易与冠心病或其他老年性心脏病鉴别，或由于不典型甲亢而加重原有心血管疾患特别是缺血性心脏病。由于甲亢时基础代谢率及交感神经兴奋性增高，心肌氧耗量增加，易致冠状动脉痉挛，隐性缺血发生率增加。老年人心房纤颤阈值降低，发生率可达1/3～1/2。多种因素均可使本已衰竭或缺血的心脏情况加重。也易导致难治性心力衰竭。

（二）精神神经系统：一般焦虑、失眠；老年患者更易出现抑郁、反应迟钝、嗜睡、重则抑郁性精神病。腱反射活跃、舌、手细震颤，或可发生痫性痉挛。

（三）肌肉骨骼系统：老年甲亢常以慢性肌病为主要及首发表现，近端肌群受累，抬腿、举臂、蹲起等困难。严重时卧床不起。重症甲亢可出现延髓麻痹、吞咽及呼吸困难、窒息。甲状腺激素的毒性作用可加重老年人的骨钙吸收，易发生骨质疏松及病理性骨折。

（四）消化系统：老年甲亢多食少见，而厌食发生率较高。体重下降较突出，易发生恶液质。腹泻较年轻病人少，1/4 反见便秘。可伴随腹痛、恶心、呕吐等。肝功能异常，ALT、AKP、BIL 增高。有时呈显性黄疸。

（五）甲状腺肿大：老年人患甲亢约 1/3 ~ 1/5 甲状腺不肿大。Graves 病甲状腺呈弥漫性肿大，多为对称性，质地较软，随吞咽上下活动，少数伴有震颤及杂音。毒性多结节性甲状腺肿局部可触及相应结节。毒性甲状腺腺瘤发生甲亢时其结节直径多超过 3cm。

（六）眼病：非浸润性突眼由于交感神经兴奋性增加，眼外肌群及上睑肌张力增高所致，治疗可恢复。一般无自觉症状，仅眼征阳性。老年甲亢伴眼征者较少。浸润性突眼与自身免疫有关，称 Graves 眼病，可单独存在或与甲亢并存，伴有眼肌麻痹、复视，重则失明。老年男性患 Graves 病时易发生浸润性眼病。

（七）浸润性皮肤病：胫骨前黏液性水肿，严重者呈橡皮腿样。见于少数 Graves 病。

弥漫性甲状腺肿、浸润性突眼、浸润性皮肤病是 Graves 病的特征。一项或多项存在提示 Graves 病。

（八）甲状腺毒症危象又称甲状腺危象：甲状腺功能亢进症未控制或未经治疗，在各种不利诱因下导致病情急剧加重，危及生命称甲状腺毒症危象。

诱因多为应激、手术准备不充分等。

表现为 T≥39℃，心率≥140/分，可伴心房纤颤或扑动，厌食、呕吐、失水、休克，嗜睡、谵妄、昏迷。易合并充血性心力衰竭、败血症等。

三、有关检查

对不典型者应结合实验室检查。

（一）甲状腺吸^{131}I 率：①吸^{131}碘率增高；②高峰前移。

（二）血清总 T_3、总 T_4（TT_3、TT_4）：TT_3、TT_4 增高；T_3 型或 T_4 型甲亢可单项升高。TT_3、TT_4 受血清甲状腺结合球蛋白（TBG）影响，妊娠、血浆蛋白异常等 TBG 变化时不应依靠此项检查作诊断。

（三）游离 T_3、游离 T_4（FT_3、FT_4）：增高且不受 TBG 影响。

（四）敏感 TSH（sTSH）：明显降低时有助于甲亢诊断。

（五）甲状腺自身抗体测定：TSH 受体刺激抗体（TSAB）阳性有助于 Graves 病诊断。

四、治疗原则及注意事项

（一）一般支持疗法：本病患者多紧张，易激动，或抑郁、寡语。应对病人热情关怀，耐心解释病情、预后及注意事项等，提高治疗信心，坚持配合治疗，减少复发。

给予高蛋白、高热量、高维生素饮食，充分休息，适当使用镇静催眠剂、保证睡眠，避免情绪波动等。

（二）放射性碘：老年病人特别是合并心脏病者最适合放射性碘治疗。禁用于肝肾功能差、活动性结核等。起效慢（2 ~ 4 周），3 ~ 6 月缓解。治疗后可短期加用抗甲状腺药物补充疗效。永久性甲低发生率高。

（三）抗甲状腺药物：起效较快，不产生永久性甲低，但复发率高。

目前主要为硫脲类包括甲基硫氧嘧啶（MTU）、丙基硫氧嘧啶（PTU）及咪唑类（他巴唑、甲亢平）药物。可抑制甲状腺激素合成，具有一定的免疫抑制作用。PTU 可抑制 T_4 转变为 T_3。

适用于症状轻、甲状腺较小、手术及放射性碘治疗前的准备、术后复发等。

疗程：1 年半 ~ 2 年以上。毒性结节性甲状腺肿治疗时间可能需很长。粒细胞缺乏为致命性副作用，需密切监测白细胞。肝脏损害、药疹、关节痛、血管炎等也可发生。

（四）手术：对甲状腺较大、结节性（单或多结节性）甲状腺肿、怀疑恶变者一般情况允许可手术治疗。术前需抗甲状腺药物、碘剂等充分准备。手术可致永久性甲低、甲旁低、声带麻痹等。

（五）β 肾上腺素能受体阻断剂：可对抗肾上腺素能效应及抑制 T_4 转变为 T_3。

（六）甲状腺危象治疗

1. 对症及处理并发症：①高热可作药物或物理降温，必要时人工冬眠。禁用阿司匹林以免加重病情。②补液，维持电解质平衡。③给氧，必要时辅助呼吸。④积极治疗感染、肺水肿等并发症。

2. 抑制甲状腺激素合成及 T_4 转变为 T_3：首选 PTU，200 ~ 250mg，q 6h，口服或胃管注入。

3. 抑制已合成的甲状腺激素释放入血：静脉或口服有机碘剂。

4. 糖皮质激素及 β 肾上腺素能受体阻断剂：可提高应激能力，降低儿茶酚胺效应，有助于渡过危机。

（七）浸润性突眼的治疗

1. 甲状腺制剂：可与抗甲状腺药物同服。

2. 利尿剂：可减轻眼周及球后水肿。

3. 糖皮质激素及其他免疫抑制剂：可消除局部炎症及抑制免疫反应。口服或球后及结膜下注射。早期炎症反应明显时有效。

4. 生长抑素制剂：如奥曲肽，可配合糖皮质激素应用。

5. 局部治疗：高枕、低盐饮食、戴眼罩、墨镜、局部点眼药等。

6. 球后或垂体放射治疗、眶减压术：以上措施无效时可使用。

五、护理措施

1. 一般护理：①病情观察：注意观察患者的生命体征、体重变化、精神、神志、出汗、食欲、腹泻等状况，注意甲状腺肿大及突眼症状。若病人体温升高、脉搏明显加快、焦虑不安、大汗淋漓、厌食、恶心、呕吐、腹泻，应考虑可能发生甲状腺危象，立即与医生取得联系。②让病人充分休息，身心放松，避免劳累，学会自我调节技巧，由于病人脾气急躁、容易激惹或者有抑郁症状，应嘱咐家属理解病人，多和病人谈心，避免刺激病人。③给予高热量、高蛋白、高维生素、高脂肪易消化的平衡饮食，限制含纤维素高的食物；鼓励病人多饮水，避免饮茶、咖啡、可乐、酒等；疾病初期应避免食用海带、紫菜等含碘高的食物。④嘱患者勤换衣物，保持病室通风，室温维持在 20℃左右；腹泻较重者注意保持肛周皮肤清洁、干燥。⑤遵医嘱按时服他巴唑等药物，定期查白细胞。

2. ^{131}碘治疗的病人护理上应注意：①治疗前后一个月内避免服用含碘的药物和食物；②

治疗后第1周避免触摸甲状腺，避免精神刺激和预防感染；③个别重症病例，如治疗前准备不充分，可诱发甲状腺危象，故需严密观察病情，如有发热、心动过速、大量出汗、精神过度兴奋等，应及时与医生取得联系并做好抢救准备。

3. 浸润性突眼的护理：①指导病人外出戴墨镜，防止强光和灰尘的刺激；②睡前涂抗生素眼膏，并盖纱布或者眼罩，防止角膜干燥；③睡眠时抬高枕头，低盐饮食，以减轻球后软组织水肿；④眼睛勿向上凝视，以免加剧眼球突出和诱发斜视；⑤ 0.5%甲基纤维素或0.5%氢化可的松溶液滴眼，可减轻眼睛局部刺激症状；⑥每日做眼球运动以锻炼眼肌，改善眼功能；⑦定期眼科检查，以防角膜溃疡造成失明。

4. 甲状腺危象的急救和护理：①吸氧、镇静、降温：保持室内安静，病人绝对卧床休息，避免一切精神刺激，持续氧气吸入，必要时遵医嘱给予镇静剂；保持偏低室温，用冰袋、酒精擦浴、冰盐水灌肠、药物等迅速降温，必要时行人工冬眠；禁用阿司匹林以免加重病情。②遵医嘱给药，迅速控制甲状腺危象症状。③保证足够入液量，对严重呕吐、腹泻、大量出汗者注意纠正并维持电解质平衡。④去除诱因。⑤密切观察患者神志变化，定时测量体温、脉搏、呼吸及血压并作详细记录，昏迷者注意口腔、皮肤护理，定时翻身、拍背，预防褥疮和肺炎的发生。

六、健康教育

1. 向患者及家属讲解老年人甲亢的特点，药物的作用，以及坚持长期用药的意义。交待病人定期门诊复查血象、肝、肾功能及甲状腺功能，告诉病人口服他巴唑或丙基硫氧嘧啶均易使白细胞下降，定期查白细胞极重要。

2. 教育病人合理安排生活，避免紧张和劳累，学会自我调节；保证足够的营养，避免感染、外伤、精神刺激等应激事件。告诉家属应理解病人脾气急躁、易激惹、抑郁等情绪，避免刺激病人。

3. 同位素和手术治疗后病人，应定期门诊复查，及早发现甲减或甲亢复发，若出现甲减，需终身替代治疗。

4. 20%～30%的患者经治疗后病情可缓解；35%～40%呈波动性进展，慢性病程，经久不愈；35%患者虽经治疗，病情仍不断恶化，可发生各种并发症。

老年糖尿病

一、概述

糖尿病是由不同原因引起胰岛素缺乏或周围组织对胰岛素发生抵抗，致使体内糖、蛋白质和脂肪代谢异常的一组临床综合征。

国内患病率已从1980年的0.6%猛增至1995年的3.2%，糖尿病及糖耐量减低均随增龄而发病率上升，我国老年糖尿病的平均发生率11%，欧美国家高达8%～26%，且有上升趋势。美国报道65～74岁之间是糖尿病的患病高峰。糖尿病患病率城市高于农村，在短期内脱贫致富、生活水平大幅度提高而又饮食结构不合理的人群及家庭中，糖尿病增长迅速。

老年人由于胰岛β细胞对刺激的敏感性降低致胰岛素生成减少、胰岛素受体数目及敏感性异常等因素加之遗传素质均增加其糖尿病的患病机率。

糖尿病主要分为原发性及继发性两大类。继发性糖尿病见于胰腺炎、手术切除胰腺等。

内分泌疾病如肢端肥大症、Cushing综合征等皮质醇激素增高拮抗胰岛素作用或长期应用糖皮质激素、利尿剂等均可导致继发性糖尿病。

原发性糖尿病主要分为两型：

1型（以往称胰岛素依赖型糖尿病IDDM）：由于病毒感染或自身免疫引起胰岛β细胞广泛破坏，可产生胰岛细胞抗体，导致胰岛素绝对缺乏，任何年龄均可发病，但主要见于年轻人。易发生酮症酸中毒。

2型（以往称非胰岛素依赖型糖尿病NIDDM）：多基因遗传，成人尤超重者占多数，胰岛素相对缺乏多伴有周围组织对胰岛素抵抗，应激情况下可发生酮症。老年人多为此型。

糖尿病主要病理改变：大、中血管多为动脉粥样硬化；微血管病变是糖原物质沉积在内皮下，引起基底膜增厚，管腔变窄，管壁脆性增加，微血管病变常见于肾、视网膜、神经等组织。胰岛β细胞减少。

二、临床表现特点

（一）老年糖尿病的特点

1. 症状不典型或完全无症状，80%以上老年糖尿病经体格检查发现。即使如此，还有许多老年人空腹血糖并不增高，只有餐后血糖增高，故一般体格检查仍可遗漏相当一部分病人。另外，老年人由于渴感中枢敏感性降低，口渴及多尿少见。典型的“三多一少”（多尿、烦渴多饮，进食量明显增加，反见体重减轻，伴疲乏无力）。症状仅见于少数病人。

2. 起病隐匿、进展缓慢。常以慢性并发症为主诉就诊。

3. 易为伴随疾病（如冠心病、高血压病、高脂血症等）掩盖症状。

4. 早期无症状，在某些应激情况下发病，可突发严重高血糖致非酮症高渗性昏迷而危及生命。

5. 易并发大血管病变，是致残、致死的重要原因。

（二）慢性并发症

1. 感染：以皮肤、胆道、泌尿道最常受累。化脓菌、结核菌、真菌为常见致病菌。有时发生败血症。老年并发结核的特点是重症发生率高、易形成空洞、扩散，死亡率高。老年女性更易并发慢性尿路感染，迁延反复，难以治愈，如合并神经性膀胱，则治疗更加困难。

2. 血管病变：老年糖尿病因心脑血管病变致死50%以上。动脉粥样硬化较同龄非糖尿病者发生早，进展快。高血压、冠心病、脑血管意外特别是腔隙性脑梗死常见，可继发痴呆、认知障碍，严重影响生活质量。

老年人肾小球滤过率降低，肾糖阈可升高，致血糖与尿糖不成比例，故应以血糖为准。糖尿病肾病所致肾功能衰竭是老年慢性肾功能不全的第二位原因。

下肢坏疽：容易发生自发性溃疡、水疱，干性及湿性坏疽等。老年患者糖尿病足坏疽截肢率高于一般糖尿病人群的10倍。

3. 神经病变：中枢神经、神经根、植物神经、周围神经等均可受累，以周围神经病变最常见，对称性感觉异常，呈手套、袜套样分布，麻木、疼痛或痛温觉异常，易受伤害（如由于感觉减退而自行烫伤等情况屡有发生）。晚期运动神经受累，肌无力、肌萎缩。糖尿病自主神经病变是老年病人尿便失禁、尿潴留的常见原因。

4. 眼部病变：50%老年2型糖尿病发生视网膜病变，眼底出血，血管增生，重则视网膜剥脱。白内障、青光眼均易发生。各种糖尿病眼病是老人致盲的重要原因。

5. 血脂代谢异常：老年糖尿病病人尤多见，也是加重动脉粥样硬化及退行性病变的重要影响因素。

6. 骨质疏松：糖尿病可加重老年人的骨吸收及骨转化异常，促发骨质疏松的形成。

（三）急性并发症

本节主要叙述与老年糖尿病关系最密切的非酮症性高渗性糖尿病昏迷。这是老年人糖尿病的危重情况，需紧急处理。

1. 多数病人此前并无糖尿病史或糖尿病病情较轻。

2. 诱因多为各种应激情况，如感染、吐泻、手术等。或过量摄入或输入碳水化合物、钠盐。应用利尿剂、糖皮质激素等。

3. 临床特点：多饮、多尿、疲乏，继之淡漠、嗜睡。后期脱水明显，少尿或无尿、休克、昏迷，以至死亡。血糖往往极度升高，酮体多阴性。

三、有关检查

（一）血糖：糖尿病不同阶段的诊断标准见表 3-5

表 3-5　糖尿病不同阶段的诊断标准

	空腹血糖 mmol/L（mg/dl）		餐后 2 小时血糖 mmol/L（mg/dl）
诊断糖尿病	≥7.0（126）	和/或	≥11.1（200）
空腹葡萄糖异常（IFG）	≥6.1（110）－＜7.0（126）		＜7.8（140）
糖耐量减低（IGT）	＜7.0（126）		≥7.8（140）

（二）葡萄糖耐量试验（OGTT）：对诊断有疑问者可进行。

（三）糖化血红蛋白（$GHbA_{1c}$）及糖化血清蛋白测定：分别反映取血前 8～12 周（$GHbA_{1c}$）及 2～4 周（糖化血清蛋白）的平均血糖水平。

（四）胰岛素及 C-肽测定：二者均可直接反应胰岛 β 细胞功能，注射胰岛素者可测定 C-肽。胰岛素、C-肽释放试验可用于糖尿病分型：①1 型糖尿病：空腹及刺激后胰岛素及 C-肽水平均低，呈低平曲线。②2 型糖尿病：空腹胰岛素及 C-肽正常或增高，刺激后水平低于正常、正常或过高，但高峰后移（正常高峰在 30～60 分钟）。

（五）抗体测定：胰岛细胞抗体（ICA）、谷氨酸脱羧酶抗体（GADAb）等阳性有利于 1 型糖尿病的诊断。

（六）血脂测定：本病多伴有血脂异常，应定期监测血清胆固醇，甘油三酯，高、低密度脂蛋白等。

（七）血、尿酮体测定：可及时发现酮症，并监测双胍类药物有无引起酮尿症。

四、治疗原则及注意事项

治疗目的：积极控制血糖，纠正代谢紊乱，减轻及延缓并发症的发生发展，提高生活质量，延长寿命。

（一）饮食治疗是任何形式糖代谢异常疾病的最基本治疗措施。可减轻胰岛负担，明显改善胰岛素敏感性，降低血脂、血糖，减轻胰岛素抵抗。控制和保持理想体重。

控制总热量是基本原则，实行低糖（碳水化合物占总热量 50%～60%）、低脂（＜30%/每日总热量，以不饱和脂肪酸为主）、蛋白质适量（占总热量 15%，平均 0.8g/kg 理想体重)、高纤维素（可延缓碳水化合物在小肠的吸收）饮食。饮食治疗应特别强调定时、定量。

适当补充维生素 B 族及 C、矿物质及微量元素等。

（二）运动治疗：运动促进葡萄糖利用，增加胰岛素敏感性，增强机体抵抗力，延缓动脉硬化的发生发展。对肥胖的 2 型糖尿病患者尤为有益。

强调因人而异、循序渐进、相对定时、定量、适可而止。餐后一小时运动可达较好降糖效果。最好不要空腹运动，以免发生低血糖。

（三）药物治疗：

1. 口服降糖药：主要分类及应用见表 3-6。老年人肾功能下降，选用降糖药物时应注意药物对肾功能的影响，避免低血糖发生。对老年糖尿病人较安全的药物有格列喹酮、阿卡波糖等。

表 3-6 口服降糖药的分类及应用

	作用	代表药物	适应证	主要副作用
磺脲类	刺激胰岛 β 细胞释放胰岛素	格列本脲（优降糖） 格列吡嗪 格列喹酮	轻中度 2 型糖尿病，格列喹酮绝大部分经肠道排泄，对肾功能受损及老年病人较为安全	胃肠道反应，肝损害，老年易发生低血糖反应
双胍类	抑制葡萄糖吸收及肝糖原分解，加速无氧糖酵解	苯乙双胍（降糖灵） 已少用 二甲双胍	最适合超重的 IGT 及 2 型糖尿病；可与胰岛素联合应用于 1 型糖尿病	胃肠反应，肝功能损害；肾功能异常不宜使用、老年人慎用
葡萄糖苷酶抑制剂	抑制小肠葡萄糖苷酶活性，减少葡萄糖生成，主要降低餐后血糖	阿卡波糖（拜糖平） 米格列醇	单用或与其他类药物合用于餐后血糖高的 1、2 型糖尿病。基本不吸收，故对肝肾功能影响较小	与餐同服；腹胀、腹痛、腹泻或便秘；溃疡病、胃肠炎症忌用
胰岛素增敏剂-噻唑烷酮类	增加内源性胰岛素的作用，改善组织对胰岛素的抵抗	罗格列酮 匹格列酮		

2. 胰岛素：对老年人应用胰岛素尤其需注意防止低血糖发生。

适用于老年人的 1 型糖尿病及口服降糖药无效的 2 型糖尿病、各种糖尿病急性并发症、各种严重的慢性并发症、应激、严重其他系统合并症等情况。

胰岛素依据作用时间而分为速效（普通）、中效及长效制剂。临床应用的还有短效与中效按不同比例的混合制剂。按来源分为人胰岛素，猪型、牛型及猪牛混合型胰岛素。人胰岛素抗原性最低，不易耐药。

各类胰岛素均为皮下注射，仅速效制剂还可作静脉注射。

胰岛素剂量个体差异很大，需因人而异。应用原则为小量开始，逐渐增量。

副作用有低血糖反应：最常发生，危险性也较大。主要与用量过大、进食过少或运动过多有关。过敏反应等。

胰岛素使用注意事项：①胰岛素剂型不一，特别注意每毫升的含量，以免发生剂量过大或剂量不足。②注射时间及准确的剂量：一般中长效胰岛素与进餐关系可不严格，但速效制剂必须强调在进餐前半小时注射，因为这一时间正是该药开始发挥作用的时间，过早或过晚注射可能引起血糖的过低或过高，干扰疗效或发生低血糖危险。抽吸胰岛素时应强调剂量准确无误，以免引起不必要的血糖波动，甚至发生危险。③注射部位的选择与轮换：胰岛素的注射常需要持续终身，保护注射部位是很重要的。通常在上臂前外侧、大腿内侧、臀部及腹部注射。为避免皮下组织萎缩或增厚，影响吸收，应有计划、有标记地逐一轮换注射部位，对每一部位也应划出小区域，交替注射。每次注射均应改变位置，一周内同一部位不应注射两次。④不同注射部位的吸收不同：一般腹部吸收较快，大腿内侧吸收较慢，故中长效制剂应在腿部注射，短效制剂则应在腹部注射。

（四）非酮症性高渗性糖尿病昏迷的处理：

1. 补液：本病常有严重失水，需大量补充。先快后慢。开始生理盐水为主，如血钠过高，可密切监测下补充低渗盐水。葡萄糖液在血糖下降后酌情给予。血压下降者应给予血浆或全血。

2. 胰岛素：小剂量持续静脉滴注速效胰岛素，每 2 小时依据血糖调整胰岛素剂量。

3. 补钾：对有尿的病人，治疗开始即应补钾，对肾功能不良者，需待血钾测定后方可决定是否补给，治疗中应密切注意血钾变化。

4. 治疗并发症：积极抗感染、纠正脱水、休克、心衰等。

五、护理措施

1. 病情观察：①了解患者有无多饮、多尿、多食及体重下降、乏力等症状及其出现时间；有无反复发生的皮肤、会阴瘙痒，阴道炎，皮肤、尿道、呼吸道感染；有无心前区不适、心慌、头痛、头晕、一过性晕厥；有无视觉模糊、视力减退；有无肢体感觉异常；有无突发厌食、呕吐、腹痛等表现。②了解患者的饮食形态、生活方式、工作性质、活动和锻炼情况。③了解患者及其家属对糖尿病的认识程度，对目前治疗的接受程度和执行情况。④了解患者目前血糖的控制情况以及血脂、心电图、眼底、肝、肾功能等情况。

2. 与病人共同讨论饮食控制的重要意义，在控制总热量的前提下，根据病人的口味和病人共同制定可以长期执行的饮食治疗食谱。

3. 强调运动对控制血糖的重要意义，老年人宜进行快走、慢跑、爬楼等中等强度的运动，脉率达到 170 – 年龄为宜，餐后 1 小时左右进行，每日 30 分钟以上。运动时随身携带糖块和糖尿病病人卡，避免空腹运动，以免发生低血糖。

4. 老年人记忆力减退，应向其强调服药时间和饮食配合的重要性，必要时让家属在进餐前或进餐时提醒其服药（如拜糖平）。对于使用胰岛素治疗的老年人，应教会病人及家属辨认不同剂型、按照剂量准确抽吸和注射，注意注射部位的轮换与消毒以及与进餐时间的配合，避免发生感染和低血糖。

5. 保持皮肤清洁，尤其是口腔、会阴、足部的清洁；勤剪指甲，避免搔抓损伤皮肤；穿宽松透气的棉质内衣，注意鞋袜干净、合脚；使用热水袋时温度不宜超过 50℃，避免直接接触皮肤，防止烫伤。

6. 积极处理皮肤损伤和感染，必要时请专科处理。

六、健康教育

1. 让病人充分认识饮食治疗是控制血糖，防治并发症的主要手段，教给病人饮食治疗的具体要求和措施，长期坚持。进食应定时定量，病情变化时应及时改变膳食计划。

2. 让病人了解体育锻炼在糖尿病治疗中的意义。参加力所能及的体力劳动，坚持进行步行、慢跑、游泳、骑自行车、跳健身操等有氧运动并根据病情及时调整运动方式和运动量。运动时应注意鞋袜合适，防止足部损伤；外出时应随身携带甜食和病情卡片以应急需；运动中如感到头晕、无力、出汗、心慌应立即停止运动，以防低血糖反应发生；避免空腹运动。

3. 向病人及其家属讲解所使用口服降糖药和（或）胰岛素的作用原理和不良反应，以保证药物的最佳疗效，避免低血糖等不良反应的发生。老年人记忆力下降，家属应注意提醒服药。使用胰岛素者应注意注射部位轮换和剂量准确。

4. 教会病人及其家属正确使用快速血糖仪和尿糖试纸，掌握血糖、尿糖自我监测的时间和测量结果评价，发现异常及时就诊。了解糖尿病血糖控制的要求，定期随访。

5. 向病人及家属说明应定期门诊监测血糖、糖化血红蛋白、血脂、肾功能、眼底等。出现口渴加重、小便增多、厌食、恶心呕吐、身体虚弱等应及时就诊。控制血糖的同时，降血压、调节血脂不容忽视。

6. 指导病人预防感染，气候变化时注意增减衣物；注意皮肤和足部清洁、温水洗浴、避免烫伤，修剪指甲，鞋袜要干净舒适；生活规律，避免过劳，保证充足睡眠；戒烟酒。

7. 向病人及其家属讲解糖尿病知识，使其认识到糖尿病是终身疾病和慢性病，强调终身治疗，预后取决于血糖的控制情况及有无并发症的发生。1 型糖尿病者约 40%死于肾功能衰竭，2 型糖尿病患者多死于心脑血管疾病。另外，老年期是糖尿病的高发期，应定期体检及早发现病例，及早治疗。

血脂异常

一、概述

血脂包括存在于血浆中的胆固醇、甘油三酯以及类脂成分如磷脂、类固醇、糖脂等。血脂异常是由不同原因引起血浆中一种或多种脂质浓度升高和/或高密度脂蛋白降低的疾病。由于脂质在血循环中必须与蛋白质（称载脂蛋白）结合成脂蛋白的形式方得以转运，所以脂质异常实为脂蛋白异常血症。在老年人群中，本病为常见病、多发病。与动脉粥样硬化密切相关。

本病分为原发性与继发性两大类。原发性脂蛋白异常由于遗传性缺陷致脂代谢紊乱，表现为家族性血脂异常。继发性由于某些疾病如糖尿病、甲状腺功能减退症、肾病综合征等导致脂代谢紊乱。有时遗传因素与所患疾病共同影响脂代谢紊乱的发生发展过程。

在脂蛋白中，甘油三酯含量越高，其分子密度越低，依据脂蛋白的密度由低到高依次排列分为以下五类：乳糜微粒（CM）、极低密度脂蛋白（VLDL）、中间密度脂蛋白（IDL）、低密度脂蛋白（LDL）、高密度脂蛋白（HDL）。脂蛋白的密度越高，颗粒越小。

CM 颗粒较大，难以进入动脉管壁，故一般不致动脉粥样硬化。LDL 颗粒小、密度高，极易进入动脉管壁，是导致动脉内膜损伤的重要因素。老年人内皮细胞对 LDL 易感性高，更易引发动脉粥样硬化。高 LDL 是老年人冠心病的独立危险因子。HDL 可促进外周组织胆固醇的转运，阻止游离胆固醇在动脉管壁沉积，防止动脉粥样硬化的发生，又称抗动脉硬化因子。低 HDL 是老年人心脑血管病的重要危险因素。

二、临床表现特点

老年人多见高脂蛋白血症。血中甘油三酯及胆固醇随年龄增长而升高，女性自更年期开始，上升幅度超过男性。50岁以前男性胆固醇（TC）、LDL、甘油三酯（TG）高于女性，而50岁以后女性高于男性。老年人血脂水平较年轻人高近1/3。血脂随增龄上升的幅度受生活条件的影响，在食物营养缺乏的人群中，不一定随增龄而上升。高脂蛋白血症分型见表3-7。

表3-7 高脂蛋白血症分型

分型	升高的血浆脂蛋白	升高的脂质
Ⅰ	乳糜微粒	甘油三酯
$Ⅱ_a$	LDL	胆固醇
$Ⅱ_b$	VLDL + LDL	甘油三酯 + 胆固醇
Ⅲ	残粒（β-VLDL）	甘油三酯 + 胆固醇
Ⅳ	VLDL	甘油三酯
Ⅴ	乳糜微粒 + VLDL	甘油三酯 + 胆固醇

简易分型法分为高胆固醇血症、高甘油三酯血症及混合型高脂血症三类。

老年人的高脂蛋白血症常伴随某些疾病，如糖尿病，尤其血糖控制不满意者更为明显。高甘油三酯血症最多见，混合型高脂血症也不少见。甲状腺功能减退症病人高胆固醇血症或混合型均可见到。

脂蛋白代谢紊乱如胆固醇和/或甘油三酯、VLDL、LDL升高及HDL降低与年龄相关疾病特别是冠心病、动脉粥样硬化的患病率及死亡率密切相关。

三、有关检查

（一）血脂：

1. 甘油三酯（TG）：血清脂蛋白中甘油三酯的总和。

2. 胆固醇（TC）：胆固醇在血清脂蛋白中的总含量。

（二）脂蛋白：可通过电泳法分别测得不同密度脂蛋白的含量。

血脂及脂蛋白联合测定有助于确定高脂蛋白血症的类型。

四、治疗原则及注意事项

（一）开始治疗标准及治疗目标值：见表3-8。

表3-8 高脂蛋白血症的开始治疗标准值及目标值

		开始饮食治疗标准	开始药物治疗标准	治疗目标值
动脉粥样硬化（－） 其他危险因子（－）	TC	＞5.72mmol/L （220mg/dl）	＞6.24mmol/L （240mg/dl）	＜5.72mmol/L （220mg/dl）
	LDL-C	＞3.64mmol/L （140mg/dl）	＞4.16mmol/L （160mg/dl）	＜3.64mmol/L （140mg/dl）
动脉粥样硬化（－） 其他危险因子（＋）	TC	＞5.2mmol/L （200mg/dl）	＞5.72mmol/L （220mg/dl）	＜5.2mmol/L （200mg/dl）
	LDL-C	＞3.12mmol/L （120mg/dl）	＞3.64mmol/L （140mg/dl）	＜3.12mmol/L （120mg/dl）
动脉粥样硬化（＋）	TC	＞4.68mmol/L （180mg/dl）	＞5.20mmol/L （200mg/dl）	＜4.68mmol/L （180mg/dl）
	LDL-C	＞2.60mmol/L （100mg/dl）	＞3.12mmol/L （120mg/dl）	＜2.60mmol/L （100mg/dl）

注：LDL-C为低密度脂蛋白胆固醇。

（二）饮食及运动：饮食治疗是任何药物治疗的基础，需长期不懈努力，同时辅以力所能及的运动。饮食及运动对提高治疗效果，增加对药物的敏感性均很重要。

1. 饮食治疗原则

(1) 限制总热量及糖类食品的摄入：每日脂肪摄入量不应超过总热量的30%，其中饱和脂肪酸 < 10%，胆固醇摄入不超过300mg/d。

(2) 避免食用或少食动物内脏、动物油、蛋黄、肥肉等富含胆固醇、脂肪酸的物质。高纤维素饮食可减少胆固醇在肠道的吸收，应提倡食用。

2. 运动疗法：运动可促进脂肪的转运，减轻体重，增强抗动脉硬化能力。对老年人的运动需强调循序渐进、因人而异、持之以恒。避免操之过急，运动量过大、过猛，出现意外。尤其对心脑血管疾患者更应注意。

3. 戒烟。

4. 控制血压、控制血糖。

（三）调节血脂药物

1. 药物治疗时机及目标值见上表。对75岁以下老年人主张给予中年人同等的降脂治疗。对80岁以上老人是否适用上述目标值尚有待研究证实。

2. 常用血脂调节药物的分类、适应证及使用方法见表3-9。

表3-9　调脂药物介绍

分类及代表药物	作用及用途	给药方法	副作用及注意事项
胆酸螯合树脂类：如考来烯胺（消胆胺）	1. 抑制胆固醇吸收、促其降解及经肠排出。 2. 适用于高胆固醇血症。与其他药物联合用于混合性高脂血症。	12～24g/d，分次服用。	1. 小剂量开始，逐渐增量。 2. 腹胀、便秘、恶心、呕吐等。
烟酸及其衍生物：如烟酸、乐脂平等	1. 抑制脂肪分解，促进胆固醇排泄；减少VLDL、LDL及胆固醇的合成。升高HDL。 2. 用于TG、TC、LDL-C增高及HDL-C降低的治疗。	1. 烟酸：0.3g，分次服用，渐增至3～6g/d。 2. 乐脂平：0.75mg/d，分次。	烟酸：潮红、瘙痒、胃肠反应。重则溃疡病加重。肝损害。 乐脂平：副作用较少。
羟甲基戊二酸辅酶A（HMG-CoA）还原酶抑制剂（他汀类）：如洛伐他汀、辛伐他汀等	通过抑制胆固醇合成的限速酶HMG-CoA还原酶而抑制其合成，主要用于降低胆固醇水平。	10～20mg/d睡前服用。可酌情增减剂量。	1. 胃肠反应、肝损害、肌肉疼痛等。 2. 禁用于儿童、妊娠及哺乳期。
氯贝丁酯类（贝特类）：如非诺贝特、吉非贝齐等	抑制腺苷酸环化酶活性及脂肪组织水解，减少VLDL合成；促进VLDL、TG分解。用于降低VLDL、LDL-C、TG、TC水平。	非诺贝特（微粒化）0.2g/d睡前服用；吉非贝齐0.6g，2次/日。	1. 轻度胃肠反应、肝损害。 2. 妊娠、哺乳期、肝功能异常禁用。

五、护理措施

1. 向病人强调长期坚持饮食治疗，降低血浆胆固醇，保持均衡营养的重要性。对于超重者，应帮助病人减重至理想体重，降低饱和脂肪酸和胆固醇的摄入量。主食以谷类为主，粗细搭配，增加玉米、燕麦、莜面等成分；避免动物内脏、动物油、蛋黄等胆固醇含量高的食物；多吃新鲜蔬菜、水果、木耳、香菇等食物。吃七、八分饱，忌暴饮暴食。

2. 强调积极的体育活动对调节血脂的重要性。老年人应在医生指导下坚持进行快走、骑自行车、慢跑、游泳等中等强度的运动，每次30分钟以上，每周至少3次。

3. 药物治疗的护理：使病人认识到药物治疗只是饮食和运动治疗的辅助手段，一般疗程为 3 个月，停药后血脂可再度异常；调节血脂的药物可引起恶心、厌食、腹胀等胃肠道反应，应从小剂量开始；注意药物对肝、肾功能的损害。

4. 戒烟限酒。降低血压，控制血糖。

5. 病情监测：定期门诊复查血脂、血糖、血压、肝、肾功能等。

六、健康教育

1. 对高危人群（肥胖、糖尿病、冠心病、甲减等）进行宣传教育，使他们对血脂异常的危害有初步认识，并能主动积极要求降低体重，积极治疗糖尿病、甲减等原发病。注意定期体检，发现血脂异常及时治疗。

2. 向病人及家属讲解血脂异常与冠心病、糖尿病、高血压病之间的关系，引起足够的重视。

3. 提倡均衡膳食，规律的体育锻炼，防止肥胖，戒烟、酒。

高尿酸血症与痛风

一、概述

高尿酸血症是由于遗传或继发性因素造成嘌呤代谢紊乱和/或尿酸排泄减少致血中尿酸增高的一类疾病。尿酸过多造成尿酸盐结晶沉积于关节腔等部位引起反应性关节炎或/和痛风石疾患称为痛风。老年男性及绝经后妇女尤其肥胖者多见。

本病分为原发性及继发性两类，原发性由多种遗传缺陷所致尿酸排泄减少或生成增多，排泄减少见于大多数病人或与生成增多伴发存在，单纯生成增多不足 1/5。本病与肥胖、高脂蛋白血症、原发性高血压、糖尿病、胰岛素抵抗等密切相关，共同构成现代社会的常见病“代谢综合征”。继发性除少数来源于遗传性代谢缺陷外，多由于肾疾病、药物等因素致清除减少或由于细胞增殖、组织破坏、高嘌呤饮食、酗酒等致生成过多。

二、临床表现特点

（一）急性关节炎

1. 关节疼痛：多于春秋季节发作。急性起病，数分钟至数小时内出现伴红、肿、热的关节剧烈疼痛，拒触碰，可伴关节腔积液。夜间加重。单关节特别是拇趾关节受累最多见，也可多部位同时发作，如踝、跟、指趾、腕、肘等关节。

2. 发热：少数发热者多为轻中度体温增高。

3. 诱因：饮酒、高蛋白饮食、脚扭伤、劳累、寒冷、感染等。

可于数小时至 1～2 周自发缓解。

（二）慢性关节炎：病程久者，发作日渐频繁，受累关节日渐增多，关节腔、滑膜囊、骨、软骨均受累，关节僵硬、变形、活动受限。

（三）痛风石：尿酸盐聚集成圆形或卵圆形结节沉积于皮下，多见于耳廓、关节周围等部位，表面皮肤如破溃可形成瘘管，流出白色糊状物质。为痛风的特征表现。

（四）痛风肾及肾结石：尿酸盐沉积于肾及尿路，致间质损伤，结石形成。引起肾绞痛、蛋白尿、血尿、尿路感染、尿毒症等。老年病人常因合并动脉硬化、高血压等因素加剧肾功能恶化。

三、有关检查

（一）血尿酸测定：男性 > 0.42mmol/L（7mg/dl），女性 > 0.36mmol/L（6mg/dl）为增高。

（二）尿尿酸测定：低嘌呤饮食 5 天后，尿酸排泄大于 3.6mmol（600mg）/24 小时，提示尿酸生成增多。

（三）ESR：急性发作期增快。

（四）痛风石检查：痛风结节穿刺物或破溃流出物镜下可见黄色针状结晶。

（五）关节像检查：受累关节骨质呈不同程度穿凿样缺损区。

（六）尿液及肾功能检查：肾受累者出现低比重尿、血尿、蛋白尿。肾功能检查不同程度降低。泌尿系统造影：可发现结石阴影。

四、治疗原则及注意事项

（一）一般治疗：

1. 低嘌呤饮食：很重要，以减少外源性尿酸生成。①蛋白质入量不超过 1g/（kg·d）。②忌食或少食肉类、动物内脏、海产品（鱼虾蟹蛤等）、豆类、菠菜、香菇、菜花等。③戒酒。

2. 适当减少碳水化合物摄入，不超过总热量的 50% ~ 60%。不宜多食糖果，避免肥胖，并应积极减肥。

3. 多饮水，促进尿酸排泄。饮水量 > 2000 ~ 2500ml/d。

4. 避免劳累、紧张、寒冷、暴饮暴食。

5. 选择鞋应宽松、舒适、柔软，避免挤脚。

（二）急性发作期：

1. 卧床、患肢抬高并摆放合适位置。

2. 秋水仙碱：可迅速控制症状。口服 4 ~ 8mg/d，分 3 ~ 4 次。症状缓解后减量，因药物毒性大，可发生胃肠反应、肝肾损害及骨髓抑制等，一般用药不超过 1 周。

3. 非甾体抗炎药：如吲哚美辛（消炎痛）、双氯芬酸、布洛芬等可酌情选用。但效果不如秋水仙碱。

4. 糖皮质激素：其他药物无效时可使用，停用易反跳。全身应用副作用较大。必要时可关节腔注射，能较快缓解症状。

（三）慢性期及间歇期：

1. 抑制尿酸合成：别嘌呤醇，100 ~ 300mg/d，分次口服。尿酸正常后减量至 50 ~ 100mg/d。副作用有胃肠反应、肝损害、过敏。肾功能不全减量使用。

2. 促进尿酸排泄：适用于尿酸排泄减少或不增高者。已有尿路结石及肾功能损伤严重者不宜使用。常用药物有丙磺舒、磺吡酮（苯磺唑酮）等。服药期间注意：①多饮水，加强尿酸排出，避免尿酸滞留尿路形成结石。②同服碳酸氢钠，碱化尿液，使尿酸处于溶解状态则不易沉积成结石。③注意胃肠反应、药物过敏、发热等副作用。

五、护理措施

1. 当急性痛风性关节炎发作时，患者应卧床休息，用枕头或棉被抬高患肢，患肢周围防止硬物碰撞。

2. 遵医嘱定时服用秋水仙碱或消炎止痛药，注意观察药物不良反应。

3. 减轻关节疼痛的方法：①分散注意力可增加对疼痛的耐受性，如有节奏地呼吸、听音乐、自己默默数数等；②松弛疗法：可用按摩患肢肌肉或擦背部以放松患肢骨骼肌肌力，达到减轻疼痛的目的。

六、健康教育

1. 向病人及家属说明痛风是嘌呤代谢紊乱致血尿酸增高的结果，并解释引起关节炎、痛风肾的原因及关节炎急性发作的诱因，如饮酒、过劳、外伤、关节活动过多等，嘱应积极避免。

2. 避免食用含嘌呤多的食物，如动物内脏肾、肝、脑，沙丁鱼，牛肉，凤尾鱼等，少食鳝鱼、熏火腿、瘦猪肉、鸭、鹅等，多食蔬菜（白菜、胡萝卜、芹菜、黄瓜、茄子、萝卜、蕃茄、土豆等）和各种水果、蛋乳品。此外，饮食还应注意低蛋白、低脂肪、低盐摄入。

3. 鼓励病人多饮水，每天入水量约 2 000ml，可增加尿量，促使尿酸排出。不饮酒，在体内酒精可产生乳酸，酸性环境会减少尿酸排出。

4. 适当运动防止肥胖：肥胖、运动少是痛风主要诱因，坚持每天散步或慢跑，使体重控制在理想范围［理想体重 = 身高（cm） − 105，在理想体重基础上 ± 10% 也是正常体重］，同时可减少高脂血症、冠心病、糖尿病的并发。

（高燕明　肖菊青）

第五节　神经系统疾病

老年生理变化

老年人各组织器官随增龄而出现不同程度的老化，尤以神经系统老化具有重要意义。

神经系统老化首先表现为脑的老化，出现脑萎缩，尤其额叶和顶叶及颞叶明显。表现为脑沟、脑裂增宽，脑室扩大，脑血管的老化表现为脑动脉硬化。脑萎缩组织学改变为脑神经细胞数量减少，尤其大脑皮质和小脑较明显，其次黑质和蓝斑，有人认为，人类脑神经细胞总数约为 140 亿～200 亿，30 岁以后平均每天损失 10 万个左右，77 岁时减少到出生的 2/3，90 岁时仅剩下出生的 1/2。老年人的神经细胞突起明显减少；神经细胞内脂褐素沉积增加；神经纤维缠结；老年斑形成和老年性脑血管的改变，除脑动脉硬化外，脑的中、小动脉的中膜和外膜可见淀粉样物质沉积。

脊髓老化：形态学改变以后索较为明显，50 岁以后开始见后索脱髓鞘改变，以后发生率进一步提高，60 岁以后脊髓运动神经元数量进行性减少，淀粉样小体和细胞脂褐素沉积也随年龄而增加。

周围神经的老化：表现有髓和无髓神经纤维数量减少，轴索肿胀或萎缩、节段性脱髓鞘，亦可见有神经纤维再生和髓鞘化。上述结果再附加其他因素，常常引起周围神经病变。

骨骼肌老化：表现为选择性Ⅱ型肌纤维萎缩，平均肌纤维直径缩小，并可见局灶性肌纤维破坏和吞噬细胞，此种改变伴随有肌纤维之间的结缔组织增生，这种肌纤维破坏、消失及结缔组织增生随年龄增加而增重。

神经系统老化的临床表现：老年人由于明显的神经病理学改变，常出现广泛的神经功能减退。

随着年龄增长，常出现明显的语言障碍及记忆力减退。最初表现近事记忆障碍，后期则远记忆力也减退，随着年龄增加出现渐进性智能减退与痴呆。健康人在65岁以前有一稳定期，有人认为在80岁以后几乎无例外地表现智能低下。老年期常有明显的人格和情感改变，其特点是：不安、孤独、猜疑、嫉妒、顽固、保守、不洁以及不活泼等倾向，也可表现重人情，重情面和兴趣减退等特征，由此造成社会活动范围缩小。性格改变表现有浮夸、吝啬。情感障碍表现为忧郁、呆滞、退缩、易激怒和冲动行为等。

老年运动功能表现为肌肉松驰、肌肉萎缩、动作缓慢、精细动作差。走路时步基加宽，步幅缩短，步态不稳。老年人感觉功能随年龄增加，皮肤感觉迟钝，视、听、嗅、味、触、痛、温、压觉、振动觉及位置觉等均随增龄而阈值上升，平衡觉及内脏觉亦有迟钝，多有四肢远端麻木感。老年人腱反射普遍减弱，甚至消失，浅反射包括足跖反射及腹壁反射均减弱，而原始反射的发生率增多，如掌颏反射、下颌反射、噘嘴反射等。老年人植物神经功能障碍的发生率较高，表现为血压增高、不稳或易于发生直立性低血压，多汗或少汗，怕冷或怕热，性功能减弱或尿便控制障碍，也可表现便秘。

脑动脉硬化症

一、概述

脑动脉硬化症是一种慢性弥散性脑血管病，主要是由于脂代谢障碍与脑动脉血管内膜损伤所致。脑动脉硬化是全身动脉硬化的一部分。动脉硬化主要包括动脉粥样硬化、动脉中层钙化、小动脉硬化三种类型。①小动脉硬化：是小动脉弥漫性增生病变，主要发生在高血压病人。②动脉中层钙化：多侵犯中型动脉，多在肢体发生。③动脉粥样硬化：常见于大、中动脉。在脑血管见于颈总动脉、颈内动脉、椎－基底动脉、脑底动脉环及其分支。主要病变为动脉内膜有脂质和复合糖类积聚，出血或血栓形成。故脑动脉硬化是由脑动脉粥样硬化、小动脉硬化、动脉中层钙化等脑动脉管壁慢性进行性病变，造成脑机能及精神障碍和局灶性损害等慢性脑血管病症。40岁以上中老年人易患本病，男性多于女性，女性病人多发病于绝经期后，65岁以后两性差别逐渐减小。

本病与多种因素如高血压、高血脂、糖尿病、吸烟、遗传因素、精神因素等有关。

二、临床表现特点

脑动脉硬化是一个慢性进行性过程，病初尚未出现脑缺氧时，并不产生脑部症状或局灶性体征。只有发展到一定程度而影响脑供血时，才出现脑症状及局限性体征。

（一）早期脑动脉硬化：早期类似神经衰弱的临床表现，称为神经衰弱综合征。出现高级神经活动障碍、大脑机能失调等一系列症状。患者常主诉头痛、头胀和头部压紧感。还可有头晕、耳鸣、眼花、肢麻、失眠、记忆力减退，并有思维迟钝，理解、判断、分析、计算能力均下降，注意力不集中，工作效率差，情绪不稳，抑郁烦躁，易急易怒，哭笑不正常。并常伴有自主神经功能失调，如心悸，手足发凉，局部多汗，皮脂分泌多，皮肤划纹症，紫绀等。有些早期脑动脉硬化可以没有症状，但当出现应激时可引起脑缺血，可发生眩晕、昏厥等症状，并可出现短暂脑缺血发作。

（二）脑动脉硬化性痴呆：由于脑动脉硬化影响脑部血流供应，以及脑动脉硬化所致反复性脑卒中发作所致脑部损害，可引起痴呆综合征，通常称为血管性痴呆。本病系脑部小动脉硬化导致的多发性小灶性梗死的结果。病理检查呈腔隙状态和轻微的脑萎缩，遂使脑功能进行性衰退，并可出现神经系统损害的体征。临床上多数病人有高血压和高血脂症，并有反复发作的卒中史。约半数病人缓慢起病，呈阶梯性智能减退。早期患者可出现神经衰弱综合征：逐渐出现记忆力明显减退，而人格、远记忆力、判断、计算力等尚能在一段时间内保持完整。患者情绪不稳、易激动、喜怒无常、情感淡漠、言语减少，强哭强笑。亦可出现幻觉、妄想、恐怖、抑郁等精神症状，最后可发生痴呆。有些患者一次或几次卒中发作后还可伴有偏瘫、失语、共济失调等神经损害体征。

（三）假性球麻痹：脑动脉硬化所致的缺血性病变累及双侧内囊区皮质延髓束及皮质脊髓束时，则可引起双侧中枢性延髓麻痹，为假性球麻痹。出现表情呆滞、构音困难、饮水呛咳、声音嘶哑，面无表情，轻度刺激表现不能控制的强哭强笑，可有掌颏反射及吸吮反射强阳性等体征。

（四）震颤麻痹综合征：是由于脑动脉硬化累及基底节，黑质、纹状体及其通路的血液供应改变，引起基底节细胞变性，纹状体的多巴胺含量减少所致。表现为震颤麻痹症状，如肌张力增高、运动减少、不自主震颤三联征。

（五）皮层下动脉硬化性脑病：主要累及白质，灰质一般不受累及。其主要病态是由于小动脉缺血所引起的多发性小动脉梗死所致的多灶性“腔隙状态”。临床主要表现有痴呆、假性球麻痹、锥体束和锥体外系损害症状。

（六）腔隙状态：是一种多发、微小的缺血性坏死，为高血压动脉硬化所致脑血管病变中最常见的病理改变。腔隙状态一般不引起临床症状，如果病变累及要害部位，可产生假性球麻痹伴肌力增高，锥体束征伴同侧小脑性共济失调，单纯性偏瘫等症状。

三、有关检查

本病尚缺乏敏感而又特异性的早期实验室诊断方法。

（一）血脂：病人多有脂代谢异常，主要有血胆固醇、甘油三脂、β脂蛋白、低密度脂蛋白增高，高密度脂蛋白降低。

（二）X线检查及脑血管造影：X线检查主动脉有动脉粥样硬化的表现。脑血管造影显示脑动脉管径粗细不均，血管僵直，扭曲增多，常见于颈内动脉，也可见于大脑前、中、后动脉。

（三）经颅多普勒检查：非创伤性、连续性脑血流动态观察。根据所测颅内血管的血流速度、峰值、频宽、流向，可判断血管有无狭窄和闭塞。

（四）CT和MRI检查：可显示脑萎缩及多发性腔隙梗死灶。

（五）眼底检查：部分病人有视网膜动脉硬化征。

四、诊断要点

目前本病诊断标准尚无统一的意见。我国第二届全国神经精神科学术会议制定的脑动脉硬化的诊断标准为：①年龄在45岁以上；②初发高级神经活动不稳定的症状或脑弥漫性损害的症状；③有全身动脉硬化的旁证，如眼底动脉硬化Ⅱ级以上，或主动脉弓增宽，颞动脉或桡动脉较硬以及冠心病等；④神经系统阳性体征，如腱反射不对称，掌颏反射阳性及吸吮反射阳性者；⑤血清胆固醇增高；⑥排除其他脑疾病。上述 6 项为诊断脑动脉硬化的最低标准。

五、治疗原则及注意事项

（一）一般治疗：合理的饮食，适当的体力劳动和体育锻炼，保持正常体重，预防肥胖。生活要有规律，保持情绪稳定，避免情绪激动和过度劳累。不吸烟、不饮酒。积极治疗高血压、糖尿病、高血脂等与本病有关的一些疾病。

（二）药物治疗：①降脂药，舒降芝、利平脂、烟酸等降胆固醇、甘油三酯、低密度脂蛋白。②扩张脑血管，改善血循环药物如烟酸肌醇酯、地巴唑、脑益嗪、西比灵、喜德镇、已酮可可碱、低分子右旋糖酐、脑复康等。③活化神经细胞，抗氧化及抗自由基作用药物，如 ATP、辅酶 A、细胞色素 C、维生素 C 及维生素 E 等。④抗血小板药物，常用小剂量阿司匹林、潘生丁、芦丁等。⑤对症治疗及中药治疗。

六、健康教育

（一）本病呈慢性进行性发展，是引发脑梗死和脑出血的主要原因之一，应给予足够的重视。遵医嘱坚持服用降脂药，扩血管药及抗氧化剂、抗血小板聚集药。

（二）积极治疗高血压、冠心病、高血脂症、糖尿病。

（三）定期监测血压，坚持服药。

（四）注意低盐低脂饮食，戒烟、戒酒，限制体重。

（五）生活规律，坚持适当的体育运动，避免情绪激动。

（六）勤用脑，坚持读书看报、下棋、书法、养花等，工作时注意间断休息。

缺血性脑血管疾病

缺血性脑血管疾病可分为短暂性脑缺血发作、脑血栓形成和脑栓塞。以上三种情况均可发生于供应脑部的两个动脉系统，即颈内动脉系统和椎－基底动脉系统。

一、短暂性脑缺血发作

（一）概述

短暂性脑缺血发作（transient ischemic attack，TIA）系指颈内动脉或椎－基底动脉系统的短暂性血液供应不足，表现为突然发病，局限性神经功能缺失，在数秒钟、数分钟及数小时、最长不超过 24 小时内完全恢复，而不留任何症状和体征，常反复发作。一般认为 TIA 是脑卒中的重要危险因素和即将发生脑梗死的警告，必须高度重视。

短暂性脑缺血发作多与高血压动脉硬化有关。其发病机理有不同的学说，微栓子栓塞、脑血管痉挛和脑血流动力学改变。此外，颈椎病、血液凝固障碍、心脏病以及某些非动脉粥样硬化的病因如烟雾病、结节性动脉炎、脑肿瘤等均可引起 TIA。

（二）临床表现特点

本病好发于中年以后，50～70 岁多见，男性多于女性。发作突然，症状和体征出现后迅速达到高峰，持续时间为数秒、数分至数十分钟，亦可达到数小时，24 小时内完全恢复正常。发作时多出现脑局部功能障碍，很少出现意识障碍为主的全脑症状。椎－基底动脉系

TIA 发作较频繁。根据受累血管不同，临床将 TIA 分为两大类，颈内动脉系或椎－基底动脉系 TIA。

1. 颈内动脉系统 TIA：症状多样。常见症状单瘫、偏瘫、偏身感觉障碍、失语、单眼视力障碍等。

2. 椎－基底动脉系统 TIA：最常见症状为眩晕，伴恶心、呕吐，很少伴有耳鸣。可以发生言语不清、双眼视物模糊、复视、声音嘶哑、构音困难、吞咽障碍、一侧肢体共济失调、一侧颅神经麻痹伴对侧肢体瘫痪或感觉障碍等。倾倒发作为椎-基底动脉 TIA 所特有。

（三）有关检查

1. 血生化检查可有高血脂和高血糖、血粘度增高。心电图常示冠状动脉供血不足。

2. X 线检查颈椎可见骨质增生、椎间隙变窄、横突孔变小。

3. 三维经颅多普勒检查部分病人可有血流速度异常。

4. 脑 CT 和 MRI 检查一般无异常，但少数病人可见小软化灶。脑血管造影颈内动脉可发现动脉粥样硬化性斑块、溃疡及狭窄。

（四）诊断

TIA 患者很少在发作时就诊，发作后又无阳性神经系统损害的体征，故诊断主要靠病史做出诊断。

诊断要点：①发病突然，短暂的局灶性神经功能障碍，在 24 小时内完全恢复正常；②神经功能障碍必须局限于某一血管分布范围；③发作间歇期没有任何神经系统体征。

（五）治疗原则及注意事项

根据许多临床研究报告，TIA 不仅是脑梗死的先兆也是心肌梗死的先兆；故对 TIA 患者预防性治疗极为重要。

1. 病因治疗：针对引起 TIA 的病因进行治疗是治疗 TIA 的根本，尤其是预防和治疗动脉粥样硬化、高血压、高血脂、糖尿病，心脏疾患、贫血和颈椎病等。

2. 抗凝治疗：在短期内出现频繁发作或存在进展性卒中的可能性时，应在确诊后即刻进行抗凝治疗。具体治疗同脑血栓形成。

3. 抗血小板聚集药物：①阿司匹林口服剂量每日 50mg 至 300mg。长期服用剂量可减少。有消化性溃疡者慎用。②潘生丁（双嘧达莫）每次 50mg 至 100mg，每日 3 次，可长期服用。③噻氯匹定（国产天新利搏，合资抵克利得）250mg 每日一次口服。

4. 扩容：①低分子右旋糖酐主要作用为阻止红细胞和血小板聚集，降低血液粘稠度，以改善循环。常用 10% 低分子右旋糖酐 500ml 静脉滴注，每日 1 次，10 天为 1 疗程。过敏体质者，应作过敏皮试，阴性者方可使用。②706 代血浆（6% 羟乙基淀粉）作用及用法同低分子右旋糖酐。

5. 血管扩张药物：罂粟碱、维脑路通、已酮可可碱、氢化麦角碱等用法和用量见脑血栓治疗。

6. 血管介入治疗和手术治疗：导致 TIA 发作的严重动脉狭窄或闭塞可采用经皮血管成形术，颈动脉内支架置入术等。经血管介入治疗无效者，可选择手术治疗。

（六）护理措施

1. 密切观察病情变化，监测生命体征。

2. 对有失明、眩晕、共济失调、猝倒发作的病人，应及时满足其自理需求，注意避免受伤。

3. 对伴有腹泻、大汗高热等症状的病人，应遵医嘱及时补液，以防血压降低、血液浓缩而诱发脑血栓形成。

4. 本病发作时可出现较严重的神经症状，虽为一过性，但大部分病人会产生恐惧心理，另一部分病人因反复发作后未产生后遗症而不予重视。因此应认真评估病人对疾病的认识，针对具体问题进行指导。

5. 药物护理：对应用抗凝剂治疗的病人，应对病人讲明其作用及副作用，密切观察出血倾向，如皮肤出血点、紫斑、消化道出血等，并及时通知医生。

（七）健康教育

1. 积极治疗已有的高血压、冠心病、高血脂症、糖尿病。

2. 对病人讲明本病的危险性，不要从事过重的体力劳动及易出危险的工作如空中作业，避免单独外出。

3. 生活规律，适当运动。合理安排起居，坚持适当的体育运动，如太极拳、慢走等。

4. 避免吸烟、饮酒及食用辛辣食物。

5. 按时服药，坚持治疗，不可随意停药换药，注意药物副作用，如有出血倾向应及时就诊。

6. 定期到医院复查。一旦出现异常情况，立即就诊。

7. 未经治疗的 TIA 病人有 1/3 以后会发展为脑梗死；约 1/3 继续有 TIA 发作；另 1/3 可自行缓解。如能积极配合治疗，预后较好。

二、脑血栓形成

（一）概述

脑血栓形成（cerebral thrombosis）又称动脉硬化性脑梗死，是供应脑部动脉系统的粥样硬化和血栓形成，使动脉管腔明显狭窄或闭塞，引起相应部位脑组织缺血变性坏死，出现相应的神经系统受损表现，称为脑血栓形成。临床表现为突然发生的偏瘫、失语等局部神经功能缺失的症状。其患病率随着老年人口的增加亦相应增高。其发病率随着年龄增高而增高。其急性期死亡率占急性脑血管病的 10%左右。

脑血栓形成最首要病因是动脉粥样硬化。而引起动脉粥样硬化的最常见疾病是长期高血压、糖尿病和高血脂症以及高龄。其次各种动脉炎、动脉畸形、血液成分的改变和血流动力学异常，如血液粘度增加、凝固性增高和血流速度过缓等均是血栓形成的因素。由于动脉粥样硬化好发于大血管的分叉处及弯曲处，故脑血栓的部位为大脑中动脉、颈内动脉的虹吸部及起始部、椎动脉及基底动脉中下段等。脑动脉有丰富的侧支循环，管腔狭窄需达 80%以上才能影响脑血流量，逐渐发生的动脉硬化斑块一般不出现症状，当内膜损伤破裂形成溃疡后，血小板及纤维素等血中有形成分粘附、聚集、沉着形成血栓。血栓逐渐扩大，最终使动脉完全闭塞而致脑梗死。如有血液粘度增加，血流变慢（安静和睡眠时）、血压降低或心动过速、心功能不全时则更易促进血栓形成，出现急性缺血症状。

病理检查动脉管腔内血栓可见大量血小板、红细胞及管壁向组织内生长的纤维细胞，陈旧的血栓内尚可见机化和管腔再通，发生梗死的范围可大小不等。梗死发生早期，脑组织软化坏死，周围发生脑水肿。梗死后期，绝大多数脑血栓形成引起白色梗死，少数梗死区坏死血管继发破裂出血称出血性梗死或红色梗死。

（二）临床表现特点

本病多见于50～60岁以上患有动脉硬化的老年人，常伴高血压、冠心病或糖尿病。多于静态发病，约25%患者病前有TIA发作史。多数病例症状经数小时至1～2天达高峰。通常意识清楚，生命体征平稳，有些病例可表现进展型，则病情危重。临床常见的脑动脉血栓形成有以下几种：

1. 颈内动脉血栓形成的临床表现：临床表现复杂多样。若颅底动脉环血液运行正常，颈内动脉闭塞可不出现任何症状；若突然发生闭塞，则可出现一侧视力丧失，同侧霍纳（Horner）综合征和对侧肢体瘫痪，对侧感觉障碍及对侧同向偏盲；优势半球病变时可有运动性失语；少数可表现进展型卒中。

2. 大脑中动脉血栓形成的临床表现：大脑中动脉及其分支是最易发生闭塞的血管。①主干闭塞时引起对侧偏瘫、偏身感觉障碍和偏盲（三偏征），优势半球病变可有失语、失写、失读；②大脑中动脉深穿支或豆纹动脉闭塞可引起对侧偏瘫，上、下肢瘫痪程度一致，一般无偏身感觉障碍或同向偏盲；③皮层支闭塞，对侧偏瘫、偏身感觉障碍，以面部及上肢为重，优势半球受累可有失语，非优势半球受累可出现偏侧忽视症等体象障碍。

3. 椎－基底动脉血栓形成的临床表现：常出现眩晕、眼震、复视、构音障碍、吞咽困难、共济失调、交叉瘫等症状。基底动脉主干闭塞时出现四肢瘫、球麻痹、意识障碍，常迅速死亡。脑桥基底部梗死可出现闭锁综合征，患者意识清楚，因四肢瘫、双侧面瘫、球麻痹，不能言语、不能进食、不能做各种动作，只能以眼球上下运动来表达自己的意愿。

4. 小脑下后动脉血栓形成的临床表现：此处梗死又称延髓背外侧综合征或Wallenberg综合征。临床表现为突然眩晕、恶心呕吐，眼球震颤、吞咽困难，病灶侧软腭及声带麻痹（吞咽、迷走神经受损），共济失调（前庭小脑纤维受损），面部痛觉、温度觉障碍（三叉神经脊髓束核受损），对侧半身痛觉、温度觉障碍（脊髓丘脑束受损）。

（三）有关检查

1. 除血尿常规检查外，应查血糖、血脂、血流变学、心电图等。

2. 经颅多普勒超声（TCD）检查、脑局部血流量测定均可发现异常，有助于诊断。

3. CT检查于24小时内图像无改变，24～48小时后可呈低密度病变区。对脑干梗死CT显示不佳。

4. 核磁共振成像（MRI）可较早期发现脑梗死，特别是对脑干和小脑病灶。

5. 脑脊液检查多正常。大面积梗死时压力可增高，细胞数和蛋白在发病数天后可稍高于正常。

（四）诊断要点

①多发于中老年，多有动脉硬化及高血压；②发病前可有TIA；③静态下发病，病后几小时或几天内达高峰；其表现多数病人意识清楚，而偏瘫、失语等神经系统局灶体征明显；④脑脊液多正常；CT、MRI检查可协助诊断。

（五）治疗原则及注意事项

脑血栓形成的治疗原则是尽量解除血栓及增加侧支循环，改善缺血梗死区的血液循环；积极消除脑水肿，减轻脑组织损伤；尽早进行神经功能锻炼，促进康复；防止复发。

1. 一般处理：是脑血管病人的基础治疗，不可忽视，否则可发生合并症导致死亡。病人需卧床休息，注意防治褥疮及呼吸道感染，维持水、电解质平衡及心肾功能，起病24～48小时后仍不能自行进食者，应鼻饲，以保证入量及营养。调整血压，使病人急性期的血压应维持在发病前平时所测的或患者年龄应有的稍高水平，一般不应使用降压药物，以免减少血流灌注量加重梗死。

2. 溶栓治疗：适用于发病在6小时以内的超早期病人，有人认为可延长至12小时以内，一般在脑CT扫描未显示出低密度的梗死灶之前进行溶栓，否则不能进行溶栓。常用药物尿激酶，100～200万U溶于生理盐水500～1000ml静脉滴注，仅1次。也可小剂量20～50万U溶于生理盐水500ml静脉滴注，每天1次，可连用3～5次。动脉内注射剂量为10～30万U。亦可用链激酶治疗。组织型纤溶酶原激活物（t-PA）因价格昂贵临床使用受到一定限制。

3. 抗凝治疗：主要为防止血栓继续进展，适用于进展性卒中。肝素100mg溶于生理盐水1000ml，按30滴/分速度，静脉滴注，每半小时采静脉血监测凝血时间，并依凝血时间的结果调整滴速；直至凝血时间延长至正常的2倍时，说明体内已经达到肝素化。之后按15滴/分左右维持至24小时。对于进展比较迅速的脑血栓形成者，也可用将50mg肝素加入生理盐水50ml中直接静脉推注以快速达到肝素化，而后再缓慢静脉滴注。一般静滴24～48小时后改为口服抗凝剂新双香豆素等药物。治疗期间注意出血并发症。也可选用低分子肝素速避凝或法安明0.3ml～0.6ml，每日1～2次皮下注射，连用7～10天。

4. 防治脑水肿：大面积梗死时常用20%甘露醇125～250ml静滴，每日2～4次，连用7～10天，也可用10%复方甘油250～500ml每日1～2次静滴，心功能不全者可选用速尿20～40mg每日2～4次静滴。对重症脑梗死者可早期短程使用地塞米松每日10～20mg静滴。甘露醇和地塞米松还有清除自由基的作用。

5. 扩容：10%低分子右旋糖酐或706代血浆500ml每日1次静滴，10天为1疗程。

6. 抗血小板聚集剂使用同TIA。

7. 血管扩张剂：是否应用一直有争议，目前认为只可用于病变轻无水肿的小梗死，或脑卒中恢复期。对出血性梗死、发病24小时至2周内有脑水肿和颅内压增高者不宜使用血管扩张剂。常用药物：①罂粟碱60～90mg加入5%葡萄糖500ml静滴，每日1次；②维脑路通0.4～0.8加入5%葡萄糖500ml静滴，每日1次，以上两药均为7～10日为1疗程。还有氢化麦角碱：喜德镇或舒脑宁。已酮可可碱有心肌梗死、冠心病、高血压者禁用。

8. 钙离子拮抗剂：①尼莫地平20～40mg，每日3次，或尼莫通30～60mg，每日3次，可经常使用。②西比灵5～10mg，每晚1次；或盐酸氟桂利嗪5～10mg，每晚1次。③脑益嗪25～50mg，每日3次，口服。

9. 脑代谢活化剂：可用三磷酸腺苷、细胞色素C、辅酶A，胞二磷胆碱，维生素E等。

10. 中药及康复治疗：丹参、灯盏花、血栓通、川芎嗪等。早期康复治疗，针灸及理疗促进神经功能恢复，避免关节挛缩、肌肉萎缩和骨质疏松。对失语患者需加强言语康复训练。

（六）护理措施

1. 应保持安静，卧床休息，加强基础护理。

2. 密切观察病情变化。应定时检查意识、瞳孔、生命体征、肌力、肌张力等，如有异常应及时通知医生。

3. 饮食护理：给营养丰富饮食，多吃新鲜蔬菜和水果以保持大便通畅。吞咽困难者可进半流食，进食时要慢以免呛咳，出现误吸。

4. 药物护理：用溶栓、抗凝药物时应注意出血倾向。甘露醇脱水时，应注意选择较粗血管，以保证250ml在20～30分钟内快速输入。静脉应用扩血管药物时，滴速稍慢，每分钟 30 滴左右，并注意血压变化。应用改善微循环药物，如低分子右旋糖酐，可有过敏反应（发热、荨麻疹等），应注意巡视病人情况。

5. 预防褥疮、呼吸道感染。昏迷或瘫痪病人，应定时翻身、拍背、吸痰，加强口腔护理，保持室内空气新鲜等。

6. 康复护理：病人病情一旦稳定，应尽早协助治疗师进行康复治疗，积极促进神经功能恢复。

（1）保持良好卧位：

1）患侧卧位：患侧上肢前伸，使肩部向前，确保肩胛骨的内缘平靠于胸壁，肘关节伸展，手指张开，掌心向上，手中不要放置任何东西。健侧上肢可放在身上或身后的枕头上，放在身前则是错误的，因带动整个躯干向前而引起患侧肩胛骨后缩。患侧下肢在后，即患侧髋关节微后伸，膝关节略屈曲（如图 3 - 1）

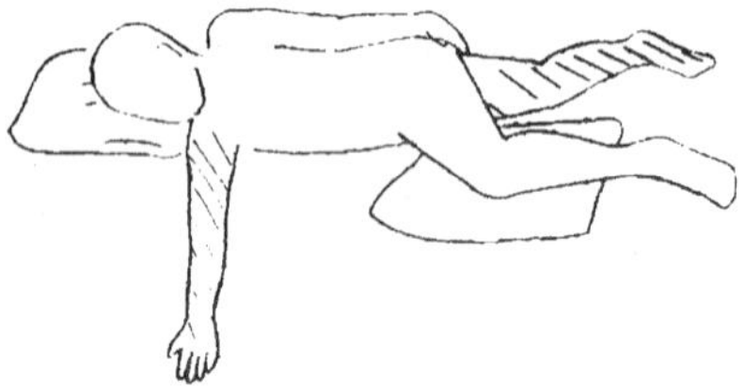

图 3 - 1　正确的患侧卧位

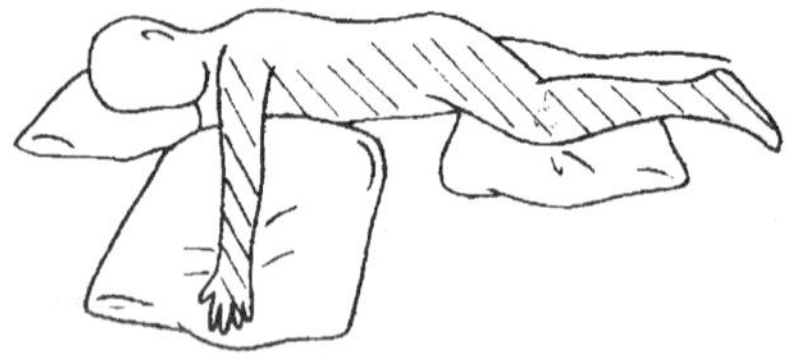

图 3 - 2　正确的健侧卧位

2）健侧卧位：健侧在下，患侧在上，头部枕头不宜过高。患侧上肢下垫一个枕头，上举约 100 度。使患侧肩部前伸、肘关节伸展、前臂旋前、腕关节背伸。患侧骨盆旋前，髋、膝关节呈自然半屈曲位，置于枕上。患足与小腿尽量保持垂直位，注意足不能内翻悬在枕头边缘。身后可放置一枕头支撑，有利于身体放松。健侧下肢平放在床上，轻度伸髋，稍屈膝。（如图 3 - 2）

3）仰卧位：头下置一枕头，但不宜过高，面部偏向患侧。患侧肩后部垫一个比躯干略高的枕头，将伸展的上肢置于枕上，防止肩胛骨后缩。前臂旋后，手掌心向上，手指伸展、张开。在患侧臀部及大腿下垫枕，以防止患侧骨盆后缩。枕头外缘卷起可防止髋关节外展、外旋，利用枕头下角使膝关节呈轻度屈曲位。不应在足底放置任何东西。这种体位下，骶尾部、足跟和外踝等处发生褥疮的危险性增加，应注意加强护理。（如图 3 - 3）

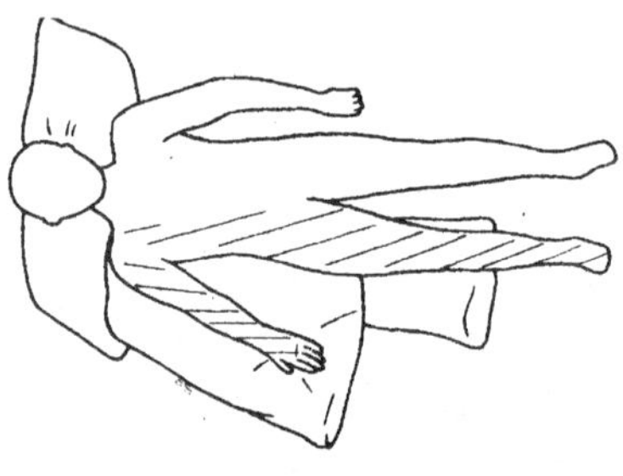

图 3 - 3　正确的仰卧位

（2）加强肢体运动，防止肌肉萎缩、关节挛缩。每日应进行肢体的主动和被动运动 2 ~ 3 次。

（3）肢体肌力恢复较好时，可进行床上和床下的移动训练。失语和构音障碍的病人，应进行语言训练，如练习发音、朗读等。

（七）健康教育

1. 积极防治高血压、糖尿病、冠心病和动脉硬化等疾病。

2. 避免情绪激动和重体力劳动。

3. 戒烟戒酒，饮食应低盐低脂。

4. 老年人晨间睡醒后不要急于起床，最好静卧 10 分钟，然后缓缓起床。

5. 坚持参加适当的体育锻炼。

三、脑栓塞

（一）概述

脑栓塞（cerebral embolism）系指来自身体各部位的栓子，随血流进入脑动脉造成阻塞，引起相应供血区脑组织缺血坏死出现脑功能障碍。引起脑栓塞的病因很多，栓子的来源以心源性多见，按栓子来源不同，可以分为以下三类：①心源性：以动脉硬化性心脏病伴心房纤颤时栓子脱落为老年人心源性栓塞最常见的原因。心肌梗死及心肌病附壁血栓脱落亦较常见。另外老年人风湿性心脏病、二尖瓣脱垂、心脏粘液瘤、心脏手术合并症等所致的栓子和其他来自静脉系统的血栓脱落亦可引起栓塞。②非心源性：老年人非心源性栓塞最常见的原因为主动脉弓以及其发出的大血管的动脉粥样硬化斑块和附着物脱落。脂肪栓塞如长骨骨折、长骨手术、脂肪挤压伤等；细菌性栓子、癌性栓子、寄生虫卵栓子、空气栓子均可引起脑栓塞。③来源不明的栓子：有些老年人脑栓塞，虽然仔细检查也未能找到栓子来源。

脑栓塞的发病机理是由于栓子突然堵塞动脉不但引起供血区急性缺血，而且常引起血管痉挛使缺血范围更加扩大。有时一个小栓子就可引起严重痉挛出现较大梗死。当血管痉挛减轻，栓子移向动脉远端，以及侧支循环建立，缺血范围缩小、症状减轻。脑栓塞多见于颈内动脉系统，特别是大脑中动脉。椎基底动脉栓塞少见。脑栓塞所引起的病理改变与脑血栓基本相同，但可多发，且出血性梗死更为常见。

（二）临床表现特点

脑栓塞在急性脑血管病中发病最快，多无前驱症状而突然起病，起病后常于数秒或很短时间内发展到高峰。少部分病人在几天内呈阶梯式进展恶化，这是由于反复栓塞所致。脑栓塞 2/3 在动态下突然起病，1/3 在夜间睡眠中发病。栓塞可仅发生于单一动脉，也可广泛多发，绝大多数脑栓塞发生在颈动脉系统，其临床表现为失语，偏瘫、偏盲、偏身感觉障碍或局限性癫痫发作。少数在基底动脉系统发生者，表现为复视、口舌麻木、眩晕、共济失调、交叉性瘫痪、意识障碍等。严重者因较大动脉被栓塞致大块脑梗死，或多发栓塞者，发病后 3～5 天左右病情加重，甚至因高颅压引起脑疝致死。少量的空气栓塞，症状在短期内可完全消失，大量者，病情重，甚至短期内死亡。

多数病人可以在发病时查出原发病的症状和体征，以风湿性心脏病、冠心病和动脉粥样硬化为多。部分有明显的病史如心脏手术后、长骨骨折、大血管穿刺术后等。如果合并其他部位栓塞者，还表现为相应症状如胸痛、咯血、呼吸困难、腹痛等。

（三）有关检查

1. 脑 CT 扫描可发现低密度影；

2. 脑 MRI 提示病灶区呈长 T_1、长 T_2 信号。

3. 脑脊液大多数正常；但如果大片梗死或出血性梗死时，颅内压增高，脑脊液可有红细胞。

4. 心电图可发现心律失常、心肌损害等。胸部 X 线检查可见心脏扩大。

（四）诊断要点

突然起病，无前驱症状，有明确的定位症状和体征，如询查出原发病如心脏病、动脉粥样硬化、骨折、心脏手术等原因可确诊；当影像学证实有出血性梗死时，应考虑到脑栓塞的可能。

（五）治疗原则及注意事项

脑栓塞的治疗积极改善侧支循环、减轻脑水肿、防止脑出血和治疗原发病。其治疗原则与脑血栓形成相同。

（六）护理措施（同脑血栓形成）

（七）健康教育（同脑血栓形成）

脑　出　血

一、概述

出血性脑血管疾病是因颅内血管破裂导致血液外流并瘀积于脑实质或空腔内产生相应的临床表现。出血的血管可以是动脉、静脉或毛细血管，但以动脉最常见。老年人出血性脑血管病以高血压性脑出血为最多见。脑出血死亡率高，为40%左右。故本病是影响老年人健康的严重疾病，是引起老年人死亡的重要原因。高血压是脑出血最常见和最主要的原因。一般认为脑出血发病是在原有高血压脑血管损害的基础上，血压进一步骤升所致。其他原因包括脑动脉粥样硬化、脑动脉淀粉样变性、脑血管畸形、动脉瘤、脑血管炎、凝血障碍、脑瘤出血等。高血压引起者占60%，其他原因引起者占40%。

老年人脑出血的发病机理至今尚无定论，但与下列因素有关：①高血压使脑小动脉痉挛，造成远端血管壁和脑组织缺血性损害，易致血管破裂。②微动脉瘤破裂：长期高血压脑实质内的深穿支常形成微型动脉瘤。在血压波动时，这些微型动脉瘤破裂而引起脑出血。③脑小动脉发生玻璃样变性和纤维坏死：长期高血压造成脑小动脉内膜破裂受损，最后引起管壁的纤维坏死，或骤升的血压冲击下，一旦坏死的小动脉破裂出血，会立即引起严重的血管反应，从而导致多处脑小动脉破裂出血。

二、临床表现特点

本病以中老年的高血压患者最多见。多在情绪紧张、兴奋、排便用力、饮酒过度时发病，少数在静态发病。临床前驱症状不明显，发病突然，一般在数分钟至数小时达高峰，多表现为突然头痛、头晕、恶心、呕吐，偏瘫、失语、意识障碍、大小便失禁。血压多增高。临床表现视出血部位、出血量多少及机体反应而异。

（一）基底节区出血

为脑出血最多见者，约占60%~70%。分为外侧型、内侧型和混合型。外侧型是由于壳核出血，内侧型是由于丘脑出血，混合型是由于出血范围广，侵犯内侧和外侧区，故称为混合型。临床方面内侧型和混合型较外侧型为重。发病突然，意识障碍重，病人多呈嗜睡至深昏迷，鼾声呼吸，有时呈潮式呼吸，血压增高，呕吐频繁，可呕吐咖啡样胃内容物，两眼向一侧凝视，常有瞳孔不等大，一般为病灶侧偏大，出血对侧偏瘫，肌张力低，可引出病理反射。如病情进一步发展，昏迷加深，可出现去脑强直和四肢软瘫，病理反射消失。由于颅内压增高，出现脑疝时，病灶侧瞳孔散大，光反应消失，中枢性高热，最后多发生枕大孔疝死亡。眼底检查可见视网膜出血，视乳头水肿。外侧型由于不影响内囊，临床上无明显偏瘫，甚至有的病例在临床上症状很轻，体征不明显，仅在CT检查可发现出血灶。这种外侧型出血、死亡率低，预后较好。

（二）脑叶出血

大脑皮质动脉破裂导致脑叶出血，或称皮质下出血。CT未应用于临床以前难以诊断，而统计出的发生率低，为5%。进入90年代以来，由于CT和MRI广泛应用，脑叶出血的诊断较多，约占脑出血的15%～20%。脑叶出血仍以高血压为主占60%左右，其次为脑血管淀粉样变性等。脑叶出血以顶叶最多见，以后依次为颞、枕、额叶。脑叶出血的表现特点为出血量不多，意识障碍、偏瘫与凝视麻痹少见，且较轻；脑膜刺激征多见，是由于早期容易破入蛛网膜下腔。脑叶出血的症状和体征取决于出血的部位。额叶出血可出现对侧偏瘫、运动性失语或及精神障碍。顶叶出血偏轻，而偏身感觉障碍显著，可伴对侧下象限盲，优势半球者可出现感觉性失语或混合性失语。颞叶出血表现为对侧面舌及上肢为主的瘫痪和对侧上象限盲，优势半球可出现混合性失语。枕叶出血只表现为对侧偏盲并有黄斑回避现象。脑叶出血多数预后良好，约10%死亡。

（三）桥脑出血

占脑出血的10%左右。脑干出血多发生在桥脑。桥脑出血常由于基底动脉的桥脑穿动脉破裂，导致在顶盖部和桥脑基底部之间形成血肿。出血量少时，病人意识可清楚，出现桥脑一侧受损体征，如面、展神经交叉瘫，双眼向病灶对侧凝视，也有病人表现一侧中枢性面、舌瘫及肢瘫，系出血位于桥脑上部腹侧所致，需与大脑半球出血鉴别。轻型患者预后较好，不但可存活，有的还可恢复工作。出血量大者（＞5ml）病情严重，昏迷出现早且重，四肢瘫痪，少数可出现去脑强直，双侧瞳孔针尖样缩小，中枢性高热，呼吸不规则，血压不稳定，病情进行性恶化，终至死亡。

（四）小脑出血

约占脑出血10%。并不多见，但60岁以上老年人小脑出血相对多见。小脑出血多见于一侧半球的齿状核部位，小脑蚓部也可发生。重型发病突然，眩晕明显，频繁呕吐，枕部疼痛，病变侧共济失调，眼球震颤，同侧周围性面瘫，颈项强直，易误诊为蛛网膜下腔出血。病情如继续增重，颅内压增高明显，昏迷加深，极易发生枕大孔疝死亡。轻型发病时多无意识障碍，主诉头晕、头痛、频繁呕吐，无偏瘫。体检时可见眼震、共济失调及肌张力减低。

（五）脑室出血

分原发与继发两种，继发性系指脑实质出血破入脑室者；原发性指由于脉络丛血管破裂引起。本节仅讨论原发性脑室出血。占脑出血3%～5%。55%的病人出血量较少，仅部分脑室出血。其临床表现为头痛，呕吐，颈项强直，Kerning征（＋），意识清楚或一过性意识障碍，脑脊液血性，酷似蛛网膜下腔出血，预后良好，可完全恢复正常。出血量大，全部脑室均被血液充满者，发病即昏迷，呕吐，瞳孔极度缩小，两眼分离斜视或眼球浮动，四肢弛缓性瘫，可有去脑强直，呼吸深，鼾声明显，体温明显升高，预后严重，多迅速死亡。

三、有关检查

（一）头部CT检查应作为首选，因脑出血发病后立即出现高密度影，可与梗死鉴别。同时CT可显示血肿的部位、大小，是否有脑移位，有无破入脑室及蛛网膜下腔，以便决定治疗方案。MRI对急性期脑出血诊断不如CT，对慢性期诊断较好。对于脑干及小脑出血优于CT。

（二）腰穿对病情不十分严重，无明显颅压高的患者可慎重进行腰穿，有脑疝及小脑出血者应禁做腰穿。对脑室出血或脑出血破入脑室及蛛网膜下腔者，腰穿脑脊液压力高，呈血性脑脊液。

（三）脑血管造影适用于寻找出血原因，如脑血管畸形、动脉瘤，脑底异常血管网等。

（四）血及尿常规、血糖、血脂、血尿素氮等应列为常规检查。

四、诊断要点

老年人在动态下突然出现头痛、呕吐、局限性神经功能障碍及血压升高，结合既往有高血压病史，应考虑脑出血可能。脑 CT 检查可以确诊。脑出血诊断不难，应与脑血栓及蛛网膜下腔出血鉴别。

五、治疗原则及注意事项

急性期的治疗原则是：保持安静，防止继续出血；积极抗脑水肿，减低颅压；调整血压，改善循环；加强护理，防治并发症。

（一）一般处理，发病后就近治疗，绝对卧床休息、保持安静。加强护理，预防并发症。病人昏迷或有意识障碍时，必须采取积极措施，保持呼吸道通畅，应及时吸痰，必要时气管切开，以防止呼吸道继发感染。适当输液，保证营养，注意电解质与酸碱平衡，预防感染，为防治肺炎及尿路感染，可早期应用抗菌素。要定时变换体位，防止褥疮。发病后 3 日，仍神志不清楚，不能进食者，应鼻饲保证营养。

（二）降低颅压，防治脑水肿。降低颅内压是治疗脑出血的重要措施。应立即快速使用脱水剂，常用甘露醇 125～250ml 静滴，6～8 小时一次；或配合应用 10%复方甘油 500ml，缓慢静滴每日 1～2 次；发病最初几天可将地塞米松 10～20mg 加入脱水剂中静滴，对防治脑水肿及清除自由基有益，但不可长期使用。有时也可用速尿等脱水。在使用脱水剂时要注意水、电解质平衡和肾功能。

（三）降压药使用：脑出血患者一般血压都高，甚至比平时更高，这是因为颅内压增高时为保证脑组织供血代偿性反应，当颅内压下降时血压亦随之下降，因此一般不应使用降压药物。如血压超过平时血压过多，收缩压在 200mmHg 以上时，可适当给予作用温和的降压药物。急性期过后，血压仍持续过高可系统使用降压药物。

（四）止血剂及凝血剂对脑出血并无效果，但如合并消化道出血或有凝血障碍时仍可使用。

（五）外科手术治疗，主要用于清除血肿，应注意掌握适应证和禁忌证。一般认为年龄不太大，生命体征平稳，心肾功能尚好，血压 < 200/120mmHg，符合以下情况者可作为适应证：①小脑出血血肿 > 10ml，直径 > 3cm 者，可考虑手术治疗。②壳核或内囊出血血肿 > 50ml，或颅内压明显增高有可能形成脑疝者。③丘脑出血血肿 > 10ml，病情继续恶化者。对重症原发性脑室出血或丘脑内侧出血血液大量破入脑室者，可行颅骨钻孔，脑室外引流加腰穿放液治疗。

恢复期的康复治疗与脑血栓相同，原则上应尽早开始。

六、护理措施

（一）绝对卧床休息，保持环境安静，避免各种刺激。

（二）密切观察病情变化。应定时检查意识、瞳孔、生命体征，并做好记录。注意观察脑疝的先兆，如头痛、呕吐、血压升高、呼吸不规则等，应及时通知医生并做好抢救配合。

（三）维持呼吸道通畅，做好拍背、吸痰。

（四）对于昏迷者应给予鼻饲。若病人有呃逆、腹部饱胀、胃液呈咖啡色或出现黑便，应及时通知医生。

（五）对昏迷或瘫痪病人应预防褥疮、呼吸道感染。

（六）康复护理：同脑血栓形成。

七、健康教育

（一）积极控制血压在正常水平。

（二）避免情绪激动和不良刺激，戒烟、忌酒，注意劳逸结合，不可突然用力过猛。

（三）脑出血病人的预后决定于出血部位、出血量、全身情况及是否有合并症。轻型脑出血治疗后可明显好转，甚至恢复工作；重症者死亡率高，多在发病后数小时至数天内，因脑疝死亡。昏迷一周以上者常死于合并症。

帕金森病

一、概述

帕金森病（Parkinson's disease，PD）又称震颤麻痹（Paralysis agitans），是发生于中年以上人的黑质和黑质纹状体通路变性的疾病。系英国医师帕金森于1817年首先提出。临床主要特征为进行性运动徐缓、肌强直、震颤及姿势反射障碍。具体病因至今不明，称为原发性帕金森病。另一些由脑炎、脑动脉硬化、脑外伤及中毒等产生类似临床症状，称帕金森综合征。

本病基本上属于中、老年疾病，性别一般男性略多，男女之比为5:4。40岁以前发病者甚少，而60岁以上人口的患病率达1%。单纯老年化并非病因，但老年化进程可助长发病。机制：①黑质细胞逐年减少；②神经细胞内的单胺氧化酶含量增多，进一步对神经细胞产生毒性作用。③在震颤麻痹患者中约10%～15%其家族中有同样病史，称为家族性震颤麻痹或家族性帕金森病，说明本病与遗传有一定的关系。80年代初发现MPTP（1-甲基4-苯基1，2，3，6-四氢吡啶），一种海洛因类的衍生物，对黑质细胞有特异性毒性，注射或长期接触后，能产生酷似本病症状，从而提出MPTP可能是环境中的致病因素。其来源包括多种分子式类似的工业毒素和农业毒素。

本病的主要病理改变为黑质致密区中含黑色素的神经元严重缺失，在临床症状出现时往往已缺失达70%～80%。

本病发病机理由于黑质致密区含色素细胞为多巴胺能神经元。正常情况下，它自血流摄入左旋酪氨酸，经过细胞内酪氨酸羟化酶的作用转化为左旋多巴，再经过脱羧酶的作用转化为多巴胺，作为神经递质沿黑质——纹状体通路的神经纤维起作用，任何原因导致纹状体的神经末梢处多巴胺不足，而使乙酰胆碱的作用相对增强即可导致发病。

二、临床表现特点

帕金森病起病缓慢，症状逐渐加重。开始时多含糊不清地说肩酸痛、手震颤、写字困难、动作发笨、身体有沉重感等。患者很难讲清楚确切的发病时间。本病临床表现四大主征：运动迟缓、肌强直、静止性震颤和姿势平衡障碍，以及植物神经功能紊乱。

（一）运动迟缓：患者随意动作减少，包括始动困难和动作缓慢。日常生活不能自理，坐下时不能起立，卧床时不能自行翻身，解系鞋带、扣纽扣等动作不能顺利完成。行走时，起步困难。做重复动作时，幅度和速度均衰减。书写困难，写字时字越写越小，称为“小写症”。言语减少、语声单调、低沉。可有流涎，进食饮水可咳呛。偶然于起身时全身不动，持续数秒至数分钟，称为“冻结”发作。

（二）肌强直：肌强直多自一侧上肢近端开始，逐渐蔓延至远端、对侧以及全身。由于肌张力增高见于伸肌和屈肌都增高，四肢关节在做被动运动时，增高的肌张力始终保持一致，而感均匀的阻力，称为“铅管样强直”。如合并震颤，则有断续的停顿感，犹如齿轮转动样，称为“齿轮样肌强直”。面肌强直使表情和瞬目动作减少，造成“面具脸”。颈肌和躯干肌强直形成屈曲体态，旋颈和旋体动作均缓慢、困难。行走时上肢协同摆动动作消失。

（三）震颤：本病典型震颤为静止性震颤，多自一侧上肢开始，表现为“搓丸样”或“数钞样”运动。然后逐渐扩展到同侧下肢和对侧肢体，多为不对称性。晚期可波及下颌、唇、舌和头部。频率每秒 4～6 次。早期震颤仅限于肢体静止时明显，运动时减轻或停止。情绪激动或精神紧张时加剧，睡眠中可完全消失。部分病人可同时伴有姿势性震颤，或者全无震颤。

（四）姿势平衡障碍：到疾病中晚期，静止时屈肌张力较伸肌高，故病人出现特殊姿势，头前倾、躯干略屈、上臂内收、肘关节弯曲，腕略伸、指掌关节弯曲而指间关节伸直，拇指对掌，髋及膝关节轻度弯曲。行走时步距缩短，常见碎步、前冲，称为“慌张步态”。晚期姿势反射进一步失常，病人站立不稳，肢体反射减弱，容易向前或向后倾倒。

（五）其他症状：病人可有植物神经功能紊乱现象，如唾液和皮脂腺分泌增多，汗分泌增多或减少，大小便排泄困难和直立性低血压。此外部分病人可合并痴呆或抑郁等精神症状。

三、有关检查

本病实验室检查可无异常。

（一）脑脊液中多巴胺的代谢产物高香草酸含量降低，尿中多巴胺及其高香草酸含量亦降低。

（二）脑 CT 检查部分病人可有脑萎缩。

（三）核磁共震（MRI）：T_2 图像见到中脑黑质区变薄或大小不规则以及尾核变小和密度减低。

四、诊断要点

根据本病有运动迟缓、肌强直、震颤及姿势平衡障碍四大主征，结合“面具脸”、头部前倾躯干前屈、行走时上肢无摆动及慌张步态等特征表现和进行性病程，诊断并不困难。

五、治疗原则及注意事项

本病逐渐进行。不经治疗者，一般在起病后 10 年左右因严重肌强直和继发的关节强硬而不能行动。并发症如吸入性肺炎、跌伤、褥疮等。适当的药物治疗可在不同程度上减轻症状，并可因减少并发症而延长病人生命。此中以替代性药物如复方左旋多巴，多巴胺受体激动剂等效果较好，但不能抑制疾病的进行，且存在着副作用多和长期应用后药效衰减的缺点。其他如抗胆碱剂、金刚烷胺等，仅适用于症状轻微的患者。至于脑外科治疗、基因治疗尚未成熟。

（一）抗胆碱能药物：可以协助维持纹状体的递质平衡，对震颤和强直可有部分改善。常用者为安坦，口服 2mg，每日 3 次，或苯甲托品，口服 1～2mg，每日 3 次。副作用为口干、瞳孔调节功能不良、便秘、尿潴留等。有狭角青光眼或前列腺肥大者禁用。由于抗胆碱药物影响记忆功能，也不宜应用于老年患者。

（二）金刚烷胺：此药能促进多巴胺在神经末梢的释放，并阻止其再吸收，从而使症状减轻，但其疗效仅数个月至一年。可以和左旋多巴或抗胆碱能剂合用，口服 100mg，每日 2～3 次。副作用有不宁、失眠、足踝水肿、幻觉、精神错乱等。有肾功能不良、癫痫病史和老年患者忌用。

（三）单胺氧化酶抑制剂：人类脑内单胺氧化酶（MAO）主要为 B 型，可以服用 B 型 MAO 抑制剂如 L-deprenyl 以减少氧化酶对多巴胺的分解而不影响血压。L-deprenyl 对黑质神经元也确有保护作用。口服每日 5～10mg。

（四）左旋多巴：由于多巴胺不能通过血脑屏障，对脑部多巴胺缺乏的替代疗法需应用其先驱物左旋多巴（L-dapa）。治疗自 125mg 每日 2 次开始，缓慢增加其剂量和服药次数。病人的需求量和对副作用的耐受程度差异很大，常用日维持量在 2～4g 之间，分 4 次服。大多数获得症状改善，尤其是运动减少和强直。本药的主要副作用是胃肠道反应，包括恶心、呕吐、厌食等。此外还有轻度血压下降、心律失常、各种不随意运动，“开－关”现象和精神异常等。“开－关”现象是指动（开）和不动（关）交替出现的双相现象，患者可在几分钟内肢体、口、面部等处的多动突然转变为强直性的不动状态，后者可持续数分钟至 1 小时，胃肠道的副作用多出现在服药初期，而不随意运动及“开－关”现象是在长期治疗中多见，减量或停药后这些副作用均可消失。

服用左旋多巴时，加服周围氨基酸脱羧酶抑制剂，可以避免大部分左旋多巴的脑外脱羧，使脑外器官的副作用大为减少，并可缩减多巴类药物的用量。此外，单服左旋多巴需禁服维生素 B_6，因维生素 B_6 为脱羧过程的辅酶，加服周围氨基酸脱羧酶抑制剂时便不再禁用。当前的复方多巴有两种：①心灵美（sinemet、帕金宁）是左旋多巴和甲基多巴肼的混合剂，有多种剂型。左旋多巴和甲基多巴肼的比例有 10∶1 和 4∶1 两种。②美多巴是左旋多巴和苄丝肼以 4∶1 混合而成。此两种药物均应自小剂量开始，逐渐加量，但以不超过按左旋多巴量每日 600mg 为宜。

服用复方多巴类药物不能减少神经系统副作用。在应用多巴类药物治疗数年后，多数患者，即使不发生神经系统副作用，也逐渐呈现不同程度的药效衰减，这与疾病的不断进行和长期用药都有关系。如果开始多巴类药物治疗时即与受体激动剂合并使用，可以延缓衰减的发生。

（五）多巴胺受体激动剂：能直接激动纹状体，产生和多巴胺相同作用的人工药物。常用的：①溴隐亭是一种麦角衍生物，应自小剂量开始，每日用量 0.625mg，缓慢增加，维持量 10～30mg/d。②协良行是非麦角受体激动剂。每日自 0.025mg 开始，维持量 1～4mg/d。单独使用时，疗效均不及复方多巴。副作用近似复方多巴，但运动障碍较少，精神症状较多。

（六）外科治疗

1. 脑立体定向术：适用于长期药物治疗无效或因服药后出现严重副反应不能耐受者，

疾病进行性缓慢发展，工作和生活能力受到明显限制而没有下列手术禁忌证：年高体弱、严重关节挛缩、明显精神障碍及严重心、肝、肾和血压、脑动脉硬化者。手术以丘脑腹外侧核毁损效果最好。

2. 脑移植：此种手术是将胎儿的黑质或自体的肾上腺组织移植于患者的尾状核头部，使其存活释放多巴胺，目前仍处于临床试验阶段，有待进一步研究。

六、护理措施

（一）指导病人保持良好的身体姿态。如坐位和站位时尽量保持上身挺直，走路时注意昂头、摆臂、腿抬高不拖地，睡觉时不要用高枕等。

（二）鼓励病人自理。如进食、穿衣、移动等，做自己力所能及的事情，增加独立性，避免过分地依赖他人。应注意：①给病人足够的时间，病人不仅表现为动作的开始困难，而且不能灵活地变换动作方向，动作缓慢而笨拙，用时要比正常时长许多。②及时表扬其进步，禁忌责怪抱怨，增强病人自理的信心。③教育家属，不要急于帮助和替代，应认识到完成日常生活活动，对病人是很好的肢体锻炼，同时也能提高病人的生活信心。

（三）预防感染和外伤。移开环境中的障碍物，行走时启动和终止应给予必要的保护。

（四）饮食指导：因病人常伴有自主神经受累，出现大便困难，应指导其多食蔬菜和水果；因病人手指震颤常不能用筷，可用柄把较长的勺子，或多提供适合用手拿取的食物；对于吞咽困难者，可给予高热量半流质饮食，鼓励其细嚼慢咽，必要时可用吸管。

（五）对病情较重的病人，应协助完成自理活动，经常进行温水擦浴及按摩，防止褥疮。

（六）药物护理：密切观察病情变化及药物副作用，如消化道反应、心血管系统的副作用、运动障碍及精神症状等。应给病人讲解常见的副作用表现，一旦出现及时复诊。

（七）运动指导：主动运动配合被动运动，每天各关节活动 2 ~ 3 次。鼓励病人大声说话。

（八）心理护理：同情、关心、体贴病人，加强与病人的沟通，交流时应避免急燥，以免引起病人紧张，鼓励病人倾诉自己的感受，解除其心理负担，积极地配合治疗。

七、健康教育

本病可逐渐进展，病程数年至数十年，病人常死于肺炎、全身衰竭等并发症。让患者了解疾病特点，树立信心，积极治疗可以减轻症状和预防并发症。

（杨志杰　李英华）

老年性痴呆

痴呆，并不是疾病的诊断名称，而是由脑部疾病引起的综合征，常常具有慢性及进行性加重的特点，表现为多种高级皮层功能的紊乱，包括：记忆、认知、定向以及人格的改变，患者在意识清晰的状态下，表现出明显的智能缺损。

痴呆可在任何年龄阶段发生，但以 60 岁以上的老年期（或 65 岁以上）最为多见。

一般把痴呆分成三类，慢性脑变性痴呆，即老年性痴呆（AD），血管性痴呆和其他病因所致的痴呆。

一、概述

（一）定义

老年性痴呆又叫阿尔采默病性痴呆，是老年期痴呆的主要类型。它是一种病因未明、原发性、进行性脑变性病。

（二）流行病学

流行病学资料统计，多数认为患病率约在5%～8%之间，年发病率在1%左右。据2001年国内六个城市10个中心的流行病学调查，北方地区65岁以上老人AD患病率为4.2%，南方地区为2.8%，与欧洲报告的4.4%相接近。

（三）病因

老年性痴呆的病因研究较多，但迄今为止仍无明确的病因，一般认为与下列因素有关：

1. 年龄因素：该病随年龄增长而患病率显著增高，几乎60岁以上的老人，每增加5岁，患病率增加1倍，如65岁以上人群患病率为3%，85岁以上人群患病率高达20%～30%。

2. 遗传因素：从家系及孪生子的调查以及遗传流行病学的调查资料表明，AD有一定的家族聚集性，认为大约10%有阳性家族史，并发现多项基因（ApoE、APP、SP_1、SP_2、巨球蛋白及Tau基因等）与AD有关，并认为定位于21号、14号、19号染色体等。

3. 颅脑外伤史：青年期的头部外伤史可能与老年性痴呆有一定的关系。

4. 其他：如环境因素、细胞毒性因素以及文化、受教育程度低者患病率高等。

（四）发病机制

当前以两种假说较盛行：

1. 神经递质改变：AD患者脑内有许多重要的神经递质缺失，特别是在大脑皮层和海马区，而且，AD的核心症状——记忆丧失，认为与乙酰胆碱缺失有关。AD的胆碱能神经核团如Meynert基底核、Broca斜角带核等神经细胞脱失，导致乙酰胆碱水平下降，产生认知功能障碍。其他神经递质为去甲肾上腺素、五羟色胺、神经肽及氨基酸等也与AD发病有关。

2. 淀粉样蛋白沉积：由于AD患者脑内特征性病理改变是弥漫性淀粉斑，淀粉斑的核心成分是β-淀粉样蛋白，此蛋白在细胞基质沉淀聚积后有很强的神经毒性，是神经元变性和死亡的主要原因，因此，认为淀粉斑（淀粉样蛋白）的沉积是AD的病因。

其他还有如Tau蛋白异常修饰假说等。总之，虽然至今研究较多，但病因及发病机制仍未确定。

（五）病理改变

脑皮质弥漫性脑萎缩，脑重量减轻，脑回皱缩，脑沟增宽，脑室扩大，尤以颞、顶及前额叶为明显。

组织学改变为皮层内广泛存在的老年斑，神经原纤维缠结，类淀粉血管病，神经原颗粒空泡变性等。

二、临床表现

起病隐袭。病人及家属均说不清楚发病的日期，甚至大致的月份。早期为记忆障碍，工作能力下降，逐渐表现为定向力障碍，尤以时间、地点定向力下降明显。病情加重后，可有语言障碍，理解及综合能力下降，许多病人伴有精神障碍，如幻觉、妄想以及行为异常等。晚期可有大小便失控，生活完全不能自理，伴有神经系统症状及体征，还可伴发谵妄状态。

（一）认知功能障碍

1. 记忆障碍：早期以近记忆下降明显，学习新知识，认识新朋友、新地方困难，常忘记东西放在何处，把准备要办的事情忘记等等。症状加重之后，远期记忆也受累，回忆不出自己的经历，熟悉的地方也可能不认识，甚至找不到家而走失，严重时，连时间、人物的定向也发生障碍，不知年月日，不知上下午以及白天或夜间，不认识亲人，甚至不认识镜中的自己，误认为是他人。

2. 言语障碍：早期时提笔忘字，在交谈时，找不到表达的词汇，往往张冠李戴而不自知，严重时可出现命名困难（失语），之后进一步严重可出现语句错误或颠倒，无法进行正常语言交流。对文字失认和失用常在晚期出现。

3. 智力障碍：早期就出现智力下降，思维能力迟钝，抽象概括能力下降，不能区分事物的异同，判断能力下降。随着病情加重，下降很快，例如，明明身穿冬衣，外面下雪，当问到是冬天还是夏天时，却随口说是夏天，反复提醒仍认为是夏天，计算力也随病情的加重而丧失，或明显的错误，如连十位数的加减法都不能正确完成。

（二）人格改变

部分痴呆病人产生性格的改变，主要的表现有：自私、自我中心、生活懒散、不讲卫生，不修边幅，如常常不肯洗澡，不理发，不剪指甲等，易烦躁、不安，为一点小事发脾气，态度粗暴，甚至打人、骂人，有的病人出现性欲亢进，不知羞耻，当众脱衣，拉扯异性等行为，有的病人视废物为珍宝，到街上把别人丢弃的废物捡回家……

有的痴呆病人变得温和、傻笑、少语、活动减少，或者性格的变化不明显。

（三）精神行为症状

痴呆病人的精神活动及行为紊乱的症状目前已受到重视，于 1996 年国际老年精神病协会将这组症状命名为痴呆的行为和心理症状，即 BPSD（Behavioral and Psychological Symptoms of Dementia），大约 70% ~ 90% 的病人会出现 BPSD。

BPSD 的症状较多，主要有：

1. 妄想：常见的有：被偷窃妄想，认为自己的东西被别人偷走了；被害妄想，认为家人不给自己吃饭，会抛弃自己，甚至会迫害自己；嫉妒妄想，认为老伴有外遇，另有新欢，因此吵闹不休，甚至产生暴力行为……

2. 幻觉：少数病人出现幻想，看见房间里进来不认识的人或者小动物等等，产生紧张、恐惧。

3. 错认：不认识亲人，把亲人当成是别人，或认为是别人冒充的，不认识镜中的自己，当成是外人，而引起不安。

4. 情绪表现：早期病人可有焦虑及抑郁，随痴呆症状加重，情绪以淡漠或欢快为主，对亲人不关心、冷漠。有的病人终日无原因的傻笑（欣快）。

5. 行为紊乱：中度痴呆病人常有无目的的徘徊，走来走去，有的反复翻东西等。有的病人会无目的地外出活动，很容易走失，有的病人产生无原因的攻击行为：言语的攻击（骂人）及身体的攻击（打人、咬人……）。

病情严重时，生活完全不能自理，大小便及进食、穿衣等均需要他人照料，言语交流等均无法进行。

（四）神经系统症状

早期无症状及体征，随症状加重，可出现肌张力增高，震颤等锥体外系症状，严重时可有癫痫样发作，也可有肌强直，无法行走，甚至出现病理反射。

三、诊断要点

（一）诊断标准

1. 根据国际疾病分类第十版精神行为疾病（ICD-10）的诊断标准为：

①存在痴呆。

②起病：潜隐起病，缓慢退化。

③无证据表明痴呆是由全身性疾病或脑的疾病所致。

④缺乏突然性、卒中样发作，在早期无局灶性神经系统损害的体征（但晚期可出现）。

2. 根据中国精神疾病分类及诊断标准——第三版（CCMD-3）的诊断标准：

症状标准：（1）符合器质性精神障碍的诊断标准；（2）全面性智能损害；（3）无突然的卒中样发作，疾病早期无局灶性神经系统损害的体征；（4）无临床或特殊检查提示智能损害是由其他躯体或脑的疾病所致；（5）下列特征可支持诊断，但不是必备条件：①高级皮层功能受损，可有失语、失认、失用；②淡漠、缺乏主动性活动，或者易激惹和社交行为失控；③晚期重症病例可能出现巴金森症状和癫痫发作；④躯体、神经系统、或实验室检查证明有脑萎缩；（6）尸解或神经病理学检查有助于确诊。

严重标准：日常生活和社会功能明显受损。

病程标准：起病缓慢，病情发展虽可暂停，但难以逆转。

排除标准：排除脑血管病等其他脑器质性病变所致智能损害、抑郁症等精神障碍所致的假性痴呆、精神发育迟滞、或老年人良性健忘症。

值得注意的是：部分病例 AD 和 VD（血管性痴呆）并存，称为混和性痴呆（MD），如果 VD 先于 AD 发生时，临床常常无法做出 AD 的诊断。

（二）鉴别诊断

注意与老年人良性健忘症、抑郁症、血管性痴呆等区别。

四、有关检查

（一）心理及智能量表

常用的心理测查量表有：

1. 筛选痴呆：简易精神状态检查（MMSE），长谷川痴呆量表，简易痴呆筛选表（BSSD）。

2. 记忆障碍测量：韦氏记忆测查和临床记忆量表。

3. 智力测查：成人韦氏及简氏智能量表。

4. 日常生活能力量表：ADL 及 ADR。

5. 其他：行为量表（Blessed）、临床痴呆量表（CDR）、总体衰退量表（GDS）、功能评定表（FSR）等。

（二）实验室检查

当前常用的有：脑电图、P300、脑 CT、脑 MRI 等，较少用的有：单光子发射计算机断层摄影术（BPECT）及正电子发射断层摄影术（PET）。

生化方面：Tau 蛋白、乙酰胆碱酯酶、自由基、单胺氧化酶的检查等。

五、治疗及注意事项

AD是神经变性性疾病，目前尚无根治方法，当前临床上可见到的疗效，仅仅是改善某些症状，延缓病情进展。

常用的药物有：

（一）乙酰胆碱酯酶抑制剂

1. 他克林：常用量80～160mg/d，因对肝功能损害，已被淘汰。

2. 安理申：常用量5～10mg/d。

3. 艾斯能：常用量6～9mg/d。

4. 石杉碱甲：200～400μg/d。

目前认为上述药物对轻、中度AD疗效确定，可延迟病程的进展，但有消化道不良反应，可从小剂量起用。

（二）益智药

常用有：双氢麦角碱（喜德镇）、脑复康（可口服及静脉点滴）等。

（三）卵磷脂

为乙酰胆碱前体，单独应用疗效不明显，可与胆碱酯酶抑制剂合用。

（四）神经营养因子及钙离子拮抗剂等

（五）精神行为症状的治疗

1. 抗焦虑药：对焦虑、激越及失眠的患者，可选择苯二氮草类药物，如阿普唑仑、罗拉、舒宁等。

2. 抗抑郁药：对抑郁症状较重者，应给予治疗。常用药有：5-羟色胺再摄取抑制剂，如喜普妙、舍曲林、氟伏沙明等，其他如怡诺思、博乐欣及瑞美隆为去甲肾上腺素和5-羟色胺再摄取抑制剂，此二类药物均较传统的三环类抗抑郁药不良反应少且轻，适合老年人应用。

3. 抗精神病药：为了控制患者兴奋、幻觉及妄想等症状，常用药有：维思通、奥氮平等，少数患者也可选用甲硫达嗪、奋乃静等，均应小剂量应用，注意不良反应。

六、护理措施及健康教育

（一）护理措施

1. 许多痴呆患者有焦虑、抑郁症状以及自信心下降，对待这些老人时态度要特别亲切、耐心，尊重他们，使他们有安全感。

2. 痴呆老人常常动作缓慢，反应迟钝，在护理时，要注意配合老人的慢节奏，不能急于求成，不能勉强老人去干力所不能及的事情，要注意鼓励和赞扬老人进行生活自理及参加社会及集体活动，以便加强与周围环境的联系，减缓痴呆的恶化。

3. 痴呆老人各方面功能减退，在安全方面的护理尤为重要，在家庭、病房以及老年设施中都应该把老人生活、活动的房间安排得整洁、简单、防滑，防止老人摔跤、骨折……，要有专人随时护理，不能单独外出活动，防止迷路或走失，预防发生各种意外。

4. 细微观察老人的饮食、起居等各种变化，要测量体温、脉搏、血压等，定期进行必要的化验及检查，如血生化、心电图等，要及时发现各种躯体疾病，如心绞痛、高血压病、脑血管意外以及谵妄状态等，以便及时处理，进行抢救。

5. 对精神症状明显的痴呆老人，要根据精神症状的不同，区别对待，如对有焦虑、抑郁的老人，要耐心、热情地加以劝解，安排一些活动，分散其注意力，并严防自伤、自杀等意外；对兴奋、躁动、有攻击行为的老人，要安排安静的环境，单人病房，轻声、细语地安慰老人，协助医生进行治疗，防止发生伤人等意外。

6. 对晚期的痴呆老人，基础护理十分重要，要注意饮食及大小便的护理、保证营养摄入等，对卧床病人要定时翻身、清洁，预防褥疮及其他合并症。

7. 痴呆老人的护理既要有计划、有步骤地加以全面安排，如集体活动、生活技能的训练，又要根据老人的情况加以个体化，要体贴入微，认真照顾，要注意老人的情绪变化，不可认为“已经傻了”，护理者的方式方法都无所谓了，切不可使病人反感或有压力，以至导致病情恶化。

（二）健康教育

痴呆的早发现、早诊断及早治疗十分重要，因此对全社会进行健康教育，提高对痴呆的认识，才能做到“三早”，因为老年性痴呆病因未明，预防措施尚难落实。

“三早”之中，早发现为首，及早发现记忆障碍十分重要，对老人的记忆下降应提高认识，不可轻视，要发现之后立即进行心理测查，甚至可以在50～60岁记忆正常时，留下一次记忆测查的正常值，之后每2～3年进行一次复查，加以对比，尽早发现记忆障碍，以便早期发现痴呆，并对其进行检查加以诊治。

预防痴呆，要在青年期就加以注意，如培养广泛的兴趣爱好，开朗性格，锻炼身体等，老年期之后，更要坚持学习，坚持运动及参加社会活动，保持乐观、积极向上的情绪。

预防高血压、脑血管病等，注意合理饮食，忌烟酒等。

对已有痴呆患者的家庭来说，患者给家庭的经济及生活等各方面带来不良的影响，特别是使家属的情绪受到很大的冲击和压力，也使家属身体健康受到损害，因此，一方面要很好地做好对痴呆患者的护理，同时也要安排好家属本人的各种活动，特别是保持良好的身心健康，才能担负长期照料病人的重担和辛苦，所以，学会放松自己，合理休息，身心进行调整尤为重要。

社会支持以及组织有痴呆病人的家属之间的相互交流，相互联系与支持也很有必要，可以起到减轻看护者的心理压力，获得支持的作用。

老年期抑郁症

抑郁症，是一种以持久的（至少2周），情绪低落（抑郁心境）为主要临床表现的精神障碍，又称为情感障碍。

抑郁症的发病主要在青年期，而50岁以后又呈现另一高峰，而且，老年期与青年期发病的抑郁障碍有着许多差别，因此，有的学者认为老年期首次发作的老年期抑郁障碍为一个亚型，称其为“晚发性抑郁”，或称老年期抑郁症。实际上，多年来各种精神障碍分类及诊断标准中，均无此疾病诊断名称，这一诊断名称仅在临床工作中广泛应用。

一、概述

（一）定义

老年期抑郁症是指首次发病的60岁及其以上年龄，以持久的抑郁心境为主要临床相，即单相抑郁，无躁狂发作的精神障碍。

（二）流行病学

据国外资料，在全部老年情感障碍的病人中，老年期首次发病的抑郁症占40%～50%。国内陈学诗（1987）在北京市60岁以上人群调查本病的患病率为0.16%，据沈渔邨等（1990）对门诊病例进行统计，占7.36%。总之，老年期抑郁症是最常见的精神障碍之一。

（三）病因及发病机理

1. 遗传因素：老年期首次发病的患者遗传因素明显低于青年期发病者。据报道，老年单相重性抑郁病人的一级亲属中，有阳性家族史者为21.7%～28.6%，而青年期病例达48.1%左右。

2. 病前人格特征：患本病的老人与正常老人相比，具有突出的回避和依赖性人格特征。患本病的老人常常伴有明显的孤僻、被动、依赖和固执等人格缺陷。

3. 生化代谢异常：据近年来研究证实，随着增龄，单胺类神经介质受老化过程的影响，其活性及代谢产物发生改变，其中有：去甲肾上腺素（NE）系统、5-羟色胺（5-HT）系统及多巴胺（DA）系统。这些生化方面的异常并非是本病的特异性改变，可能是一个重要的易感因素。

4. 大脑组织结构改变：有的学者认为器质性脑损害，如脑室扩大，可能对老年期抑郁症具有显著的病因学意义，并认为老年期抑郁症有基底节神经结构异常。但有研究认为，脑形态及病理改变与本病的发病及结局研究尚不成熟，应进行长期的追踪观察。

5. 心理社会因素：老年阶段中，遭受各种心理社会应激事件明显增加，而承受及缓冲这些精神刺激的能力却有所下降，因此成为本病发病的重要病因之一。

值得指出的是，老年人躯体疾病，特别是慢性疾病，如心、脑血管病，糖尿病以及癌症等，可成为本病的诱发因素；退休带来的生活规律改变，社交活动减少以及经济水平下降也是明显诱发因素；丧偶以及丧子等重大负性生活事件也最易诱发本病……。总之，老年人面临的各种精神创伤和冲击不仅是本病的诱发因素，往往也是老年患者病情反复波动、久治不愈、预后不良的重要因素之一。

二、临床表现

老年期抑郁症的主要临床表现及与青年期发病的区别，大致如下：

（一）情感障碍

抑郁心境的持续存在是主要的，共同的。表现为：情绪低落，高兴不起来，无愉快体验，对原来有兴趣的事情也变得无兴趣、悲观、失望。老年患者还可以有无助及无用感觉，甚至感到绝望，认为活着没意思，生不如死，从而产生自伤、自杀企图或自杀行为。

部分老年患者常常伴有焦虑症状，表现为：担心、紧张、不安、恐惧，对自己的疾病、自己及家人的遭遇、处境感到走投无路，惶惶不可终日，甚至坐卧不宁、搓手顿足、喋喋不休地纠缠医生救救自己等。

（二）思维障碍

老年患者常常感到思维迟钝，注意力不集中，思考问题困难，反应变慢，有的病人常常回忆或想一些不愉快的事情，而且常常自责，认为自己做了错事，对不起亲人，缺乏自信，严重时认为自己有罪，在此基础上加重了厌世或自杀观念。部分患者可伴有妄想，如疑病，贫穷妄想等，少数出现被害妄想。

（三）躯体症状

许多老年患者在抑郁症状明朗化之前，可有几个月之久的躯体症状，常会因为这些躯体症状去求治于综合医院临床各科，经过各项检查无法确诊。主要症状有：

1. 消化道症状：食欲低下，饮食无味，消化不良，上腹部不适感，腹胀、腹泻或便秘，有的病人体重下降。

2. 睡眠障碍：失眠，其中以早醒为最多，而且早上醒来心情最差。少数表现为入睡困难及中途易醒等。

3. 疼痛症状：多数老人会有各种部位的疼痛，如头痛、背痛及四肢痛等。

4. 心脏症状：部分老人有胸痛、胸闷、气短、心慌以及早搏、心动过速症状。

5. 其他：多数老年患者有无原因的乏力，容易疲劳，休息不能缓解。还有出汗、手抖。

以上这些躯体症状使得患者情绪紧张，而将情绪低落的抑郁症状掩盖起来，被称为老年抑郁的“隐袭性”特点，或叫“躯体化症状”。

（四）认知功能减退

80%的老年患者都认为记忆减退，甚至少数有类似痴呆的症状，以痴呆为主要表现，在进行痴呆量表的测查时，也会发现在计算力、记忆力、理解及判断力方面有下降，因此被命名为“抑郁性假性痴呆”，当进行抗抑郁药治疗后，抑郁症状好转时，上述“痴呆”症状也有明显好转。

（五）意志和行为障碍

抑郁症状较轻的老人，主要表现为：主动性下降，依赖性强，不愿参加社交活动；症状较重时，不愿见人，行动缓慢，多卧床，一切家务活动均懒得干；严重者可处于无欲状态，说话声音低微，生活不能自理。

老年期抑郁症的主要危险是自杀行为，一旦决心自杀，常比青年人更坚决，认为自己无用，成了亲人的累赘，自杀后对亲人是一种解脱。因此，常有视死如归的心态，而且行为常有计划性和隐蔽性的特点，自杀成功率较高。

（六）病程特点

和青壮年期比较，老年期抑郁症起病缓慢者较多，少数患者在急性应激之后急剧起病。病情持续时间较长，而且好转之后，当受到精神创伤经常反复发作，有的还具有一定的季节性特点。总之，间歇期缩短，缓解不完全在老年期抑郁症中较多，预后不良者约占75%。

三、诊断要点

目前尚无单独的老年期抑郁症的诊断标准。一般临床常用的诊断要点为：

1. 60岁以后首次缓慢起病。可有一定的诱发因素，如躯体疾病或精神刺激等。

2. 临床表现：具有持久的抑郁心境，常伴有焦虑（激越）或迟滞症状，躯体化症状可在早期或全部病程中存在，也可伴有疑病等妄想，也有少数表现为假性痴呆症状，严重者自杀行为常见。

3. 应排除脑器质性疾病及躯体疾病所致的抑郁综合征。

四、有关检查

抑郁症常用的诊断工具为心理测查量表。分为自我评定量表与医务人员进行评价量表。

（一）Zung 抑郁量表

为 1965 年美国 W.K.Zung 发表的自我评价量表（简称 SDS）。

此量表由 20 道陈述句组成，每一句均与抑郁症状的一个症状相关，以 1～4 级评分，由患者自行评分。累计总分后换算成指数，用来反映抑郁有无及轻重程度，指数越高，抑郁的病情越重。

此量表不仅用来测知病人的抑郁症状以及严重程度，也可以与客观评价的汉密尔顿抑郁量表合用作为观察药物治疗效果的辅助评价工具。

（二）汉密尔顿抑郁量表（HRSD）

1960 年英国 M.Hamilton 提出的。目前广泛用于对抑郁症诊断及药物疗效观察的评定。

此量表共有 24 个项目。包括抑郁心境、罪恶感、自杀、失眠、工作及活动兴趣减少、迟滞、激动、焦虑、躯体症状、人格解体、强迫症状、偏执症状、无助、无望及无用感等。

此量表简明，但内容丰富，临床符合率高，可以反映症状变化，因此常用来作为药物疗效评定的工具。

五、治疗及注意事项

（一）药物治疗

老年期抑郁症的治疗与青壮年期抑郁症的治疗大同小异。值得注意的是：①老年人的躯体疾病多，常常合用其他药物等原因，对药物的选择上必须严加注意。例如有青光眼、高血压等；②老年人肝、肾功能下降，排泄能力下降很容易产生药物蓄积以及不良反应较多。因此，密切观察药物的不良反应，从小剂量起用，十分重要。

常用的药物有：

1. 三环类抗抑郁剂：主要有多虑平、阿米替林、氯丙咪嗪等。因不良反应较多，如对心脏毒性反应，直立性低血压等，已较少应用。

2. 四环类抗抑郁剂：主要有麦普替林、米安舍林及曲唑酮等。比三环类抗抑郁剂的不良反应弱，部分老人多选择此类药物。

3. 选择性 5-羟色胺再摄取抑制剂：主要有氟西汀、帕罗西汀、舍曲林、氟伏沙明和西肽普兰，此类药物的疗效与三环、四环类抗抑郁剂相似，但药物的不良反应明显减轻。此五种药物的不良反应也不尽相同，但老年人用药时均应选择较小剂量为宜。

4. 去甲肾上腺素（NE）和 5-羟色胺再摄取抑制剂：目前应用的有：万拉法新和瑞美隆。由于应用时间尚短，尚难以确切评价，但已可见到万拉法新疗效较快，常在 1 周左右有效。

5. 单胺氧化酶抑制剂：目前新一代的 MAOL 为吗氯贝胺，对于难治性抑郁症可选择应用。

关于维持治疗：因老年期抑郁症复发率高，常有反复发作倾向，因此，老年期抑郁症在痊愈后至少维持治疗一年。若有复发，至少维持两年或更长。

（二）心理治疗

对于老年期抑郁症来说，心理治疗十分重要，主要有：使患者认识自身的疾病性质及症状；认识此病可以较快地好转，树立治病的信心。

对于有自杀观念的患者，要使患者认识自己生存的价值，克服已成为无用的“废人”的想法，放弃自杀的企图及行为，安心治病。

认识患病的病因中与本身因素有关的内容，如心理社会因素以及性格特点等，合理地安排家庭生活及工作，安排好退休后的生活，参加社会活动等等。

明确此病的巩固治疗、维持治疗的重要性，树立长期用药的观念。

（三）其他治疗

对严重的、自杀观念强烈或已有多次自杀行为的老年期抑郁症患者也可采用电休克治疗。

六、护理措施及健康教育

（一）护理措施

1. 安全护理：对有自杀企图的老人要重点护理，一切可以成为自杀工具的东西都必须保管好，在家庭环境中更要防止坠楼、撞车以及用煤气自杀等，要有专人防护。

2. 生活护理：无食欲是常见的症状，因此照料进食，保证足够的入量及营养很重要。失眠是常见的症状，白天要少卧床，多进行活动，对夜间的睡眠要进行观察，可以加以催眠药进行辅助。鼓励病人参加集体的或有组织的活动，多与病人谈心、交流、鼓励病人。

3. 心理护理：耐心地为病人讲解躯体症状的性质，抑郁的本质以及自杀想法应该克服等等，使病人树立治疗信心。防止抑郁病人互相交流抑郁情绪，互相影响，加重病情。在整个护理过程中，要细微观察病人心理变化，对病人自杀企图及行为要有预见性，及早发现先兆，及早加以预防。部分病人也可有幻觉及妄想，在护理上，要个体化，要及时了解病人的思维活动，及早发现特殊情况，加以对症处理，防止发生意外，如伤人、他杀等情况。

（二）健康教育

护士在护理病人的过程中，不仅应帮助病人认识疾病的性质及正确对待的方法，也应帮助家属正确认识，教给家属正确的照料及观察病人的方法和技巧，进一步认识复发的早期症状，及时进行治疗。

在病情好转之后，如何克服性格弱点，如何合理地安排家庭生活以及培养爱好，参加社会活动等等，护士应给予指导。

认识长期巩固治疗的重要性，定期复查，预防复发。

（赵友文）

第六节　其他疾病

老年骨关节疾病

一、概述

骨关节病是一种多见于中老年人的慢性关节疾病，其主要病变是关节软骨的退行性变和继发性骨质增生。好发于负重较大的膝关节、髋关节、脊柱及手指关节等部位。

骨关节病可分为原发性和继发性两类。原发性是指发病原因不明，继发性是指由于先天性畸形、创伤、关节面后天性不平整、关节不稳定、关节畸形以及医源性因素等引起的骨关节病。

骨关节病最早期的病理变化发生在关节软骨，如软骨软化、糜烂、脱落、软骨下骨外露，继发骨膜、关节囊及关节周围肌肉的病变。

二、临床表现特点

骨关节病的主要症状是疼痛。早期疼痛轻微，随着病变发展而加重。活动多后疼痛加剧。一部分病人在休息状态下亦有疼痛称之为休息痛。其他症状：关节或脊柱僵硬、活动障碍，关节肿胀，关节交锁等。主要体征：压痛，关节肿胀、积液，脊柱或关节活动范围受限，膝关节髌骨摩擦试验阳性，有积液者浮髌试验阳性，髋关节 Thomas 征阳性，严重膝关节骨关节病者可合并有膝内、外翻，手指远侧指间关节侧方增粗形成 Heberden 结节。

三、有关检查

X 线片上可见关节间隙狭窄，关节边缘骨赘形成；后期骨端变形，关节表面不平整；软骨下骨硬化和囊性变。关节内可见游离体。对脊柱骨关节病，如增生骨质压迫脊髓或神经根，需行 CT 或 MRI 检查来确定压迫的程度和范围。

实验室检查一般都在正常范围内，关节液检查可见白细胞增高。

四、诊断要点

根据病史、体征及 X 线检查，均能确立诊断。

五、治疗原则及注意事项

（一）治疗原则：减轻和消除症状，改善活动范围，增强关节或脊柱的稳定性，延缓病变发展过程。

（二）治疗方法和注意事项

1. 一般疗法：注意休息，保护关节，避免过度活动或损伤。一般活动时可佩带护膝。物理疗法可缓解症状。

2. 药物疗法：非甾体类抗炎镇痛药物可缓解疼痛，活血化淤中药有一定作用。关节内注射皮质激素应谨慎，因为虽然在短期内缓解症状满意，但反复应用肯定会使关节软骨的损害进一步加剧。

3. 手术疗法：如症状严重、保守治疗无效，或出现关节畸形，影响日常工作和生活时，宜采用手术治疗。根据病情程度选择适当的手术方式如关节镜术、关节清理术、截骨术、人工关节置换术等。

六、护理措施

膝、髋关节手术后的护理：

1. 术后去枕平卧 6 小时，期间除观察生命体征、麻醉及术后麻醉的并发症、尿管通畅与否及尿量外，应注意观察伤口渗血情况，伤口引流管通畅与否及引流血量，肢体的血运、感觉、运动变化。

2. 麻醉恢复后，开始功能锻炼：踝关节背伸活动，300 ~ 500 次/天，股四头肌收缩活动，300 ~ 500 次/天。伤口引流管放置 48 ~ 72 小时，术后 3 ~ 5 天拔除导尿管。预防褥疮护理，胸部深呼吸活动。

3. 髋关节人工关节置换术后第一天可半坐卧位，缓慢增加坐起角度，至第 6 ~ 7 天可完全坐起。下肢皮牵引 5 ~ 7 天，解除牵引后功能锻炼：髋关节屈曲，一周内应屈曲到 90°，同时行直腿抬高并髋关节外展锻炼。

4. 髋关节置换术后活动护理：练习床边坐位。架双拐下地活动时，置换非骨水泥关节病人患肢不负重，术后5~6周可部分负重，1~2周后可完全负重，如为置换骨水泥关节病人下地后即可部分负重，术后6周可完全负重。术后2个月可弃一拐，3个月可完全弃拐。术后3~4周髋关节屈曲应恢复正常或接近正常，外展应达到15°~30°。术后3~6个月内，应避免：患肢极度内收、侧卧、交叉盘腿动作。

5. 膝关节置换术后活动护理：膝关节人工关节置换术后麻醉恢复后即可坐起，弹力绷带或石膏固定3~5天，解除固定后用CPM（持续活动机）开始膝关节屈伸功能练习：第一天：屈曲30°以内，以后每天增加10°左右，术后7~10天膝关节屈曲最好达到90°，再后逐渐增加屈曲角度。术后一周可架双拐下地活动，患肢部分负重，术后6周可完全负重，逐渐弃拐。

七、健康教育

骨关节病病人应避免长期、反复的剧烈运动，注意保暖。症状严重时可适当卧床休息。长期服用非甾体抗炎镇痛药物者应注意药物对胃肠道的损害，尤其不要同一类药物多种同时合用。

膝关节骨关节病尤其髌股关节骨关节病为主者，应避免反复的下蹲站起动作，减少登山和上下楼梯活动。不可行抗强大阻力的股四头肌功能锻炼。

如实施了手术的病人，出院后应定期复查，尤其是人工关节置换术后，术后6个月内应复查1~2次，以后每年复查一次。

（柴卫兵）

老年骨质疏松

一、概述

人口老龄化正成为世界范围的社会问题，我国是世界上老龄人口最多的国家，2000年我国人口普查资料，65岁以上者占6.96%，60岁以上者超过10%，约有1.3亿。据专家估算，骨质疏松患者我国大约有6000万，全世界约2亿。我国60岁以上人口骨质疏松患病率大约女性为50%，男性为20%。骨质疏松症发病率在世界居常见病第七位。

骨质疏松是一种全身代谢性疾病：骨量减少；骨的显微结构损坏；骨的脆性增加，强度降低；因而易于骨折。

老年骨质疏松症称为二型骨质疏松症，属原发性骨质疏松的一种。女性大约在绝经20年以后，男性大约在70岁以后发生。发病率女性为男性的2~3倍。老年骨质疏松症的发生与年龄因素有关。老年人成骨细胞活性减低，成骨不足；肾功能减退，合成活性维生素D减少，使肠吸收钙减少，血钙降低，刺激甲状旁腺素（PTH）分泌增加，促进骨骼脱钙，发生老年退行性甲状旁腺功能亢进。这也是老年骨质疏松发生的原因之一。老年人体力活动减少，日晒不足，维生素D缺乏，微量元素的摄入不足等，都影响成骨过程。正常人在30~35岁左右达到一生最高骨量，称峰值骨量，此后骨量逐年缓慢平稳下降。骨质疏松的发生与遗传和环境因素密切相关，老年人骨量的多少主要取决于年轻时的峰值骨量和此后的骨丢失率。在女性，从更年期开始，卵巢功能衰退，雌激素骤然减少，使骨代谢呈负平衡。破骨细胞功能活跃，骨丢失增加，相对新生骨减少。绝经后5～10年骨量丢失速度最快，每年骨丢失率大约为2%～4%，70岁以后骨量丢失变缓慢。男性中年以后每年骨丢失率大约为1%。

二、临床表现特点

骨质疏松，骨丢失本身有时并不引起任何症状，因而有人将骨丢失的过程称做“寂静的流行病”和“无声的窃贼”。骨质疏松症病人容易骨折，而骨折给病人带来痛苦最大，甚至缩短寿命，最严重的是髋部骨折。髋部骨折病人如果长期卧床可能并发内科疾病，如肺炎和尿道感染等，还有长期卧床，不重视勤翻身，易发生褥疮。

脊椎骨折常引起急性严重背痛。还有些病人疼痛逐渐发生。多发骨折的病人可有永久的背痛，防碍正常的活动。脊柱椎体压缩性骨折、楔形和鱼椎样变形而引起身长缩短和驼背。疼痛是骨质疏松最常见症状，全身骨痛，以腰背痛最为多见。其原因主要是由于：骨转换过快，骨吸收增加，可发生疼痛；在吸收过程中，骨小梁的破坏、断裂，骨膜下皮质骨的破坏，或称微型骨折，也可引起疼痛。

三、有关检查

X线平片是最简单易行的检查方法，能观察骨的细微结构、骨皮质的厚度、骨小梁的密度和粗细。但是，X线平片检查对骨质疏松的早期诊断意义不大，在骨量丢失达25%～30%时，才能在X线平片上诊断骨质疏松。骨密度检测是突破性进展，对骨质疏松早期诊断，预测骨折危险性和评估治疗效果均有重要意义。1987年，第一台双能X线吸收骨密度仪问世，提高了测定骨密度的精确度和正确性，被认为是诊断骨质疏松的金标准。但是，所测得的骨密度或称骨矿含量仅可以代表60%～80%骨强度。骨强度是由骨矿含量和骨的微型结构决定的。此外，检测骨密度的方法还有单光子和单能X线吸收法、定量CT和定量超声等。

血清Ⅰ型胶原交连氨基末端肽（Crosslap）、骨钙素（Osteocalcin，BGP）、1,25-二羟骨化醇、骨碱性磷酸酶、血清甲状旁腺激素（PTH）、钙、磷和骨代谢指标的测定，有助于骨质疏松的诊断、分型和观察。测定尿的脱氧吡啶酚（DPD）等，均采用免疫分析法测定。还可测定尿钙和尿肌酐含量，及两者比值Ca/Cr。这些血和尿中生化检查能灵敏和动态地反映骨再建的速率，可预测骨丢失率，但仅此不能反映骨密度的值。

四、诊断要点

1994世界卫生组织提出女性骨质疏松诊断标准：骨量正常：骨密度（BMD）低于正常年轻人平均值1个标准差以内；骨量减少：BMD低于正常年轻成人平均值1～2.5个标准差之间；骨质疏松：BMD低于正常年轻人平均值2.5个标准差；重度骨质疏松：BMD低于正常年轻人平均值2.5个标准差，合并一处或多处骨折。

国际上也有用百分比表示：正常骨量：BMD较同性别峰值减少12%以内；骨量减少：BMD较同性别峰值减少13%～24%之间；骨质疏松：BMD较同性别峰值减少25%以上；重度骨质疏松；BMD较同性别峰值减少37%以上。

五、治疗原则及注意事项

在一些病人中，药物治疗很重要。在绝经后妇女雌激素替代方法能预防和治疗骨质疏松。雌激素替代方法能减少骨丢失，增加骨密度，减少骨折危险。雌激素替代作为预防和治疗绝经后骨质疏松的首选措施已被公认。甲状腺滤泡旁C细胞分泌降钙素；降钙素的生理作用是抑制骨吸收，调节成骨细胞活性，促进成骨细胞增生和骨形成。降钙素能减慢骨丢失、增加骨密度，治疗骨质疏松症的严重骨痛效果明显。阿仑磷酸钠是属双磷酸盐类药物，对于老年骨质疏松和绝经后骨质疏松，阿仑磷酸钠能减少骨丢失，增加骨密度，减少骨折危险。

六、健康教育

维持骨的健康，延缓和减少骨量流失，需要足量钙和维生素D的摄入，每日适当的运动是不可缺少的，因为骨是运动器官，运动才能保持骨的正常新陈代谢。适当的户外日光照晒，在预防骨质疏松中具有重要的作用。钙是使骨组织矿化的主要元素，对骨骼和牙齿的正常生长和发育是必不可少的。最佳钙摄入是指：①使成人骨量峰值达到最大值；②维持成人骨量峰值；③骨峰值期后，使骨量丢失达到最低限度时所必须的摄钙量。饮食足量钙摄入的作用可促成最大峰值骨量。一生中高钙摄入能减少老年骨折发生率。老年人每天钙的摄入应不少于800～1000mg，维生素D的摄入应不少于400IU。含钙高的食品有牛奶、酸奶及其他奶制品，大豆及豆制品、芝麻酱、海带和虾米等。富含维生素D的食品有禽、蛋、肝和鱼肝油等。此外，改善视力以减少摔跤造成的骨质疏松骨折，也应予以重视。

对骨质疏松症的预防比治疗更重要，因为它是不可逆的。不应等到老年或绝经后再注意。如果年轻或绝经前时没有注重预防，发生了骨质疏松，积极地采取治疗措施，也还是能获得良好改善，增加骨强度，减少骨折发生。

（林景荣）

更年期综合征

一、概述

绝经（menopause）：指女性月经完全停止，分为自然和人工绝经。

1. 自然绝经（natural menopause）：指除外明显病理或非生理原因，卵巢的卵泡活动丧失，引起月经永久停止。临床上将连续12个月月经不来潮，称为绝经，正常绝经年龄范围为40～55岁。若40岁以前绝经，称为早绝经或卵巢早衰（premature menopause或premature ovarian failure），为病理性绝经。

2. 人工绝经（induced menopause）：指手术切除双卵巢或医疗性终止双卵巢功能，如放疗、化疗。

3. 绝经前（Premenopause）：指最后一次月经前的整个有生育力的生命阶段。

4. 绝经后（postmenopause）：指最后一次月经以后的生命阶段。

5. 绝经过渡期：指从月经周期发生明显变化到绝经前的一段时期。

6. 围绝经期（perimenopause）：指从出现与绝经有关的内分泌、生物学和临床特征至绝经1年内的时期。该时期与绝经重叠1年时间。

7.“更年期”：指妇女从有生殖能力到无生殖能力的过渡阶段。由于它部分覆盖了绝经前、绝经和绝经后三个时期，容易混淆，1994 年 WHO 建议废除此词。但由于它已沿用百余年，并广泛流传，易于理解，故人们常使用该词。

更年期的生理

在这一阶段中，卵巢中贮存的卵泡数量和质量明显下降，垂体促性激素分泌增加；而残存卵泡对其反应性降低，或丧失反应，以致排卵频率减慢，继而停止排卵，最后卵泡不再发育。卵巢此时仅能合成极少量性激素，从而引起月经改变、血管舒缩症状、精神神经症状、心血管系统的症状等等，影响此时妇女的生活质量，并波及其家庭和社会生活。

二、临床表现

围绝经期和绝经早期的症状

1. 月经改变

围绝经期妇女月经的改变是由于卵巢雌、孕激素分泌失调或下降引起的，多数妇女经历不同类型的月经改变之后，逐渐进入绝经。少数妇女突然绝经。月经改变的形式取决于卵巢功能的变化，约 90% 的妇女月经由规律变得稀发，经量逐渐减少，以至闭经乃至绝经。

2. 血管舒缩症状

血管舒缩症状是典型的围绝经期症状，表现为潮热（hot flush）、汗出。潮热是一种无诱因情况下发生的、发自前胸，迅速蔓延至面部和双上肢的热感，有时伴头昏、无力。症状发生前可有心悸，消失前可在潮热发作的部位出现细密或大滴的汗珠，有人可出现畏寒。潮热可持续数秒到 30 分钟不等。潮热可发生在夜间，尤其多见于凌晨。潮热发生时的体征是面部、颈部和前胸潮红，上肢皮肤温度升高，躯体温度正常或稍低，部分妇女心率加快，而血压变化不明显。

潮热发生于 75% ~ 85% 的围绝经期妇女，约 10% ~ 20% 的人昼夜发生潮热几十次。绝经前 1 ~ 2 年至绝经后 1 ~ 3 年症状最重，约 50% 的人在绝经 5 年时潮热、夜汗可自然消失，约 10% ~ 20% 的妇女潮热将持续 10 ~ 15 年甚至更长时间。

雌激素低落是导致潮热发生的重要原因。绝经前切除双侧卵巢，可导致严重的潮热。

3. 骨质疏松症状

不同程度、不同部位的骨骼和关节疼痛，常伴腰腿乏力、下肢抽筋，翻身、行走、弯腰、下蹲等活动受到限制或困难。骨质疏松严重时，反复发生骨折，甚至轻微外力即可导致骨折，出现剧烈骨痛和肢体活动受限。

4. 精神神经症状

焦虑、抑郁、多疑、缺乏自信、注意力难以集中、烦躁易怒、恐怖感均可发生围绝经期女性。围绝经期是抑郁症高发的一个时期。卵巢激素低落是造成这一现象的重要原因。社会经济状况、家庭生活和自身健康状况也对这些心理症状产生了不可忽略的影响。

部分围绝经期妇女出现心悸、头痛、头晕、难以入睡、睡眠中断、皮肤蚁走感或冷热痛等异样感觉。

5. 心血管的症状

围绝经期妇女，常诉心悸，尤其在潮热发生表现更为显著。心悸时可伴心动过速或过缓，称为“假性心绞痛”。血管舒缩功能不稳定，常常表现为收缩压高且波动明显，出现高血压。

绝经远期症状

1. 骨质疏松症（osteoporosis）：骨质疏松症是绝经后远期相关疾病之一，是指骨单位体积内骨量减少，骨结构失常，骨脆性增加、易于发生骨折的疾病。1994 年 WHO 提出女性骨质疏松诊断标准：当骨矿含量（BMC）或骨密度（BMD）测定低于正常年轻人均值的 2.5 个标准差以上时，即可诊断骨质疏松症；BMC 或 BMD 低于正常年轻人均值的 1.0～2.5 个标准差时，诊断为低骨量；当达到骨质疏松症诊断标准并伴有一处或更多处骨折时，诊断为严重骨质疏松症。雌激素直接影响骨骼的代谢和功能，长期缺乏雌激素是导致骨转换增强，骨丢失加速，造成骨质疏松的原因。

2. 心血管疾病：统计资料表明，50 岁开始，女性心血管疾病发病率开始升高，60 岁明显升高，70 岁与男性一致，80 岁高于男性。原因主要为雌激素缺乏，导致脂代谢紊乱和血管内皮功能紊乱。

3. 泌尿生殖道萎缩症状：由于雌激素缺乏，外阴萎缩，阴毛稀少，泌尿生殖道粘膜萎缩，弹性下降，出现外阴瘙痒、烧灼感、性交困难，甚至不能性交；子宫和阴道脱垂；反复出现泌尿系统感染和老年性阴道炎；张力性尿失禁。

4. 皮肤萎缩性变化：皮肤皱纹增多，毛发脱落，面部和手臂色素沉着；上皮菲薄，皮肤干燥、瘙痒，易受损伤。

5. 乳房萎缩、下垂。

6. 视力下降：绝经后视力下降，眼睛干、红，反复出现干性眼炎。

7. 老年性痴呆（Alzheimer Disease）：是一种神经退行性疾病，表现在脑功能逐渐衰退，造成记忆力受损并严重影响日常生活。研究表明，女性绝经后是老年性痴呆的高危因素；老年性痴呆可能与长期缺乏雌激素有关。

三、治疗原则及注意事项

1. 一般治疗

神经类型不稳定或精神状态不健全可加剧围绝经期精神症状，所以心理调适和心理治疗是更年期治疗的重要组成部分。如失眠严重，影响生活质量，可选用适量的镇静药以利于睡眠，如夜间服用阿普唑仑 2mg。谷维素有助于调节植物神经功能，使用方法是口服 20mg，每日 3 次。预防骨质疏松，围绝经期和绝经后的妇女应坚持体育锻炼，增加日晒时间，摄入足量蛋白质及含钙丰富食物，并补充钙剂。

2. 激素替代治疗（hormone replacement therapy，HRT）

（1）定义：激素替代治疗是指给予缺乏性激素的病人补充外源性激素，以弥补体内激素不足，改善因缺乏激素所导致的症状，并预防远期疾病的一种医疗措施。

（2）HRT 适应证：有围绝经期症状、骨质疏松症、绝经前因良性疾病行全子宫和双侧附件切除术、因雌激素缺乏所致的老年性阴道炎和泌尿道感染。

（3）HRT 禁忌证：妊娠、严重肝肾功能不全、胆汁淤积性疾病、近 6 个月血栓栓塞性疾病、原因不明的子宫出血、有雌激素依赖性肿瘤、血卟啉症、耳硬化症、红斑狼疮均是 HRT 的禁忌证。脑膜瘤为孕激素使用的禁忌证。

（4）HRT 慎用

子宫肌瘤、子宫内膜异位症、严重高血压、糖尿病、血栓栓塞、胆囊疾病、偏头痛、癫痫、哮喘、垂体泌乳素瘤、乳癌家庭史。

（5）HRT 的药物：应尽量选用天然雌激素和孕激素，剂量个体化，以最低有效剂量为最佳。

1）雌激素：有天然和合成两大类。

天然雌激素：雌二醇、戊酸雌二醇、结合雌激素、雌酮和雌三醇。雌二醇生物活性最强。

合成雌激素：尼尔雌醇（维尼安）、普罗雌醚、氯烯雌酚醚等。

由于口服合成雌激素刺激肝脏产生蛋白的作用比天然雌激素强 10 倍，而且 HRT 是一个长期的过程，故不推荐用于 HRT。

2）孕激素：有天然和合成两大类。

有子宫的妇女，接受 HRT 时，必须加用孕激素，以保护子宫内膜。若单纯采取雌激素替代治疗，将使子宫内膜癌危险增加 8～10 倍。每周期使用天数应达到或超过 12 天。

孕激素制剂也应选择天然或接近天然的孕激素。

3）7-甲基异炔诺酮（tibolone）：具有雌、孕、雄三种激素弱的活性，每日或隔日口服 2.5mg。

4）选择性雌激素受体激动剂（selective estrogen receptor moderators，SERMs）：选择作用于骨骼和心血管系统，对乳腺和子宫内膜无不良影响，但可能加重围绝经期症状。

（6）用药途径

口服、经皮肤吸收、阴道给药、皮下埋植均可。以口服途径为主。

（7）用药时间

1）短期用药：持续 HRT 5 年以内，称为短期用药。HRT 短期用药的主要目的是缓解围绝经期症状，通常 1 个月起效，4 个月达到稳定缓解，建议用药 1～3 年。

2）长期用药：防治骨质疏松，至少持续 3～5 年以上，有人主张绝经后终身用药，才能达到满意的效果。

（8）常用方案：

1）连续序贯法（sequential combined therapy）：以 28 天为一个治疗周期，雌激素不间断应用，孕激素于周期第 15～28 日应用。周期之间不间断。本方案适用于绝经时间不长，如 3～5 年以内的妇女。

2）周期序贯法（cyclic combined therapy）：以 28 天为一个治疗周期，第 1～21 天每日给予雌激素，第 11～21 天每日给予孕激素，第 22～28 天停药。孕激素用药结束后，可发生撤药性出血。本方案适用于围绝经期、卵巢早衰的妇女。

3）连续联合治疗（continuous combined therapy）：雌激素和孕激素均每日给予，发生撤药性出血的机率低。适用于绝经多年的妇女。

4）单一雌激素治疗：适用于已行子宫切除术妇女。

5）单一孕激素治疗：适用于围绝经期或绝经后围绝经症状重且有雌激素禁忌的妇女。

6）加用雄激素治疗：HRT 中加入少量雄激素，可以起到改善情绪和性欲的作用。

（9）HRT 应用的注意事项：

用药前详细询问病史，做体格检查，尤其是乳腺和妇科检查，包括宫颈防癌涂片。查肝肾功能、空腹血糖和血脂，B 超了解子宫内膜厚度。有条件者，可查骨密度。

根据个体化的原则，即不同情况选取不同的药物种类、配伍方式和用药途径。

用药中，每半年至 1 年随访一次。每 1～2 年重复一次用药前检查的项目。

用药中，出现异常情况随时就诊。

(10) HRT的副作用及危险性

1）子宫出血：HRT中，发生无规律或淋漓出血，必须作诊断性刮宫以排除子宫内膜病变。如HRT中常规检查发现撤药性出血之后，子宫内膜厚度仍超过5mm，应行宫腔镜检查，了解内膜状况。

2）性激素副作用

雌激素剂量过大时可引起乳房胀、白带多、头痛、水肿、色素沉着等，酌情减量可减少其副作用。

孕激素的副作用包括抑郁、易怒、乳腺痛和浮肿，极少数患者甚至不耐受孕激素。改变孕激素种类可能减少其副作用。

少数妇女接受HRT后，可因为水钠潴留，造成短期内体重增加明显。

3）子宫内膜癌：长期应用单一雌激素使子宫内膜癌和子宫内膜增生过长的危险增加6至12倍。此种危险性依赖于用药持续时间长短及用药剂量的大小。所以雌激素替代治疗时，有子宫的妇女，必须加用孕激素，可以阻止子宫内膜腺囊型及腺瘤型增生，内膜癌的相对危险比（Risk Rate）降至0.2~0.4。

4）乳癌：据流行病学研究，雌激素替代治疗短于5年者，并不增加乳癌危险性；长期用药10~15年以上，使乳癌的危险性轻度增加。如停药，则危险迅速回落。

总之，通过雌、孕激素的合理配伍以及治疗期间的监测，HRT的益处远大于其危险性，可以较安全地长期应用。

3. 祖国医学对更年期的治疗

中医将更年期症状称为“经断先后诸症”，分为肾阴虚、肾阳虚、肝淤化火、淤血内阻、痰浊内蕴等类型。肾阴虚以滋阴养肾治法，采用左归丸加减；肾阳虚以温肾扶阳、健脾利水治法，采用右归丸加减；肝淤化火以舒肝解郁、滋阴泄热治法，采用丹栀逍遥散加减；淤血内阻以滋阴养血、活血化瘀治法，采用桃红四物汤加减；痰浊内蕴以健脾燥湿化痰治法，采用半夏白术天麻汤加减。

四、健康教育

1. 更年期是一个自然的生理过程，应该告知此时的妇女以坦然的心态迎接这一时期的到来。因为此时基础代谢率明显下降，可出现脂肪积累、体重增加现象，故应注意合理膳食、适当运动。随着年龄增长、绝经时间延长，老年期的常见疾病如冠心病、高血压、糖尿病、癌症等发病率增加，故应定期接受健康体检。由于更年期可出现多种症状，导致病人多次到不同科室就诊，医护人员应予以耐心解答，仔细检查，适当处理。有条件的医院应建立更年期专业门诊，为该年龄段的妇女提供医疗服务。

2. 更年期妇女生理上的变化已经众所周知，但心理上的变化常被忽略。更年期的妇女容易患抑郁症，典型的症状为焦虑、忧郁、激动、失眠、猜疑、妄想，改变了过去的兴趣爱好，不愿与人应酬，孤独、懒散，不爱说话及处理家务等。家属不要厌烦，应给予细致的关心，必要的时候协助及时到精神科就诊。

老年性阴道炎

一、概述

由于卵巢功能衰退，雌激素水平降低，绝经后妇女阴道壁萎缩，粘膜变薄，弹性下降，皱褶消失，上皮细胞内糖原含量减少，阴道分泌物减少，pH值增高，局部抵抗力降低，有利于细菌生长，常出现老年性阴道炎（Senile vaginitis）。此外，绝经前手术切除双侧卵巢、卵巢功能早衰、盆腔放疗后、长期闭经、长期哺乳等也可引起本病发生。

二、临床表现

病情轻的老年性阴道炎可无明显自觉症状，仅在常规查体时发现。病情较重的老年性阴道炎主要表现为阴道分泌物增多、外阴瘙痒、灼热感，性交不适，甚至剧烈疼痛，以至不能性交。妇科检查发现阴道口充血，阴道弹性明显降低，黏膜菲薄，皱褶消失，阴道壁充血，有散在出血点，严重者为片状出血斑，有时出现浅表溃疡。溃疡可导致阴道壁粘连，严重者可造成阴道狭窄甚至闭锁，从而出现阴道积脓或宫腔积脓。病情轻的老年性阴道炎阴道分泌物极少，继发细菌感染后出现稀薄、量多的白带，呈淡黄色，严重者可表现为白带有脓血。

老年性阴道炎多出现在绝经较长时间以后，是绝经期和老年期常见的疾病。随着绝经时间的延长和年龄的增长，老年性阴道炎可变得越来越严重和反复发作，严重影响老年期生活质量。

三、诊断要点

根据年龄及临床表现，一般容易做出诊断，但同时应作好鉴别诊断。应取阴道分泌物，查看清洁度，必要时查滴虫或念珠菌。对有血性白带者，应与宫颈癌、子宫内膜癌相鉴别，须常规作宫颈刮片，必要时行分段诊刮术。对有阴道壁肉芽组织及出现溃疡者，需与阴道癌相鉴别，必要时可行局部组织活检。

四、治疗原则及注意事项

治疗原则为增加阴道局部抵抗力、抑制细菌的生长。

1. 改善阴道酸度：可用2%～4%硼酸或0.01%～0.1%醋酸洗必泰溶液清洗外阴，不建议阴道冲洗。

2. 抑制细菌生长：甲硝唑0.2g，临睡前清洗外阴后放于阴道深部，每日一次，7～10日为1个疗程。

3. 增加阴道抵抗力，防止老年性阴道炎反复发作，应采取激素替代治疗，可以采用局部或全身给药的方式。普罗雌醚（Promestriene）外用胶囊和软膏，内含雌激素成分，化学结构为甲氧基丙氧基三烯甲雌醇核，其药效学特点为皮肤或粘膜涂抹胶囊或软膏后，仅有少于1%的普罗雌醚被吸收进入体内，而阴道用药后，未观察到血中雌激素升高而引起的全身性雌激素效应，故对乳腺和子宫内膜作用较小，但可明显改善外阴和阴道粘膜的局部萎缩现象，适用于老年性阴道炎患者，尤其是有全身性疾病，如血栓性疾病、严重冠心病等不能采取全身激素替代治疗（hormone replacement therapy HRT）方式的患者。也可间断使用倍美力软膏或雌三醇软膏。若无HRT禁忌证，可采用口服或经皮肤吸收的方式进行HRT，以防止老年性阴道炎反复发作。

五、健康教育

老年性阴道炎的主要病因是卵巢激素低落。长期处于缺乏卵巢激素的状态，可导致老年性阴道炎反复发作或加重。一些老年人认为炎症是由于不卫生造成的，反复清洗外阴甚至阴道，消毒内裤和盥洗用具，造成了不必要的麻烦。由于老年性阴道炎常常导致性生活困难甚至不能性交，影响了老年人的生活质量，甚至导致夫妻反目、家庭破裂。应加强绝经知识的宣教，提倡老年伴侣的互相体谅，医务人员积极提供合理的治疗方案，以提高广大老年人群的生活质量。

定期体检十分必要。接受 HRT 以后，也要定期体检，在医生的指导下合理用药。

（白文佩）

老　年　疣

一、概述

本病又名脂溢性角化病（Seborrheic keratosis，SK）、脂溢性疣和基底细胞乳头瘤。为良性色素性表皮内肿瘤，非常多见，老年人发病约占 20%。为单发或多发，呈圆、卵圆或不规则形，轻微隆起，污黄至褐黑色，边界清楚的丘疹、斑块或结节，偶有蒂，直径 1mm 至数厘米。好发于头、面、胸、背、四肢等，除掌、蹠以外的全身皮肤均可累及，多无自觉症状，偶有瘙痒。发病年龄多在 30 岁以上，老年期损害更趋多见、男、女均可受累。多无自然消退的趋向，癌变者极罕见。当 SK 急剧增多、且瘙痒，要警惕伴发恶性肿瘤。

依临床和病理特点，常见分为如下类型：①角化过度型；②棘层肥厚型；③腺样型；①巢状型；⑤刺激型；⑥黑素棘皮瘤型。近年来，又将具有临床特征的几个异型，也归入到 SK 的分类中：⑦黑色丘疹性皮病；⑧灰泥角化病；⑨颈部息肉样乳头状瘤。罕见 SK 并发于胃肠道恶性肿瘤，突然 SK 增多、扩展、发痒，称为⑩Sign of Leser-Trelat，也称副肿瘤性皮肤的综合征，此时 SK 可作为恶性肿瘤的罕见标志。

SK 的病因还不清。有遗传素质学说，病毒感染学说，对表皮生长因子和抑素异常反应的镶嵌理论，暴光、老化、抗氧化物质匮乏和抗氧化功能减退，代谢障碍及角朊细胞成熟受阻等等看法。鉴于研究者工作的局限性，这些观点尚未得到公认，有待进一步更广泛、更深入地探索。

该肿瘤基本病理改变是：在表皮基底层与角化表面之间，外形正常角朊细胞的聚集。SK 共性的病理特征是：①表皮角化过度，棘层肥厚，乳头瘤样增生；②增生的表皮中可见Ⅰ型细胞，鳞状细胞与基底样细胞，并以后者增生为主；③小灶性角化，形成角质囊肿，又由于角质层内陷，而形成了假性角囊肿；④真皮的乳头状瘤病，SK 是表皮和真皮支持乳头结缔组织的共同增生；⑤黑素细胞在不成熟的角朊细胞中增殖，并转移黑色素给它们；⑥瘤块向外增生，基底平坦，与其环绕的正常表皮在同一水平面上。

二、临床表现

早期损害是小而扁平的斑片，呈淡黄或茶褐色，大多位于毛孔周围，粘贴于皮肤表面。在面、手背、前臂常见，俗称老年斑或寿斑。皮损进展缓慢，逐渐扩展、增多，有的病人躯干损害可达数百处，可顺皮肤皱褶方向排列，也可融合成大块，增厚、高起，在眼睑、皮肤折褶处，SK 可有蒂。SK 皮损边缘清楚，表面粗糙，可具沟纹，呈细颗粒、叶状、疣状，甚至脑形，渐干燥，失去光泽，颜色加深，呈黄褐至黑色，覆有油脂性鳞屑或厚痂。毛囊角栓是本病重要特征。

（一）角化过度型：或称指状、锯齿状型。表面呈疣状、指状或锯齿状。

（二）棘层肥厚型：病理上称之为实体性 SK，是典型的基底细胞乳头瘤。是常见的 SK。外观呈蘑菇形，或圆顶状，边界清楚，过度增生的表皮突出环绕在皮肤之上，表面圆滑，色黑。

（三）腺样型：或称网状型。较少见，多为位于面部的扁平损害。

（四）巢状型：也称菌落型、克隆型 SK。原来按表皮内上皮瘤报告的病例，多数为此型 SK。

（五）刺激型：又称炎症性 SK，有人将之称为基底鳞状细胞棘皮瘤。本型突出特征为鳞状涡及湿疹样反应改变，这是此型病理诊断依据，但有时少数病例也可出现棘刺松解、轻微异型，偶见肿瘤细胞轻度向下生长，应注意勿与鳞状细胞癌混淆。

（六）黑素棘皮瘤型：又称色素性 SK。罕见，皮损较大，色深。除皮肤外，也可见于黏膜。

（七）黑色丘疹性皮病：黑人中发病率高。主要分布于面上部，黑色扁平小丘疹。发病年龄早。

（八）灰泥角化症：又称疣状 SK。临床表现主发于小腿、踝附近，灰白色多发小丘疹，附着疏松，易于被刮除而不出血。很像小的病毒疣。

（九）小息肉样、颈部多发乳头状瘤：通常称皮肤垂下物。好发于颈部，亦可在乳房下部或腋窝。多发，形态学上具有典型 SK 的表面，有沟纹、粗糙；但极小，直径只有 1～2mm，而高度可超过 3mm。这些损害由于滴落可自然地消失。

（十）Sign of Leser-Trelat：副肿瘤性皮肤综合征：是在潜伏或伴发恶性肿瘤的病人中，SK 突然发作，多发皮疹，急剧扩展，自觉瘙痒。最常见的肿瘤是胃肠道的腺癌，乳腺癌，以及皮肤基底细胞癌、鲍温病、鳞状细胞癌、淋巴瘤、白血病、黑素瘤等。

三、有关检查

作为肿瘤，病理确诊最为重要。其他实验室检查，多无异常。当 SK 出现鳞状非典型，或恶性肿瘤时，应注意免疫功能有无低下。

四、诊断要点

临床表现与病理特征相结合，易于诊断。

值得注意的是刺激性老年疣有时难与日光性角化病、基底细胞癌、鲍温病、鳞状细胞癌、甚至黑素瘤相鉴别。故当刺激性老年疣炎症明显时，可积极抗感染治疗 3～7 天，对其诊断可能变得清楚，如果可疑恶性疾病时，应抓紧病理活检或全切除病变。在组织学上刺激性老年疣有时可见细胞非典型和角化不良，这些表现酷似鲍温病，甚至侵袭性鳞状细胞癌，应果断地完全切除，积极诊治，并进行随访，要重视 SK 与皮肤癌并存。

五、治疗原则及注意事项

（一）一般不需要治疗。

（二）对妨碍病人行使功能，或存在特殊美容需要的损害，可酌情考虑予以冷冻、激光、电分解或电干燥、刮除术，以及药物脱瘤。

1. 短暂的冷冻：有时可获得满意的效果。但炎症后的色素减退或色素沉着，若失调时间较久，可能在治疗后相当长的一段时间影响美容。

2. 激光：精密的仪器、纯熟的技术，至关重要。CO_2 激光对较厚型 SK 可以选用，对浅薄平坦的 SK，应优选脉冲激光，以期获得（与冷冻或电干燥等相比）较为轻微的炎症后色素沉着或较少瘢痕，但花费较为昂贵。

3. 电分解和电干燥：适用于极小的损害。

4. 刮器移除：对小的表浅的损害，可考虑用一锐刮匙移除、去掉扁平的表面，一般一周内就会被正常表皮所覆盖。

5. 联合应用：如冷冻或电干燥使肿物表层碎裂，但遗有残余病变，可考虑继之使用刮除术移除，完成治疗。

6. 药物脱瘤：用5% 5-FU 软膏（5-氟尿嘧啶软膏）或0.1%平阳霉素软膏局部涂用（避免敷在周围正常皮肤上），连用一阶段，可望表层脱落。此方法除暂时色素沉着外无瘢痕，待炎症消退后，能达到美容的效果。维甲酸类药物局涂也有试用，部分色素沉着重及角化过度的病人，症状有改善，但不能达到脱瘤。三氯醋酸局敷，效果不好。

（三）手术治疗：当诊断未明确，损害不是典型的 SK，可疑非典型增生或混杂恶变时，应首选手术切除，并必须送病理检查。

注意事项：

(1) SK 在局部去除后，倾向于再发。故在无大妨碍的情况下，应鼓励病人接受它们，“善待”它们，而不应反复地多次治疗。

(2) 烧灼或透热疗法，尽可能不用，以免形成瘢痕。

(3) 手术必定有瘢痕形成，故除非必要，也需尽量避免。

六、护理措施

（一）治疗操作后，创面的保护、清洁、预防感染和促进恢复，至关重要。

（二）操作后的创面，一个月内不准用化妆品，以防有害金属、芳香苯环类物质等的化学刺激。

七、健康教育

应注意指导病人预防 SK 产生及加剧的措施，灌输防癌知识。

（一）防止日光曝晒，应从年轻时就开始，外出戴草帽、打遮阳伞，夏季涂敷防晒霜等。

（二）饮食：戒烟、酒，少吃酱（黄曲霉）、酸菜及腌、熏、罐头等制品（含亚硝胺）及焦炸糊了的鱼、肉（含苯并芘）等。多吃新鲜蔬菜、水果，以防老年人体内过剩氧自由基的破坏作用。应用维生素 A、C、E 等抗氧化维生素，尤其是从坚果（核桃、花生、松子等）摄取 Vit E 更有效。

（三）坚持运动、锻炼，增强改善体质。

（四）充足睡眠，晚10点至早2点是符合生物钟的最佳睡眠时间，养成不开夜车的习惯。

（五）选择适宜的护肤用品，避免香味过度、含有有害金属或刺激性的化妆品。

（六）当感觉身体有不适时，及时检查、寻找、并积极治疗并发的全身疾患。

（沈　力）

老年性白内障

一、概述

透明的晶状体变为混浊称白内障。老年性白内障（Senile cataract）是最常见的一种白内障，多见于45岁以上成、老年人，随年龄增长，发病率增高。老年性白内障是晶状体老化过程中逐渐出现的退行性改变，其发病机理尚不完全清楚。

二、临床表现及诊断

老年性白内障是老年人常见的致盲性眼病，为双眼病，但两眼的发病可有先、后及轻、重不等。主要症状为无痛性、渐进性视力下降，视力障碍出现的时间及程度与混浊的部位、混浊轻重不同而不等，有的患者还可出现单眼复视和多视。根据白内障形成的部位，老年性白内障分为皮质性、核性和囊下性三种。

1. 皮质性白内障　这是老年性白内障最常见的一种，按其发展过程分为4期。

（1）初发期　前后皮质周边部出现楔形混浊，其基底在赤道部，尖端朝向中心。此期瞳孔区混浊不明显，发展缓慢，视力多不受影响。

（2）肿胀期（未成熟期）　晶状体混浊加重呈不均匀灰白色，视力明显减退，眼底朦胧可见或难以窥入。晶状体肿胀，前房变浅，当有闭角型青光眼素质者，可能引起青光眼发作应予注意。此期斜照法检查可见虹膜阴影。

（3）成熟期　晶状体完全混浊呈乳白色，斜照法检查时虹膜阴影消失。晶状体肿胀消退，前房深度恢复正常。眼底不能窥入。视力常降至数指或手动，但光感、光定位和色觉正常。

（4）过熟期　由于成熟期持续时间过长，晶状体内水分丢失，使晶状体体积变小，囊膜皱缩，前房变深，虹膜有震颤，当皮质呈乳白色液化时，晶状体核沉于下方。当液化的皮质漏到晶状体囊外时，可引起晶状体蛋白过敏性葡萄膜炎和晶状体溶解性青光眼。

2. 核性白内障　较皮质性白内障少见，发病较早，进展缓慢，早期视力不受影响。混浊开始于晶状体的核部，开始为灰黄色，以后逐渐加重而呈棕色或棕黑色，称为棕色或黑色白内障，此时视力高度减退，眼底看不清。

3. 囊下白内障　混浊可发生在晶状体前囊下或后囊下，常见为后囊下，在后极部囊下呈盘状混浊，这种白内障早期即可影响视力。囊下白内障可发展为皮质性混浊。

三、有关检查和治疗

1. 术前检查

（1）全身检查　术前应查血、尿常规，凝血时间，血压，空腹血糖，胸部X线片及心电图等。

(2) 眼部检查　查视力包括光感、光定位及红绿色觉。裂隙灯对角膜、虹膜、晶状体进行常规检查。测量眼压。在排除闭角型青光眼的情况下，应散瞳检查晶状体及眼底。测量角膜曲率及眼轴长度，以计算人工晶体度数。有条件者作角膜内皮镜检查。

2. 手术治疗　对白内障目前尚无肯定的药物，故治疗以手术为主。白内障囊外摘除与后房型人工晶体植入为最佳首选的术式，术后视力可迅速获得恢复。有条件者可进行超声乳化白内障吸出术，这种手术的优点是角巩膜切口小，手术时间短，术后产生的角膜散光小，切口愈合快，视力恢复较好，这种手术方法已为发达国家普遍采用。

3. 药物治疗　目前尚无能够使晶状体代谢恢复正常和混浊吸收的药物，故药物治疗效果不肯定，可局部试用滴谷胱甘肽、白内停、卡他林、白可明、晶明等眼药液。口服维生素C、维生素 B_2 等。

四、护理措施及健康教育

(1) 老年性白内障的发病机制迄今尚未完全揭示，但通过流行病学调查发现与多种因素有关，如年龄、职业（户外工作）、阳光辐射以及地理纬度均是可能的危险因素，晶状体吸收紫外线，可引起浑浊。此外与糖尿病、高血压和营养缺乏，如 $VitB_2$、VitC、谷胱甘肽等缺乏也有一定的关系。故注意全身营养和健康，具有合理的饮食习惯是推迟或减轻白内障发生的可取方法。在白内障的初发期也可选择、试用一种治疗白内障的点眼液，每日滴三次。

(2) 老年性白内障是老年病，患者常常患有高血压、糖尿病，影响手术治疗。一般术前要求血压、血糖控制在正常范围，但对长期高血压、糠尿病者，不宜降得太低，血压控制在24/12 kPa（180/90 mmHg）以下，空腹血糖控制在8.3mmol/L（150mg%）以下即可手术。

(3) 手术时机选择，以往认为白内障的成熟期为最佳手术时机。现在随着手术技术的进步，一般视力低于0.1即可手术，随着超声乳化白内障技术的开展，以及手术医师的技术水平提高，为满足患者工作和生活质量的要求，视力为0.3或0.4者也可进行手术。

(4) 术后应按医嘱用药，在病房或门诊进行定期检查，当后囊膜混浊的合并症明显影响视力时，可行激光后囊膜切开。

（陈斯同）

老年性耳聋

一、概述

老年性耳聋是指人体随着年龄的增长，一般到40岁后，听觉器官及身体其他不同组织与器官发生的缓慢的进行性老化过程，出现听力减退的生理现象。特别是在感官上以耳聋及眼花表现最为突出。老化程度可因人而异。有的40~50岁即呈现严重耳聋，有的80岁以上听力很好。Schuknecht通过耳蜗组织病理学的研究，将老年性耳聋分为四型：

1）感音型老年性耳聋：为耳蜗螺旋器病所致。主要是耳蜗基底端处的螺旋器萎缩。

2）感音神经型老年性耳聋：由于耳蜗神经元丧失所致，主要是耳蜗螺旋神经节细胞及其纤维的广泛变性，基底周较严重，螺旋器正常。

3）血管纹型老年性耳聋：病变主要在血管纹，呈斑块状萎缩，耳蜗的中周及顶周较为严重，常出现囊性结构和嗜碱性颗粒沉积。

4）耳蜗型老年性耳聋：为基底膜弹性减低、钙化或僵硬所致。

以上四型不是孤立的，常混合存在。

老年性耳聋除与年龄因素有关外，长期接触噪音、遗传因素、高血压、冠心病、高脂血症、糖尿病、耳毒性药物及过氧化脂质增多有关，过氧化脂质可破坏细胞膜，使酶蛋白变质，在局部组织造成损伤；促使血小板聚集和血管痉挛，导致内耳损伤。

二、临床表现特点

双耳鼓膜一般正常或稍内陷，人到中年以后，双耳渐进性、对称性听力下降呈感音型老年性耳聋，伴有持续性高调如蝉叫样耳鸣，对放大的声音不能耐受，听力曲线由3000Hz开始下降，逐渐波及4000～6000Hz，以后逐渐发展到语言频率区，亦可因基底膜破裂而高频音突然丧失。一般谈话中男声比女声和小儿音易听懂。纯音测听可有平坦下降等不同感音型耳聋曲线。语言识别率差，有音衰现象。

三、有关检查

1）纯音测听：临床上最常见，以评价听力损失的程度和类型。一般以平坦型、缓降型及陡降型为常见。（附听力曲线）

2）响度重振试验：老年性耳聋患者中，如有重振现象则表示有毛细胞受损；如无重振现象表示有蜗后性损害。

3）音衰减试验：主要应用于感音神经型老年性耳聋，其表现较为突出。

4）语言识别率：语言识别的能力是年龄函数。纯音听力损失完全相同的患者，其语言识别率的高低可不相同，而取决于听力感觉中枢通路上细胞变性的程度。

5）镫骨肌反射测试：若有一个或多个甚至所有音频的声反射消失，提示有脑干病变。

6）语言音素退化的测试：音素退化现象是中枢型老年性耳聋的突出特征。主要表现有高音限下移，频率识别率减退、听觉瞬间识别率损害、声定向能力差、听觉感受判断能力下降，听觉注意力不集中。

四、治疗原则及注意事项

1）老年性耳聋基本上属于生理范畴，任何治疗均难以奏效，但对产生老年性耳聋的外源性因素应予清除和治疗。如早期应脱离噪音环境、采用维生素B_1、维生素B_{12}、维生素E、ATP、辅酶A及低分子右旋糖酐等药物，以改善血循环和促进神经营养代谢，亦可采用高压氧和中医治疗。

2）选配合适的助听器。

3）唇读训练：对于有残余听力者可以通过唇读训练，辅助理解。

五、护理措施

耳聋是一种看不出来的残疾，不仅在躯体上、生理上需要照顾，而且在精神上和情绪上应注意安慰。需要经常地亲切交谈、传递信息、保持友谊，以防患者与社会隔离，要制定特殊的生活护理计划，如助听器的使用、维修，用正常的声调交谈，宁可慢些，清楚些，而不可大声吼叫。如患者未听清楚，应耐心解释，或换一种方式重复讲清楚，句子应简单易懂，必要时可用笔写，交谈时尽量靠近一些，不要遮住口部，使患者能看清交谈者的口唇动作。

六、健康教育

平素多注意合理膳食和增强体质活动，预防应于中年期开始，应尽量减少已知的一些诱发病因，如降低或避免噪音刺激、节制脂类食物，特别是含饱和脂肪酸较高的动物脂肪，戒烟酒等。此外清除潜在病灶、劳逸结合、清心寡欲、避免精神紧张情绪激动、避免应用或慎用耳毒性药物等。则可望延缓听力损失的发生和发展。

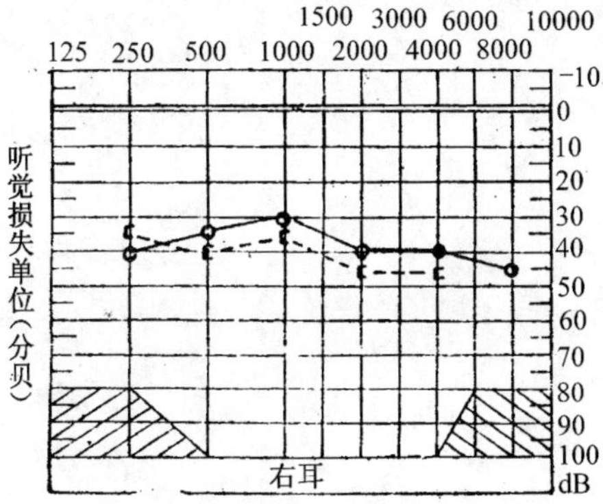

(1)

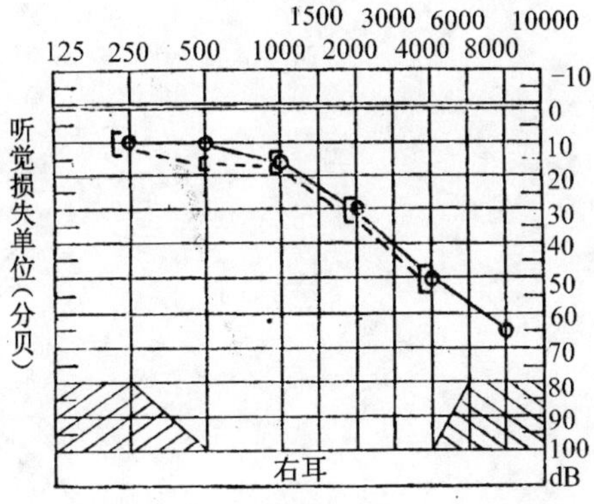

(2)

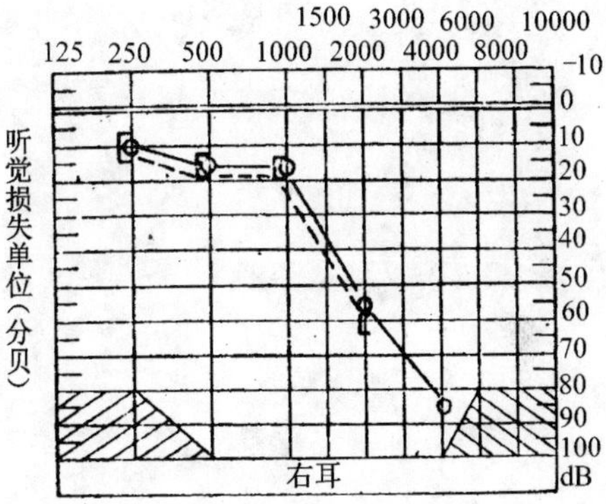

(3)

老年性耳聋常见听力曲线

（1）平坦型（2）缓降型（3）陡降型

（李志光）